临床常见护理诊断手册

主 编 郭 霞 坚永彬 杨雪飞

山东科学技术出版社

·济南·

图书在版编目（CIP）数据

临床常见护理诊断手册 / 郭霞，坚永彬，杨雪飞主编． -- 济南：山东科学技术出版社，2024. 6. -- ISBN 978-7-5723-2091-0

Ⅰ．R47

中国国家版本馆 CIP 数据核字第 2024PP2843 号

临床常见护理诊断手册

LINCHUANG CHANGJIAN HULI ZHENDUAN SHOUCE

责任编辑：孙雅臻
装帧设计：孙非羽

主管单位：山东出版传媒股份有限公司
出 版 者：山东科学技术出版社
　　　　　地址：济南市市中区舜耕路 517 号
　　　　　邮编：250003　电话：（0531）82098088
　　　　　网址：www.lkj.com.cn
　　　　　电子邮件：sdkj@sdcbcm.com
发 行 者：山东科学技术出版社
　　　　　地址：济南市市中区舜耕路 517 号
　　　　　邮编：250003　电话：（0531）82098067
印 刷 者：济南普林达印务有限公司
　　　　　地址：济南市市中区二环西路 12340 号西车间
　　　　　邮编：250101　电话：（0531）82904672

规格：16 开（185 mm×260 mm）
印张：21.25　字数：403 千
版次：2024 年 6 月第 1 版　印次：2024 年 6 月第 1 次印刷
定价：59.00 元

编委会

　　护理程序是一种科学识别、确认和解决护理对象现存或潜在的健康问题,有计划地为护理对象提供系统、全面、整体护理的工作方法。护理诊断则是在护理程序中,对护理对象的健康问题做出准确描述,并通过科学的护理措施,帮助其恢复身体健康。

　　本书主要针对临床实践过程中常见的护理问题,分为通用护理诊断、内科疾病常见护理诊断、外科疾病常见护理诊断、妇产科疾病常见护理诊断、儿科疾病常见护理诊断五部分,并从护理诊断/问题、相关疾病、目标、护理措施4个方面入手,制作了500余个护理计划模板,希望为临床护理人员在护理患者过程中准确发现问题、描述问题、规范落实护理措施提供指导,进而提升专科护理水平。

　　本书参照人民卫生出版社出版的护理学系列教材,由各学科资深护理人员参与编写。书中疏漏和不当之处,敬请读者批评指正。

编者

2024 年 4 月

目 录

第一章

通用护理诊断及问题

（一）体温过高：体温≥ 38.5 ℃

【目标】

体温下降，恢复到正常水平。

【护理措施】

1. 遵医嘱降温，观察疗效。

2. 加强病情观察，定时测体温，必要时随时测量。

3. 补充营养和水分，患者每日饮水以 3 000 ml 为宜。

4. 提升患者舒适度：给患者提供良好的休息环境，做好口腔护理、皮肤护理。

5. 做好患者心理护理。

（二）体温过低：体温＜35 ℃

【目标】

1. 能叙述体温过低的原因。

2. 体温恢复到正常水平。

【护理措施】

1. 指导患者卧床休息，确保室内温、湿度适宜，温度 22～24 ℃，湿度 50%～60%。

2. 给予保暖措施，包括使用热水袋、棉被，让患者添加衣服，以及进食热饮。

3. 去除引起体温过低的原因。

4. 加强监测，包括观察生命体征，持续监测体温变化。

5. 教会患者避免导致体温过低的因素。

（三）异常脉搏：脉搏＞100 次/min 或脉搏＜60 次/min

【目标】

1. 患者会测量和判断异常脉搏。

2. 脉搏恢复正常。

【护理措施】

1. 指导患者增加卧床休息时间，必要时给予氧疗。

2. 观察脉搏的脉率、节律、强弱等。

3. 观察药物的治疗效果和不良反应。

4. 做好患者起搏器的护理。

5. 准备好抗心律失常药物，除颤仪处于完好状态。

6. 嘱患者饮食清淡易消化，劳逸结合，保持情绪稳定，戒烟限酒。

7. 嘱患者保持大便通畅，勿用力排便。

8. 指导患者学会自我监测脉搏。

9. 嘱患者不可自行调整药物剂量。

（四）异常血压：血压≥ 140/90 mmHg 或血压≤ 90/60 mmHg

【目标】

1. 患者会测量和判断异常血压。

2. 血压维持在正常范围。

【护理措施】

1. 嘱患者进食易消化、低脂、低胆固醇、低盐、高维生素、富含纤维素的食物。

2. 嘱高血压患者减少钠盐摄入，逐步降至每人每日食盐 6 g 的要求；如患者血压过低，应迅速安置患者于仰卧位，针对病因给予应急处理，同时密切观察血压变化，直至血压恢复正常。

3. 嘱患者规律生活：如保证足够的睡眠、养成定时排便的习惯、戒烟限酒等。

4. 嘱患者控制情绪：加强自我修养，随时调整情绪，保持心情舒畅。

5. 嘱患者参加力所能及的体力劳动和适当的体育运动，注意量力而行。

6. 观察血压做到"四定"，即定时间、定部位、定体位、定血压计。

7. 合理用药，观察药物治疗效果和不良反应；观察有无并发症的发生。

8. 教会患者测量和判断异常血压的方法。

（五）异常呼吸：呼吸 >26 次 /min 或呼吸 <9 次 /min

【目标】

1. 患者会呼吸训练的方法。

2. 呼吸维持在正常范围。

【护理措施】

1. 观察呼吸的频率、深度、节律、声音、形态有无异常；有无咳嗽、咳痰、咯血、

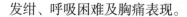

发绀、呼吸困难及胸痛表现。

2. 观察药物的治疗效果和不良反应。

3. 嘱患者选择营养丰富、易吞咽的食物，注意水分的供给，避免过饱及进食产气食物；戒烟限酒。

4. 必要时给予氧气吸入。

5. 稳定患者情绪，保持良好心态。

6. 教会患者呼吸训练的方法，如缩唇呼吸、腹式呼吸等。

（六）尿失禁

【目标】

患者尿失禁减轻或症状消失。

【护理措施】

1. 嘱患者保持皮肤清洁干燥，便后用温水清洗会阴。

2. 嘱患者定时按摩受压部位，防止压力性损伤的发生。

3. 根据患者情况，必要时应用接尿装置引流尿液。

4. 对长期尿失禁的患者，可行导尿术留置导尿管，避免尿液浸渍皮肤，发生皮肤破溃。

5. 为重建正常的排尿功能，指导患者进行骨盆底部肌肉锻炼，以增强控制排尿的能力。具体方法：患者取立位、坐位或卧位，收缩骨盆底肌肉 5 s（即让患者做收缩肛门、同时收缩尿道的动作），开始可只收缩 2～3 s，逐渐延长时间至 10 s，放松盆底肌肉 10 s（放松肛门、尿道），休息 10 s，即完成 1 次盆底肌训练。连续做 15～30 min，每天重复 3 组或每天做 150～200 次。以不觉疲乏为宜，最短为期 3 个月。

6. 根据患者的情况定时夹闭和引流尿液，锻炼膀胱壁肌肉张力，重建膀胱储存尿液的功能。

7. 尊重和理解患者，给予安慰、开导和鼓励，使其树立恢复健康的信心，积极配合治疗和护理。

（七）尿潴留

【目标】

患者掌握排尿技巧，恢复正常的排尿型态，排尿通畅。

【护理措施】

1. 评估尿潴留诱发因素。

2. 提供隐蔽的排尿环境，适当调整治疗和护理时间。

3. 调整患者体位和姿势，尽可能使患者以习惯姿势排尿。

4. 对于预期手术患者，事先有计划地训练其床上排尿。

5. 诱导患者排尿，如听流水、温水冲洗会阴部诱导排尿。

6. 热敷或按摩放松肌肉可促进排尿。手压膀胱协助排尿时，不可强力按压，以防膀胱破裂。

7. 加强沟通，安慰患者，减轻其焦虑紧张情绪。

8. 讲解尿潴留有关知识，避免尿潴留诱发因素，指导患者养成定时排尿的习惯，避免尿路感染。

9. 必要时药物治疗，根据医嘱肌内注射氯化卡巴胆碱。

10. 必要时遵医嘱留置导尿，一次放尿量不超过 1 000 ml，并做好留置导尿管的护理。

（八）排便异常：排便失禁

【目标】

1. 患者不自主地排出粪便的症状减轻或消失。

2. 患者肛周皮肤不发生失禁性皮炎。

【护理措施】

1. 给予心理安慰和支持，帮助其树立信心，配合治疗和护理。

2. 评估大便失禁原因、肠鸣音情况、日常生活影响程度、肛周皮肤、液体及纤维素摄入量等。

3. 评估有无腹痛，如有异常通知医师。

4. 保护肛门周围及臀部皮肤，保持清洁干燥，必要时涂擦软膏。

5. 注意观察骶尾部皮肤变化，定时按摩受压部位，避免压力性损伤的发生。

6. 帮助患者重建控制排便的能力，教会患者肛门括约肌或盆底部肌肉收缩锻炼。

7. 遵医嘱补液，保证每天摄入足够的液体。

8. 术前有计划地训练患者在床上使用便器。

9. 保持被褥、衣服清洁，及时更换污湿的衣裤被单，保持室内空气清新。

（九）排便异常：便秘

【目标】

1. 患者能保持每 1～2 天不费力地排出软质成形粪便。

2. 患者便秘不舒服的感觉得到缓解。

3. 患者能说出预防或治疗便秘的措施。

【护理措施】

1. 提供适当的排便环境。

2. 帮助患者选取适宜的排便姿势，病情允许时可协助患者下床，如厕排便。

3. 指导及协助患者腹肌收缩运动或腹部环形按摩。

4. 遵医嘱给予口服缓泻剂，并观察患者反应及药物不良反应。

5. 评估有无腹胀或肿块、压痛及肠蠕动音，如有异常通知医师。

6. 可给予患者使用简易通便剂，如开塞露。

7. 必要时遵医嘱灌肠。

8. 观察排便时间、性状、量、频率，液体摄入量。

9. 术前有计划地训练患者在床上使用便器。

10. 进行健康教育，使患者获得有关排便的知识。

11. 帮助患者重建正常的排便习惯：晨起或餐后 2 小时内，每天固定时间排便，不随意使用缓泻剂及灌肠等。

12. 合理安排饮食：让患者多食富含纤维素的食物，如蔬菜、水果、谷类和谷制品，每日摄入膳食纤维 20～35 g；养成多饮水的习惯。

13. 鼓励患者适当运动：根据患者身体状况拟定规律的运动计划并协助患者进行运动，如散步、打太极拳等。指导患者进行增强腹肌和会阴部肌肉的锻炼：患者取仰卧位，向内收紧腹部肌肉，并保持 10 s，然后放松，反复 5～10 次，每天 4 次，这样有助于增强肠蠕动和肌张力，促进排便。

（十）腹泻

【目标】

1. 患者腹泻及其引起的不适症状减轻或消失。

2. 保证机体所需水、电解质和营养素的摄入。

3. 生命体征、尿量、血生化指标在正常范围。

【护理措施】

1. 去除病因，观察排便情况、伴随症状等。

2. 饮食以少渣、易消化食物为主，避免进食生冷、多纤维、味道浓烈的刺激性食物，必要时禁食。

3. 卧床休息，腹部注意保暖，并可进行热敷。

4. 防止水、电解质紊乱，必要时按医嘱口服补盐液或静脉补液。

5. 密切观察病情，记录排便次数、量、性质，注意有无脱水征，必要时留取标本送检。

6. 遵医嘱给予止泻药及解痉药，观察疗效及不良反应。

7. 保持肛周清洁干燥，可涂无菌凡士林或抗生素软膏。

8. 注意患者心理状况的评估和护理，鼓励患者配合检查和治疗。

（十一）排便改道：肠造口

【目标】

1. 患者学会自我护理，更换造口袋。

2. 患者造口处无异味，造口周围皮肤完好。

【护理措施】

1. 造口及皮肤护理：来自造口的粪便常含有消化酶，会刺激造口周围皮肤。因此，每次更换结肠袋时，应洗净排泄物，并指导患者用清水或中性肥皂清洗造口周围皮肤，保持造口处引流彻底、周围皮肤清洁和干燥。

2. 适时更换造口袋：回肠造口患者往往不能控制排便，会不时有液态粪便流出，造口袋必须经常排空、冲洗和更换。结肠造口患者粪便是成形的，通常每天排便 1～2 次，无须时常更换造口袋。一次性造口袋一般可使用 5～7 d，以舒适、无异味和保护好周围皮肤为准，但有流出物漏至周围皮肤时，需立即更换。

3. 心理护理：肠造口可造成患者严重的心理改变，粪便的渗出和难以控制的排便以及难闻的气味都可影响患者自尊。因此，护士应注重给予患者情感支持和心理疏导。

4. 健康教育：

（1）指导患者选择和使用合适型号的造口袋。合适有效的造口袋能保护局部皮肤、储存粪便、避免臭味，使患者感觉舒适而妥帖。

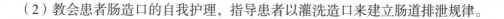

（2）教会患者肠造口的自我护理，指导患者以灌洗造口来建立肠道排泄规律。

（十二）有体液不足的危险：腹泻

【目标】

1. 患者腹泻及其引起的不适减轻或消失。

2. 能保证机体所需水分、电解质、营养素的摄入。

【护理措施】

1. 评估腹泻的可能原因，如有异常通知医师。

2. 嘱患者卧床休息，减少肠蠕动，注意腹部保暖。

3. 鼓励患者少量多次饮水，酌情给予淡盐水，嘱患者清淡、易消化的流质或半流质饮食，少食多餐，避免进食油腻、辛辣、高纤维食物。

4. 遵医嘱用药，观察治疗效果及药物不良反应。

5. 评估并记录大便的颜色、量、次数、性状及味道等，如有异常通知医师。

6. 保持肛周清洁，肛门周围皮肤涂抹保护性的软膏，以防破损。

7. 评估有无并发症，如心律不齐、肠穿孔、休克等，如有异常通知医师。

8. 评估肠蠕动情形及腹部有无腹胀、腹痛，如有异常通知医师。

9. 及时更换玷污的被服、衣物，使患者感到舒适。

（十三）潜在并发症：化疗药物不良反应之胃肠道反应

【目标】

能说出呕吐等化疗药物不良反应，并能积极应对。

【护理措施】

1. 提供良好的休息与进餐环境，避免不良刺激。

2. 加强口腔护理，保持患者口腔清洁。

3. 给予高热量、富含蛋白质与维生素、适量纤维素、清淡易消化饮食，少食多餐。

4. 嘱患者进食后适当活动，休息时取坐位或半坐位，避免饭后立即平卧。

5. 嘱患者在胃肠道反应最轻的时间进餐，避免在治疗前后 2 h 内进食。

6. 患者恶心、呕吐时，暂缓或停止进食，及时清除呕吐物。

7. 遵医嘱治疗前至少 15 min 给予止吐药物，每 6～8 小时重复给药 1 次。

8. 减慢化疗药物滴速，以减轻不良反应。

9. 必要时，遵医嘱静脉补充营养。

（十四）言语沟通障碍

【目标】

1. 患者及其家属对沟通障碍表示理解。

2. 能最大限度地保持沟通能力，采取有效的沟通方式表达自己的需要。

3. 能配合语言训练，语言功能逐渐恢复正常。

【护理措施】

1. 心理支持，减轻患者不安、焦虑及恐惧。

2. 积极治疗原发病，遵医嘱监测相关检查及检验值，如有异常通知医师。

3. 解释言语沟通障碍的原因，关心、体贴、尊重患者。

4. 鼓励患者借助符号、描画、图片、表情、手势等方式表达自己的需要。

5. 与感觉性失语患者沟通时采用一对一谈话，避免患者精神分散等。

6. 与运动性失语患者沟通时尽量简单提问，让患者回答"是""否"或用点头、摇头示意，给予足够的时间做出反应。

7. 对听力障碍患者，利用实物图片法、文字书写法进行简单的交流。

8. 脑卒中失语症，制订并实施个体化的全面语言康复计划。

9. 构音障碍的康复以发音训练为主，由易到难。

（十五）意识障碍

【目标】

1. 患者意识障碍无加重、意识障碍程度减轻或意识清楚。

2. 未发生与意识障碍有关的各种并发症。

【护理措施】

1. 做好日常生活护理。

2. 卧床休息，必要时加床栏、使用约束带。

3. 饮食护理，保证足够的营养。

4. 保持呼吸道通畅，防止窒息、误吸和肺部感染。

5. 遵医嘱用药，观察疗效及不良反应。

6. 教会照顾者给患者做肢体的被动运动。

7. 严密监测并记录生命体征。

8. 预防压力性损伤等并发症的发生。

（十六）吞咽障碍

【目标】

能掌握恰当的进食方法，并主动配合进行吞咽功能训练，营养需要得到满足，吞咽功能逐渐恢复。

【护理措施】

1. 评估患者吞咽功能，有无营养障碍。

2. 观察患者能否经口进食及进食类型、进食量和进食速度，饮水时有无呛咳。

3. 选择既安全又有利于进食的体位。

4. 选择营养丰富易消化的食物，防止误吸。

5. 选择适合患者的吞咽方法，如空吞咽和吞咽食物交替进行、侧方吞咽、吞咽时头侧向健侧肩部、点头样吞咽。

6. 不能吞咽的患者，遵医嘱鼻饲饮食，加强留置胃管的护理。

7. 防止误吸、窒息，因疲劳而增加误吸的危险，进食前应注意休息。

8. 告知患者进餐时不要讲话，以避免呛咳和误吸。

9. 患者不可用吸管饮水、饮茶，用杯子饮水时，保持水量在半杯以上，以防患者低头饮水的体位增加误吸的危险。

10. 床旁备吸引装置，及时清理口、鼻腔内分泌物和呕吐物，保持呼吸道通畅，预防窒息和吸入性肺炎。

（十七）躯体移动障碍

【目标】

1. 患者能够适应进食、穿衣、沐浴或卫生自理缺陷的状态。

2. 患者能配合运动训练，日常生活活动能力逐渐增强。

【护理措施】

1. 生活护理：根据患者的日常生活活动能力及自理程度给予相应的协助。

2. 运动训练：根据疾病性质及程度，选择合适的运动方式。

3. 安全护理：护理运动障碍的患者重点要防止坠床和跌倒，确保安全。

4. 心理护理：给患者提供有关疾病、治疗及预后的可靠信息。

（十八）输血反应：发热反应

【目标】

及时发现患者发热反应并有效处理。

【护理措施】

1. 严格管理输血用具，有效预防致热原，严格执行无菌操作。

2. 输血反应较轻者，减慢输血速度，密切观察，症状可以自行缓解。

3. 输血反应较重者，立即停止输血，密切观察生命体征，并及时通知医师，遵医嘱对症处理。

4. 遵医嘱给予药物治疗，观察治疗效果。

5. 将输血器、剩余血连同血袋一并送检。

（十九）输血反应：过敏反应

【目标】

及时发现患者过敏反应并有效处理。

【护理措施】

1. 正确管理血液、血制品和输血用具。

2. 若患者有输血过敏史，输血前根据医嘱给予预防过敏的药物。

3. 遵医嘱根据患者过敏反应的程度给予对症处理。

4. 若患者过敏反应较轻，减慢输血速度，遵医嘱给予抗过敏药物。

5. 若患者过敏反应较重，立即停止输血，通知医师，配合抢救。

6. 监测患者生命体征变化。

（二十）输血反应：溶血反应

【目标】

及时发现患者溶血反应并有效处理。

【护理措施】

1. 立即停止输血，立即给予患者氧气吸入，并通知医师。

2. 安慰患者，消除其紧张、恐惧心理。

3. 建立静脉通道，遵医嘱给予药物治疗。

4. 将剩余血液、患者血标本和尿标本送化验室进行检验。

5. 双侧腰部封闭并用热水袋热敷双侧肾区，解除肾小管痉挛。

6. 碱化尿液，增加血红蛋白在尿液中的溶解度，避免阻塞肾小管。

7. 严密观察患者生命体征和尿量的变化，检测每小时尿量，并做好记录。

8. 若患者出现休克症状，进行抗休克治疗。

9. 若患者发生肾衰竭，行腹膜透析或血液透析治疗。

（二十一）输液反应：发热反应

【目标】

一旦患者发生发热反应能及时发现并得到有效处理。

【护理措施】

1. 预防

（1）输液前认真检查药液的质量，输液用具的包装及灭菌日期、有效期。

（2）严格无菌技术操作。

2. 处理

（1）对发热反应轻者，立即减慢点滴速度或停止输液，并及时通知医师，注意观察体温变化。

（2）对发热反应严重者，立即停止输液，并保留剩余溶液和输液器，必要时送检验科做细菌培养，以查找发热反应的原因。

（3）对高热患者，给予物理降温，严密观察生命体征的变化，必要时遵医嘱给予抗过敏药物或激素治疗。

（二十二）输液反应：循环负荷过重

【目标】

一旦患者发生循环负荷过重能及时发现并得到有效处理。

【护理措施】

1. 预防：输液过程中，密切观察患者情况，注意控制输液的速度和输液量，尤其对老年人、儿童及心肺功能不全的患者更需慎重。

2. 处理

（1）立即停止输液并迅速通知医师，进行紧急处理。如果病情允许，可协助患者取端坐位，双腿下垂，以减少下肢静脉回流，减轻心脏负担。

（2）安慰患者以减轻其紧张心理。

（3）给予高流量氧气吸入，一般氧流量为 6～8 L/min，以提高肺泡内压力，减少肺泡内毛细血管渗出液的产生。同时，湿化瓶内加入 20%～30% 乙醇溶液，以减低肺泡内泡沫表面的张力，使泡沫破裂消散，改善气体交换，减轻缺氧症状。

（4）遵医嘱给予镇静、平喘、强心、利尿、扩血管治疗。

（5）必要时进行四肢轮扎，每 5～10 分钟轮流放松一个肢体上的止血带，待症状缓解后，逐渐解除止血带。

（二十三）输液反应：静脉炎

【目标】

一旦患者发生静脉炎能及时发现并得到有效处理。

【护理措施】

1. 预防

（1）严格执行无菌技术操作。

（2）对血管壁有刺激性的药物充分稀释后再应用，放慢滴速，并防止药液漏出血管外。

（3）有计划地更换输液部位，以保护静脉。

（4）密切观察穿刺部位，根据静脉炎临床分级标准识别静脉炎征象。

2. 处理

（1）停止在静脉炎发生部位静脉输液，抬高患肢、制动。局部用 50% 硫酸镁或 95% 乙醇溶液行湿热敷，每日 2 次，每次 20 min。

（2）超短波理疗，每日 1 次，每次 1～20 min。

（3）中药治疗：如意金黄散加醋调成糊状，局部外敷，每日 2 次。

（4）如合并感染，遵医嘱给予抗生素治疗。

（二十四）潜在并发症：过敏性休克

【目标】

患者住院期间无发生过敏性休克或发生过敏性休克得到及时发现和处理。

【护理措施】

1. 做好护理评估。

2. 确认过敏原。

3. 监测过敏反应的早期征象，如哮喘、胸闷、呼吸困难、瘙痒、荨麻疹/风疹块、胃肠道不适、焦虑及坐立不安等。

4. 评估患者意识、生命体征、经皮氧饱和度、毛细血管再充盈时间、尿量及末梢循环状况等，必要时监测中心静脉压、肺动脉压及肺毛细血管楔压等。

5. 监测动脉血气分析、血常规、免疫功能、电解质、凝血功能常规等。

6. 一旦发生，立即去除过敏原，停止一切可疑的过敏原或致敏药物进入体内。就地平卧。

7. 立即肌内注射 0.1% 盐酸肾上腺素 0.5～1 ml，患儿酌减。

8. 保持呼吸道通畅，遵医嘱吸氧，必要时建立人工气道。

9. 建立静脉通道，遵医嘱纠正酸中毒及使用血管收缩剂、激素、抗组胺类药物等。

10. 持续心电监护，如发生心搏骤停，立即行心肺复苏。

11. 给予吸氧，注意保暖。

12. 遵医嘱针对患者特定体液或电解质不平衡情况提供适合的饮食，例如：避免食入含钾丰富的食物、适当限制饮水。

（二十五）舒适的改变：口腔溃疡

【目标】

口腔溃疡愈合，疼痛消失。

【护理措施】

1. 加强口腔护理，减少溃疡面感染的概率，促进溃疡面愈合。

2. 观察口腔黏膜变化。

3. 指导患者正确含漱漱口液，每次含漱 15～20 分钟，每天至少 3 次。

4. 指导患者掌握局部溃疡用药的方法，并告知患者涂药后 2～3 h 方可进食和饮水。

5. 口腔溃疡疼痛严重，可在漱口液内加入 2% 利多卡因镇痛。

6. 大剂量氨甲蝶呤化疗引起的口腔溃疡，可用生理盐水 500 ml 加注射用亚叶酸钙 0.3 g 溶解后含漱，疗效好。

（二十六）舒适的改变：疼痛

【目标】

疼痛完全消失或明显减轻，睡眠不受干扰，能正常休息。

【护理措施】

1. 减少或消除原因

（1）设法减少或消除引起疼痛的原因，解除疼痛的刺激源。

（2）对于外伤引起的疼痛，应先给予止血、包扎等处理，再行止痛措施。

（3）对于因胸腹部手术后引起的伤口疼痛，在术前应对患者进行健康教育，通过指导患者有效咳嗽、深呼吸及协助患者按压伤口等方式缓解患者的疼痛。

2. 缓解或解除疼痛

（1）药物镇痛。遵循三阶梯镇痛疗法的基本原则和内容，遵医嘱正确给予镇痛药物。注意观察病情，评估并记录使用镇痛药的效果及其不良反应并积极处理。其方法如下。①第一阶梯：主要针对轻度疼痛的患者。选用非阿片类药物，如阿司匹林、布洛芬、对乙酰氨基酚等。②第二阶梯：主要应用于中度疼痛的患者。若用非阿片类药物镇痛无效，可用弱阿片类药物，如可卡因、氨酚可待因和曲马多。③第三阶梯：主要用于重度和剧烈癌痛的患者。选用强阿片类药，如吗啡、哌替啶和二氢埃托啡。在癌痛治疗中，常采取联合用药的方法，即加用一些辅助药以减少主药的用量和副作用。常用的辅助药有非甾体抗炎药、抗焦虑药和抗抑郁药，如阿司匹林、地西泮、氯丙嗪和阿米替林等。

（2）教会患者正确使用自控镇痛泵。

（3）物理止痛

1）应用冷、热疗法，如冰袋、冷湿敷或热湿敷、温水浴、热水袋等。

2）理疗、按摩及推拿。

3）高热、有出血倾向和结核患者禁用物理镇痛；恶性肿瘤患者慎用；妊娠和月经期下腹部要避免使用物理镇痛；空腹、过度劳累和餐后 30 min 内，不适宜强力的物理镇痛。

3.社会心理支持

（1）告知患者及其家属，对疼痛的情绪反应是正常的，而且这将作为疼痛评估和治疗的一部分。

（2）提供情感支持，让他们认识到疼痛是一个需要讲出来的问题。

（3）告知患者及其家属总会有可行的办法来充分控制疼痛。

（4）必要时帮助患者获得治疗并提供相关信息，教会患者应对技能以缓解疼痛，增强个人控制能力。

4.心理护理方法及疼痛心理疗法

（1）减轻心理压力。

（2）指导患者进行控制注意力和放松练习；鼓励其参加活动，转移其对疼痛的注意力；音乐疗法；有节律按摩；深呼吸；指导想象。

（3）疼痛常用的心理治疗方法，包括安慰剂治疗、暗示疗法、催眠疗法、松弛疗法与生物反馈疗法、认知疗法、行为疗法、认知行为疗法、群组心理治疗等。

5.积极采取措施促进患者舒适。

6.做好患者的健康教育工作。

7.提供护理相关的健康指导。

（二十七）舒适的改变：呕吐

【目标】

1.患者生命体征在正常范围内，无失水、电解质紊乱和酸碱失衡。

2.患者呕吐减轻或停止，逐步恢复进食。

3.能保证机体所需热量、水分和电解质的摄入。

【护理措施】

1.尽快去除或预防诱发恶心呕吐的因素。

2.协助患者取舒适卧位，呕吐时帮助其坐起或侧卧，头偏向一侧以免误吸，吐毕漱口，更换污染衣物及被褥。

3.观察患者有无失水征象。

4.记录呕吐物颜色、量、次数、性状及味道等，如有异常通知医师。

5.根据患者需求补充水分，必要时输液治疗。

6.指导进食清淡、易消化食物，忌油腻与易产气食物。

7.协助患者进行日常活动。

8. 遵医嘱应用止吐药物，观察用药效果与反应。

（二十八）舒适的改变：皮肤瘙痒

【目标】

患者主诉皮肤瘙痒不适症状能减轻或去除。

【护理措施】

1. 评估患者皮肤瘙痒原因并去除导致因素。

2. 评估及记录皮肤完整性，如有无红、肿、热、痛及破皮等情形。

3. 调整室内温度，保持皮肤清爽。

4. 患者皮肤瘙痒时，指导其尽量以手按压发痒部位或轻拍的方式来缓解，勿用力抓痒，以防皮肤破损感染。

5. 提供转移注意力的方法，如听音乐、看电视、聊天。

6. 保持床单位平整干燥，协助更换床单位。

（二十九）舒适的改变：头痛

【目标】

1. 患者能叙述诱发或加重头痛的因素，并能设法避免。

2. 能正确运用缓解头痛的方法，头痛发作的次数减少或程度减轻。

【护理措施】

1. 避免诱因：告知患者可能诱发或加重头痛的因素，保持环境安静、舒适、光线柔和。

2. 指导减轻头痛的方法：如深呼吸，听轻音乐，冷、热敷及理疗、按摩，采用指压止痛法等。

3. 心理疏导：同情患者的痛苦，耐心解释，适当诱导，鼓励患者积极配合治疗。

4. 用药护理：告知镇痛药物的作用与不良反应，让患者了解药物依赖性或成瘾性的特点，指导患者遵医嘱正确服药。

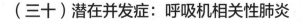

（三十）潜在并发症：呼吸机相关性肺炎

【目标】

患者未发生呼吸机相关并发症或并发症得到及时发现和处理。

【护理措施】

1. 监测体温、血常规化验结果变化，如有异常及时汇报主管医师。

2. 听诊呼吸音，如有异常及时汇报主管医师。

3. 落实预防呼吸机相关性肺炎组合干预措施

（1）尽可能选用无创呼吸支持治疗技术。

（2）每天评估有创机械通气及气管插管的必要性，尽早脱机或拔管。

（3）对机械通气患者尽可能避免不必要的深度镇静，确需镇静者应定期唤醒并行自主呼吸训练，每天评估镇静药使用的必要性，尽早停用。

（4）给预期机械通气时间超过 48 h 或 72 h 的患者使用带有声门下分泌物吸引的气管导管。

（5）气管导管气囊的充盈压应保持不低于 25 cmH$_2$O。

（6）无禁忌证患者应抬高床头 30°～45°。

（7）加强口腔护理，推荐采用氯己定漱口液。

（8）加强呼吸机内外管道的清洁消毒，推荐每周更换 1 次呼吸机管道，但在有肉眼可见污渍或有故障时应及时更换。

（9）在进行与气道相关操作时应严格遵守无菌技术操作规程。

（10）鼓励并协助机械通气患者早期活动，尽早开展康复训练。

（三十一）言语沟通障碍：气管插管

【目标】

患者能以适当的非语言行为表达信息或需求。

【护理措施】

1. 予以心理支持，减轻患者精神上的不安、焦虑及恐惧，注意患者的感受，减少其挫折感。

2. 积极治疗原发病，如有异常及时汇报主管医师。

3. 可将纸笔、沟通卡、手机作为沟通工具。

4. 示范及鼓励患者以非语言行为代替或加强口语表达需求。

5. 不催促患者，使其有充足的时间表达。不随意打断患者的表达，适时运用重复技巧，确定其所表达的意思。

6. 沟通过程中，减少环境中不必要的干扰。

（三十二）低效性呼吸形态：呼吸机辅助呼吸

【目标】

患者恢复正常的气体交换功能。

【护理措施】

1. 观察患者有无发绀、鼻翼扇动、点头或张口呼吸、呼吸频率、节律和幅度，双肺呼吸音是否对称等。

2. 定期吸氧，维持充分的氧合状态。

3. 定时翻身、拍背、有效吸痰，注意观察痰液的颜色、性质、量。

4. 及时清理呼吸道分泌物和呕吐物，保持呼吸道通畅。

5. 呼吸机辅助呼吸，观察呼吸机是否与患者呼吸同步。

6. 监测动脉血气分析，根据结果及时调整呼吸机参数。

7. 妥善固定气管插管，必要时镇静，防止气管插管脱出或移位。

8. 保暖防寒，避免受凉后并发呼吸道感染。

9. 患者病情危重，需要气管切开时，配合医师行气管切开并进行气管切开术后护理。

（三十三）皮肤完整性受损：皮疹

【目标】

患者皮疹消退，受损组织恢复正常，未发生继发感染。

【护理措施】

1. 观察皮疹的进展和消退情况。

2. 环境和休息：患者尽量卧床休息，避免强光刺激及对流风直吹。

3. 局部皮肤护理：禁用碱性清洁剂、乙醇等擦洗；衣被勤换洗。

4. 口腔黏膜疹的护理：每天常规用温水或复方硼砂溶液（朵贝尔液）漱口，进食后用清水漱口。

5. 眼部护理：观察有无结膜充血、水肿。

（三十四）低血糖

【目标】

患者未发生低血糖或发生时能被及时发现和处理。

【护理措施】

1. 加强预防，了解患者低血糖的原因。

2. 观察患者低血糖的临床表现。

3. 根据病情监测血糖。

4. 一旦确定患者发生低血糖，尽快按低血糖处理流程急救：给予 15 g 含糖类食物（4 片苏打饼干 / 一片面包 30 g/ 小碗燕麦粥 150 g/1 个苹果 120 g/12 ～ 15 颗葡萄 85 g/ 一个橙子 165 g）。

5. 严重的低血糖需要根据患者的意识和血糖情况给予相应的治疗和监护。

（郭霞）

第二章

内科疾病常见护理诊断及问题

一、呼吸系统

（一）清理呼吸道无效：咳嗽与咳痰

【目标】

1. 患者痰液变稀，易于咳出。

2. 能够掌握有效咳嗽的方法。

3. 痰液能得到及时清除。

【护理措施】

1. 密切观察咳嗽、咳痰的情况，能否有效咳出痰液，详细记录痰液的颜色、性质、气味和量等。

2. 提供安静、舒适的治疗环境，保持室内空气清新、洁净，注意通风。维持适宜的室内温度（18～20 ℃）和湿度（50%～60%），以充分发挥呼吸道的自然防御功能。

3. 协助患者取舒适体位，采取坐位或半坐位有利于改善呼吸和咳嗽排痰。

4. 给予足够热量的饮食，适当增加蛋白质和维生素，避免油腻、辛辣刺激食物。根据患者病情给予充足的水分，每天饮水量 1 500～2 000 ml。

5. 促进有效排痰

（1）深呼吸和有效咳嗽

1）指导患者掌握深呼吸和有效咳嗽的正确方法：患者坐位，先进行深而慢的腹式呼吸 5～6 次，然后深吸气至膈肌完全下降，屏气 3～5 s，继而缩唇，缓慢地经口将肺内气体呼出，再深吸一口气，屏气 3～5 s，身体前倾，从胸腔进行 2～3 次短促有力的咳嗽，咳嗽时同时收缩腹肌，或用手按压上腹部，帮助痰液咳出。也可俯卧屈膝位，借助膈肌、腹肌收缩，增加腹压，咳出痰液。

2）协助患者经常变换体位有利于痰液咳出。

3）对胸痛不敢咳嗽患者，必要时遵医嘱给予镇痛药，30 min 后进行有效咳嗽。

4）对体弱、无力咳嗽患者，帮助翻身、拍背，以及时排出痰液。

（2）气道湿化：痰液黏稠不易咳出，遵医嘱给予湿化治疗和雾化治疗。气道湿化注意事项如下。

1）防止窒息：治疗后要帮助患者翻身、拍背，以及时排出痰液，尤其是体弱、无力咳嗽者。

2）避免湿化不足及湿化过度：患者如出现痰液黏稠，感觉鼻面部干燥时应考虑湿化不足；如患者出现频繁咳嗽或痰液稀薄，需要频繁排痰或吸引时，常提示湿化过度。

3）湿化温度一般控制在 35 ～ 37 ℃。

4）防止感染：严格消毒湿化装置，更换湿化瓶及湿化液时严格无菌操作，加强口腔护理，避免呼吸道交叉感染。

（3）胸部叩击：叩击禁用于骨折及肿瘤的区域、肺栓塞、严重胸壁疼痛、不稳定型心绞痛及有明显出血倾向的患者。叩击时患者取侧卧位或坐位，叩击者手指弯曲并拢，掌侧呈杯状，以手腕的力量叩击被引流的肺叶。叩击需持续一段时间或直到患者需要改变体位想要咳嗽。叩击注意事项如下。

1）叩击前听诊肺部有无呼吸音异常及干啰音、湿啰音，明确痰液潴留的位置。

2）用单层薄布覆盖叩击部位，以防止直接叩击引起皮肤发红，但覆盖物不宜太厚，以免降低叩击效果。

3）叩击时避开乳房、心脏、骨突出的部位及衣服拉链、纽扣处等；叩击以患者不感到疼痛为宜；每次叩击 3 ～ 5 min，应在餐后 2 h 至下一餐前 30 min 完成；叩击时密切注意患者的反应。

4）叩击后协助患者排痰并做好口腔护理；询问患者的感受，观察痰液情况，复查生命体征和肺部呼吸音、啰音的变化。

（4）体位引流：适用于肺脓肿、支气管扩张症等有大量痰液的患者。禁用于有明显呼吸困难和发绀，心肌梗死、心功能不全等严重心血管疾病，出血性疾病，肺水肿，肺栓塞，急性胸部损伤及年老体弱不能耐受的患者。引流的原则是病变的部位在高处，引流支气管开口位于低处。

（5）机械吸痰：适用于痰液黏稠无力咳出、意识不清或建立人工气道的患者。可经口、鼻腔及气管插管或气管切开处进行负压吸痰。吸痰注意事项如下。

1）每次吸引时间少于 15 s。

2）吸痰动作要迅速、轻柔，将不适感降至最低。

3）在吸痰前后适当提高吸入氧浓度，避免低氧血症的发生。

4）严格执行无菌操作，避免呼吸道交叉感染。

5）吸痰过程中注意观察患者生命体征、血氧饱和度等的变化。

6. 遵医嘱使用抗生素、止咳及祛痰药物。用药期间注意观察药物疗效及不良反应。痰液多且排痰困难的患者慎用可待因等强镇咳药，以免抑制咳嗽反射，加重痰液的积聚。

（二）清理呼吸道无效：慢性支气管炎

【目标】

患者能够进行有效的咳嗽，排除痰液。

【护理措施】

1.指导患者采取有效的咳嗽方式，遵医嘱用药、进行雾化吸入等，促进痰液的排出。

2.注意饮食营养，饮食以高蛋白、高热量、高维生素、低脂、易消化为宜，多进食瘦肉、蛋、奶、鱼、蔬菜和水果等。多饮水，每天不少于 1 500 ml。

3.减少急性发作：要点是增强体质、预防感冒、戒烟等。

（三）清理呼吸道无效：慢性阻塞性肺疾病

【目标】

患者痰液变稀，能够进行有效的咳嗽，排除痰液。

【护理措施】

1.保持呼吸道通畅

（1）痰多黏稠、难以咳出的患者需多饮水，也可遵医嘱每天进行雾化吸入。

（2）有效咳痰。如晨起时咳嗽，排出夜间聚积在肺内的痰液；就寝前咳嗽排痰有利于患者的睡眠。咳嗽时，患者取坐位，头略前倾，双肩放松，屈膝，前臂垫枕，如有可能应使双足着地。咳痰后恢复坐位，进行放松性深呼吸。

（3）给予胸部叩击或体位引流，有利于分泌物的排出。也可用特制的按摩器协助排痰。

2.注意观察药物疗效和不良反应。

（1）止咳药：喷托维林是非麻醉性中枢镇咳药，不良反应有口干、恶心、腹胀、头痛等。

（2）祛痰药：溴己新偶见恶心、转氨酶增高，消化性溃疡患者慎用。盐酸氨溴索是润滑性祛痰药，不良反应较轻。

3.密切观察咳嗽、咳痰的情况，包括痰液的颜色、量及性状，以及咳痰是否顺畅。

（四）清理呼吸道无效：支气管扩张症

【目标】

1. 患者痰液变稀，易于咳出。

2. 能够掌握有效咳嗽的方法。

3. 在护士的指导下能正确运用体位引流等方法排出痰液。

4. 患者痰液得到及时清除。

【护理措施】

1. 急性感染或病情严重者应卧床休息，注意保暖。保持室内空气流通，温、湿度适宜。

2. 饮食护理

（1）高热量、高蛋白、富含维生素饮食，避免冰冷食物诱发咳嗽。

（2）吐痰后及进食前后漱口，保持口腔清洁。

（3）鼓励患者多饮水，每天1 500 ml 以上，使痰液稀释，利于排痰。

3. 按医嘱使用抗生素、祛痰药和支气管舒张药，指导患者掌握药物的疗效、剂量、用法和不良反应。

4. 体位引流

（1）向患者解释体位引流的目的、过程和注意事项，测量生命体征，听诊肺部，明确病变部位。引流前15 min 遵医嘱给予支气管舒张药（有条件可使用雾化器或手按定量吸入器）。备好排痰用纸巾或一次性容器。

（2）原则上抬高病灶部位的位置，使引流支气管开口向下。先引流上叶，后引流下叶后基底段。如果患者不能耐受，应及时调整姿势。头部外伤、胸部创伤、咯血、严重心血管疾病和状况不稳定的患者，不宜采用头低位进行体位引流。

（3）根据病变部位、病情和患者状况，每天1～3次，每次15～20 min。一般于饭前进行，早晨清醒后立即进行效果最好。如需在餐后进行，应在餐后1～2 h 进行。

（4）观察患者有无出汗、脉搏细弱、头晕、疲劳、面色苍白等表现，评估患者对体位引流的耐受程度，如患者出现心率 >120 次 /min、心律失常、高血压、低血压、眩晕或发绀，应立即停止引流并通知医师。

（5）在体位引流过程中，鼓励并指导患者做腹式深呼吸，辅以胸部叩击或震荡等措施。协助患者在保持引流体位时进行咳嗽，也可取坐位以产生足够的气流促进排痰。

（6）引流结束后，帮助患者采取舒适体位，给予清水或漱口液漱口。观察痰液的性质、量及颜色，听诊肺部呼吸音的改变，评价体位引流的效果并记录。

5.观察痰液的量、颜色、性质、气味和与体位的关系，痰液静置后是否有分层现象，记录 24 h 痰液排出量。观察咯血的颜色、性质及量。病情严重者需观察患者缺氧情况，是否有发绀、气促等表现。注意患者有无发热、消瘦、贫血等全身症状。

（五）清理呼吸道无效：支气管哮喘

【目标】

患者能够进行有效的咳嗽，排出痰液。

【护理措施】

1.痰液黏稠者可定时给予蒸汽或氧气雾化吸入，指导患者进行有效咳嗽、协助叩背，以促进痰液排出，无效者可用负压吸引器吸痰。

2.应鼓励患者每天饮水 2 500 ～ 3 000 ml，以补充丢失的水分，稀释痰液。重症者应建立静脉通道，遵医嘱及时、充分补液，纠正水、电解质和酸碱平衡紊乱。

3.观察患者咳嗽情况、痰液的性状和量。

（六）清理呼吸道无效：呼吸衰竭、急性呼吸窘迫综合征

【目标】

1.患者痰液变稀，易于咳出。

2.能够进行有效的咳嗽，排出痰液。

【护理措施】

1.保持呼吸道通畅，促进痰液引流。

（1）指导并协助患者进行有效的咳嗽、咳痰。

（2）每 1～2 小时翻身 1 次，并叩背，促使痰液排出。

（3）病情严重、意识不清的患者取仰卧位，头后仰，托起下颌，并用多孔导管经鼻或经口进行机械吸引。如有气管插管或气管切开，则给予气管内吸痰，必要时也可用纤维支气管镜吸痰并冲洗。吸痰时应注意无菌操作。严重急性呼吸窘迫综合征患者使用呼吸末正压（PEEP），宜使用密闭系统进行吸痰和呼吸治疗，保持呼吸机管道的连接状态，避免中断 PEEP。

（4）饮水、口服或雾化吸入祛痰药可湿化和稀释痰液，使痰液易于咳出或吸出。

2. 注意观察痰液的颜色、性质、量、气味及痰液的实验室检查结果，并及时做好记录。发现痰液出现特殊气味或痰液量、颜色及黏稠度等发生变化，应及时与医师联系。

3. 按医嘱及实验室检查要求正确留取痰液检查标本。

4. 遵医嘱正确使用抗生素，密切观察药物的疗效与不良反应。

（七）气体交换受损：肺源性呼吸困难、慢性肺源性心脏病

【目标】

患者呼吸困难程度减轻。

【护理措施】

1. 观察并判断呼吸困难的类型，动态评估患者呼吸频率、节律及呼吸困难的严重程度，必要时监测血氧饱和度的变化。

2. 保持病室环境安静与舒适、空气洁净和温度适宜。支气管哮喘患者室内应避免湿度过高及存在过敏原，如尘螨、刺激性气体、花粉等。病情严重者应安置在重症监护病房。

3. 协助患者清除呼吸道分泌物及异物，指导患者正确使用支气管舒张药以缓解支气管痉挛引起的呼吸困难，必要时需建立人工气道以保证呼吸道通畅。

4. 氧疗护理：临床上常用的给氧装置包括鼻导管、面罩（普通面罩、储氧面罩和文丘里面罩）、经鼻高流量氧疗等。

（1）根据呼吸困难类型、严重程度的不同，采取合理的氧疗或机械通气治疗，以缓解呼吸困难症状。

（2）正确的氧疗实施应有明确的应用指征、准确的给氧流量，实施过程中密切观察氧疗的效果及不良反应，记录吸氧方式、浓度及时间，并根据病情变化及疗效评价动态调整氧疗方案。

（3）若吸入高浓度氧或纯氧时要严格控制吸氧时间（吸氧浓度 ≥ 60%，吸氧时间不超过 24 h；吸氧浓度 100%，吸氧时间 ≤ 6 h）。

（4）氧疗过程中注意氧中毒、鼻面部压力性损伤等并发症的预防及处理。

（5）做好机械通气的护理。

5. 用药护理：遵医嘱使用支气管舒张药、糖皮质激素、抗生素等药物治疗，观察药物疗效和不良反应。

6. 心理护理：注意安慰患者，在患者呼叫时及时出现在患者身边并给予心理支持以增强其安全感，保持其情绪稳定。

（八）气体交换受损：胸腔积液

【目标】

1. 患者胸腔积液减少或消失。

2. 患者自述呼吸困难程度减轻。

【护理措施】

1. 按患者的缺氧情况给予低、中流量持续吸氧。

2. 减少氧耗

（1）大量胸腔积液导致呼吸困难或发热，需卧床休息，以减轻呼吸困难症状。

（2）胸腔积液消失后继续休养2～3个月。

3. 促进呼吸功能

（1）体位：取半卧位或患侧卧位。

（2）做好胸腔抽液或引流的护理。

（3）保持呼吸道通畅，鼓励患者积极排痰。

（4）呼吸锻炼：恢复期，应每天进行缓慢的腹式呼吸。

（5）缓解胸痛

1）协助患者取患侧卧位，必要时用宽胶布固定胸壁。

2）遵医嘱给予镇痛药，观察疗效及不良反应。

（6）康复锻炼：待体温恢复正常，胸腔积液抽吸或吸收后，鼓励患者逐渐下床活动，增加肺活量。

4. 病情观察

（1）观察患者胸痛及呼吸困难的程度、体温的变化。

（2）监测血氧饱和度或动脉血气分析的改变。

（3）胸腔穿刺过程中应注意观察抽液速度、抽液量及患者呼吸、脉搏、血压的变化。

（4）穿刺后继续观察患者呼吸、脉搏、血压的变化，注意穿刺处有无渗血或液体渗出。

（九）气体交换受损：肺血栓栓塞

【目标】

1. 患者肺血管栓塞所致通气／血流比例失调改善。

2. 患者自述呼吸困难程度减轻。

【护理措施】

1. 当患者突然出现呼吸困难、胸痛，立即通知医师。

2. 安慰患者，抬高床头，取半坐卧位。

3. 嘱绝对卧床休息，指导进行深慢呼吸，采用放松术等。

4. 遵医嘱氧气吸入。

5. 监测患者有无呼吸浅促、动脉血氧饱和度降低、心率加快，如有，提示呼吸功能受损，及时通知医师。

6. 监测患者有无烦躁不安、嗜睡、意识模糊、定向力障碍等脑缺氧的表现。

7. 严密监测血压、心率、心电的改变。

8. 按医嘱及时、正确给予溶栓及抗凝药，监测疗效及不良反应。

9. 消除再栓塞的危险因素

（1）急性期：绝对卧床休息，避免下肢过度屈曲，在充分抗凝的前提下卧床 2～3 周；保持大便通畅，避免用力。

（2）恢复期：卧床休息，下肢进行适当活动或被动关节活动，穿抗栓袜或气压袜等。

10. 观察下肢深静脉血栓形成的征象，有无局部皮肤颜色的改变，如发绀。

11. 如患者出现右心功能不全的症状，需按医嘱给予正性肌力药物，限制水钠摄入，并按慢性肺源性心脏病进行护理。

12. 当患者出现低血压甚至休克时，应按医嘱给予静脉输液和升压药物，记录液体出入量，当患者同时伴有右心功能不全时尤其应注意液体出入量的调整，平衡低血压需输液和心功能不全需限制液体之间的矛盾。

（十）气体交换受损：慢性阻塞性肺疾病

【目标】

患者自述呼吸困难程度减轻。

【护理措施】

1.休息与活动

（1）中度以上慢性阻塞性肺疾病（COPD）急性加重期，患者需卧床休息，可协助患者采取舒适体位。

（2）极重度COPD，患者身体取前倾位，使辅助呼吸肌参与呼吸。

（3）视病情安排适当的活动，以患者不感到疲劳不加重症状为宜。

（4）室内保持合适的温、湿度，冬季注意保暖，避免直接吸入冷空气。

2.病情观察：观察咳嗽、咳痰及呼吸困难的程度，监测动脉血气分析和水、电解质、酸碱平衡情况。

3.氧疗护理

（1）患者呼吸困难伴低氧血症，遵医嘱给予氧气吸入。持续低流量吸氧，氧流量$1 \sim 2$ L/min。

（2）提倡长期家庭氧疗。

（3）氧疗有效的指标：患者呼吸困难减轻、呼吸频率减慢、发绀减轻、心率减慢、活动耐力增加。

4.用药护理：遵医嘱应用抗生素、支气管舒张药和祛痰药，观察疗效及不良反应。

5.呼吸功能锻炼：指导COPD患者进行缩唇呼吸、膈式或腹式呼吸等呼吸训练。

（1）缩唇呼吸：患者闭嘴经鼻吸气，然后通过缩唇缓慢呼气，同时收缩腹部。吸气与呼气时间比为$1 : 2$或$1 : 3$。

（2）膈式或腹式呼吸：患者可取立位、平卧位或半卧位，两手分别放于前胸部和上腹部。用鼻缓慢吸气时，手感到腹部向上抬起。呼气时经口呼出，手感到腹部下降。

（3）缩唇呼吸和腹式呼吸每天训练$3 \sim 4$次，每次重复$8 \sim 10$次。腹式呼吸会增加能量消耗，只能在疾病恢复期或出院前进行训练。

（十一）气体交换受损：支气管哮喘

【目标】

患者呼吸困难缓解，能进行有效的呼吸。

【护理措施】

1.应尽快脱离过敏原，为患者提供安静、舒适、温湿度适宜的环境，保持室内清洁、空气流通。协助患者取舒适体位，必要时床上放小桌支撑，以减少体力消耗。

2.嘱患者进食清淡、易消化、足够热量的饮食，勿食硬、冷、油炸食物，戒烟酒。

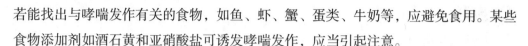

若能找出与哮喘发作有关的食物，如鱼、虾、蟹、蛋类、牛奶等，应避免食用。某些食物添加剂如酒石黄和亚硝酸盐可诱发哮喘发作，应当引起注意。

3. 每天用温水擦浴，勤换衣服和床单位；咳嗽后温水漱口。

4. 给予心理疏导和安慰，消除过度紧张情绪。

5. 用药护理：观察药物疗效和不良反应。

（1）糖皮质激素：指导患者吸药后及时用清水含漱口咽部。口服用药宜在饭后服用。指导患者不得自行减量或停药。

（2）受体激动药

1）指导患者按医嘱用药，不宜长期、单一、大量使用。

2）指导患者正确使用雾化吸入器，以保证药物的疗效。

3）用药过程中观察有无心悸、骨骼肌震颤、低血钾等不良反应。

（3）茶碱类药物：静脉注射时浓度不宜过高，速度不宜过快，注射时间宜在 10 min 以上。不良反应有恶心、呕吐、心律失常、血压下降及多尿，偶有呼吸中枢兴奋，严重者可致抽搐甚至死亡。茶碱缓（控）释片有控释材料，不能嚼服，必须整片吞服。

（4）其他：抗胆碱药吸入后，少数患者可有口苦或口干感。酮替芬有镇静、头晕、口干、嗜睡等不良反应，对高空作业人员、驾驶员、操纵精密仪器者应予以强调。白三烯调节剂的主要不良反应是轻微的胃肠道症状，少数有皮疹、血管性水肿、转氨酶升高，停药后可恢复。

6. 遵医嘱给予氧气吸入，吸氧流量每分钟 $1 \sim 3$ L，吸入氧浓度一般不超过 40%，氧气尽量温暖湿润。

7. 氧疗过程中监测动脉血气分析。

8. 哮喘严重发作，经药物治疗无效，或患者出现神志改变、$PaO_2 < 60$ mmHg、$PaCO_2 > 50$ mmHg 时，准备机械通气。

9. 观察哮喘发作的前驱症状，如鼻咽痒、打喷嚏、流涕、眼痒等黏膜过敏症状。

10. 观察患者意识状态、呼吸频率、节律、深度，是否有辅助呼吸肌参与呼吸运动等。

11. 监测呼吸音、哮鸣音变化，监测动脉血气分析和肺功能情况，了解病情和治疗效果。

12. 加强对急性期患者的监护，尤其夜间和凌晨是哮喘易发作的时间，应严密观察病情。

（十二）气体交换受损：睡眠呼吸暂停低通气综合征

【目标】

患者低通气改善。

【护理措施】

1. 指导并协助患者采用有效措施维持侧卧位睡眠，适当抬高床头。

2. 指导患者戒烟及控制饮酒量，睡前 3～5 h 避免饮酒。

3. 鼓励超重（BMI ≥ 23 kg/m^2）的患者减重；指导患者调整饮食结构，控制热量，减少高脂、高糖、煎炸、油腻等食品的摄入，不暴饮暴食。适当运动，必要时可在专业人员的指导下进行锻炼，减轻体重。

4. 避免服用镇静催眠类药物，防治上呼吸道感染，积极治疗引起或加重阻塞性睡眠呼吸暂停低通气综合征（OSAHS）的基础疾病如甲状腺功能减退、胃食管反流等。

5. 做好无创气道正压通气（NPPV）治疗的护理。

（十三）气体交换受损：呼吸衰竭、急性呼吸窘迫综合征

【目标】

1. 患者非心源性肺水肿、通气 / 血流比例失调改善。

2. 患者自述呼吸困难程度减轻。

【护理措施】

1. 嘱患者卧床休息，尽量减少不必要的操作。帮助患者取半卧位或坐位，趴伏在床桌上，必要时采用俯卧位辅助通气，帮助患者放置俯卧位前，需给患者的眼睛涂上润滑剂，并贴上胶布保证眼睛闭上，各种导管和引流管妥善放置以防止意外脱出。

2. 氧疗护理：根据其基础疾病、呼吸衰竭的类型和缺氧的严重程度选择适当的给氧方法和吸入氧浓度（FiO$_2$）。Ⅰ型呼吸衰竭和 ARDS 患者需吸入较高浓度（FiO$_2$>50%）氧气，使 PaO$_2$ 迅速提高到 60 mmHg 或 SaO$_2$>90%。Ⅱ型呼吸衰竭的患者一般在 PaO$_2$<60 mmHg 时才开始氧疗，应予低浓度（FiO$_2$<35%）持续给氧，使 PaO$_2$ 控制在 60 mmHg 或 SaO$_2$ 在 90% 或略高。

（1）给氧方法：常用的给氧法有鼻导管、鼻塞和面罩给氧。

1）鼻导管和鼻塞法氧流量不能大于 7 L/min，用于轻度呼吸衰竭和Ⅱ型呼吸衰竭的患者。

2）使用普通面罩以 5～8 L/min 氧流量给氧时，FiO_2 一般为 40%（5 L/min）、45% ～50%（6 L/min）和 55%～60%（8 L/min），用于低氧血症比较严重的 I 型呼衰和 ARDS 患者。

3）非重复呼吸面罩 FiO_2 可达 90% 以上，常用于有严重低氧血症、呼吸状态极不稳定的 I 型呼衰竭和 ARDS 患者。

4）文丘里面罩按需要调节 FiO_2，对于 COPD 引起的呼吸衰竭尤其适用。

（2）氧疗过程中，观察氧疗效果。

1）如吸氧后呼吸困难缓解、发绀减轻、心率减慢，表示氧疗有效。

2）如果意识障碍加深或呼吸过度表浅、缓慢，可能为二氧化碳潴留加重。

3）应根据动脉血气分析结果和患者的临床表现，及时调整吸氧流量或浓度。

4）如通过普通面罩或无重复呼吸面罩进行高浓度氧疗后，不能有效地改善患者的低氧血症，应做好无创或有创机械通气的准备，配合医师进行气管插管和机械通气，做好机械通气的护理。

（3）注意事项

1）氧疗时应注意保持吸入氧气的湿化。输送氧气的导管、面罩、气管导管等应妥善固定。

2）保持其清洁与通畅，定时更换消毒，防止交叉感染。

3）向患者及其家属说明氧疗的重要性，嘱其不要擅自停止吸氧或变动氧流量。

3. 指导 II 型呼吸衰竭患者进行腹式呼吸和缩唇呼吸。

4. 按医嘱及时准确给药，并观察疗效和不良反应。若经 4～12 h 未见疗效，或出现肌肉抽搐等严重不良反应时，应及时通知医师。患者使用呼吸兴奋药时应保持呼吸道通畅，适当提高 FiO_2。

5. 预防 ICU 谵妄和虚弱：主要采用针对多种危险因素的集束化预防措施，常用 ABCDEF 集束化干预。

（1）对疼痛进行评估、预防和管理

（2）对使用镇静药的患者进行早期苏醒试验，对于有创机械通气的患者需进行早期自主呼吸试验，以达到早期撤机的目的。

（3）选用相对导致谵妄风险较低的药物。

（4）需对 ICU 患者进行常规的 ICU 谵妄评估和管理，包括进行谵妄常规评估（每天 2 次）、反复定向训练、改善昼夜睡眠—苏醒周期、减少听力和视力障碍等。

（5）进行早期活动和早期锻炼。

（6）指导家属参与患者的照护。

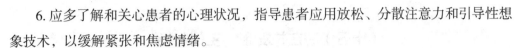

6. 应多了解和关心患者的心理状况，指导患者应用放松、分散注意力和引导性想象技术，以缓解紧张和焦虑情绪。

7. 呼吸衰竭和 ARDS 患者均需收住 ICU 进行严密监护。监测内容如下。

（1）呼吸频率、节律和深度，使用辅助呼吸肌呼吸的情况，呼吸困难的程度。

（2）观察有无发绀、球结膜有无水肿、肺部有无异常呼吸音及啰音。

（3）监测心率、心律及血压，必要时进行血流动力学监测。

（4）意识状况及神经精神状态。观察有无肺性脑病的表现，如有异常及时通知医师。昏迷者应评估瞳孔、肌张力、腱反射及病理反射。

（5）观察和记录每小时尿量和液体出入量，有肺水肿的患者需适当保持负平衡。

（6）备齐有关抢救用品，发现病情恶化时需及时配合抢救，赢得抢救时机，提高抢救成功率。同时做好患者家属的心理支持。

（十四）体温过高：肺部感染性疾病

【目标】

患者体温下降，舒适感增加。

【护理措施】

1. 监测并记录患者生命体征，重点观察儿童、老年人、久病体弱者的病情变化。

2. 病室保持安静并维持适宜的温、湿度。高热患者应卧床休息，以减少氧耗量，缓解头痛、肌肉酸痛等症状。

3. 提供足够热量、蛋白质和维生素的流质或半流质食物，以补充高热引起的营养物质消耗。鼓励患者多饮水，以保证足够的入量并有利于稀释痰液。

4. 发热护理

（1）给予温水擦浴、冰袋、冰帽等物理降温措施，以逐渐降温为宜，防止虚脱。

（2）患者大汗时，及时协助擦拭和更换衣服。

（3）必要时遵医嘱使用退热药。

（4）遵医嘱给予静脉输液。补充因发热而丢失较多的水分和电解质。心脏病患者和老年人应注意补液速度，避免过快导致急性肺水肿。

5. 做好口腔护理，鼓励患者经常漱口，口唇疱疹者局部涂抗病毒软膏，防止继发感染。协助患者在晨起、饭后、体位引流后、临睡前漱口，尤其是咳大量脓臭痰患者，应在每次咳痰后及时漱口。

（十五）潜在并发症：感染性休克

【目标】

患者发生休克时，护士能及时发现并给予有效的处理，减轻其危害。

【护理措施】

1. 病情监测

（1）生命体征：有无心率加快、脉搏细速、血压下降、脉压变小，体温不升或高热、呼吸困难等，必要时进行心电监护。

（2）精神和意识状态：有无精神萎靡、表情淡漠、烦躁不安、神志模糊等。

（3）皮肤、黏膜有无发绀，肢端湿冷。

（4）有无尿量减少，疑有休克者测每小时尿量。

（5）监测有无动脉血气分析等指标的改变。

2. 感染性休克抢救配合

（1）发现异常情况，立即通知医师，并备好物品，积极配合抢救。

（2）患者取仰卧中凹位，头胸部抬高约 20°，下肢抬高约 30°，利于呼吸和静脉血回流。

3. 给予中、高流量吸氧，维持 $PaO_2 > 60\ mmHg$，改善缺氧状况。

（1）快速建立两条静脉通道，遵医嘱补液。

（2）随时监测患者生命体征、意识状态的变化，必要时留置导尿以监测每小时尿量。

（3）补液速度的调整应考虑患者的年龄和基础疾病，尤其是患者的心功能状况，可以中心静脉压作为指标调整补液速度。输液速度则不宜过快，以免诱发急性心力衰竭。

（4）下列证据提示血容量已补足：口唇红润、肢端温暖、收缩压 >90 mmHg、尿量在 30 ml/h 以上。在血容量已基本补足的情况下，尿量仍 <20 ml/h，尿比重 <1.018，应及时报告医师，警惕急性肾损伤的发生。

4. 用药护理

（1）遵医嘱输入多巴胺、间羟胺等血管活性药物。根据血压调整滴速，维持收缩压在 90～100 mmHg 为宜，以保证重要器官的血液供应，改善微循环。输注过程中注意防止药液溢出血管外引起局部组织坏死。

（2）有明显酸中毒时可应用 5% 碳酸氢钠静脉滴注，因其配伍禁忌较多，宜单独输入。

（3）联合使用广谱抗菌药物控制感染时，应注意药物疗效和不良反应。

（十六）潜在并发症：大咯血、窒息

【目标】

1. 患者无大咯血、窒息。

2. 患者一旦发生大咯血、窒息能够得到有效救治。

【护理措施】

1. 患者小量咯血，需静卧休息，可进少量温凉流质饮食。

2. 患者大量咯血，需禁食，绝对卧床休息，尽量避免搬动患者。

3. 协助患者取患侧卧位，减少患侧胸部的活动度。

4. 嘱患者保持大便通畅，避免排便时腹压增加引起再度咯血。

5. 嘱患者保持口腔清洁，咯血后协助患者漱口、擦净血迹，防止口咽部异物刺激诱发咯血。

6. 安慰患者，及时清理咯出的血块及污染的衣物、被褥，有助于稳定情绪、增加安全感。对精神极度紧张、咳嗽剧烈的患者，可建议给予小剂量镇静药或镇咳药。

7. 指导患者将气管内痰液和积血轻轻咳出，保持气道通畅。

8. 轻轻拍击健侧背部，嘱患者不要屏气。

9. 必要时吸痰，吸痰前后适当提高吸氧浓度。

10. 遵医嘱用药，观察疗效及药物不良反应。

11. 窒息的抢救

（1）大咯血及意识不清的患者，应在病床旁备好急救设备，一旦患者出现窒息征象，应立即取头低足高45°俯卧位，头偏向一侧，轻拍背部，迅速排出气道和口咽部的血块，或直接刺激咽部以咳出血块。必要时用吸痰管进行负压吸引。

（2）给予高浓度吸氧。

（3）做好气管插管或气管切开的准备与配合工作。

12. 密切观察患者咯血的量、颜色、性质及出血的速度，观察生命体征及意识状态的变化，有无胸闷、气促、呼吸困难、发绀、面色苍白、出冷汗、烦躁不安等窒息征象；有无阻塞性肺不张、肺部感染及休克等并发症的表现。

（十七）潜在并发症：肺性脑病

【目标】

患者未发生肺性脑病或肺性脑病得到及时发现、处理。

【护理措施】

1. 嘱患者绝对卧床休息。

2. 对呼吸困难者，协助取半卧位，加床栏，加强巡视。

3. 对呼吸困难伴有意识障碍者，加床栏，加强巡视，必要时专人护理。

4. 持续低流量、低浓度给氧，氧流量 1～2 L/min。

5. 遵医嘱应用呼吸兴奋药，观察药物的疗效和不良反应，出现心悸、呕吐、震颤、惊厥等症状，立即通知医师并协助处理。

6. 监测动脉血气分析。

7. 观察病情变化，出现头痛、烦躁不安、表情淡漠、神志恍惚、精神错乱、嗜睡和昏迷等症状，及时通知医师并协助处理。

（十八）潜在并发症：严重缺氧、循环衰竭

【目标】

一旦严重缺氧或循环衰竭能得到及时发现及有效救治。

【护理措施】

1. 急性自发性气胸患者要绝对卧床休息，避免用力、屏气、咳嗽等。

2. 血压平稳患者取半坐位，有利于呼吸、咳嗽排痰及胸腔引流。

3. 妥善固定胸腔引流管，防止翻身时引流管脱落。

4. 遵医嘱氧气吸入，保证患者 $SaO_2 > 90\%$。

5. 保守治疗的患者，给予 10 L/min 的高浓度吸氧，有利于促进胸膜腔内气体的吸收。

6. 观察患者的呼吸频率、呼吸困难和缺氧情况、治疗后患侧呼吸音的变化等，有无循环衰竭征象。

7. 大量抽气或放置胸腔引流管后，如呼吸困难缓解后再次出现胸闷，伴有顽固性咳嗽、患侧肺部湿啰音，有复张性肺水肿的可能，立即报告医师进行处理。

8. 给予患者心理支持。

9. 做好胸腔抽气和胸腔闭式引流准备、配合及护理工作。

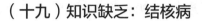

（十九）知识缺乏：结核病

【目标】

1. 患者了解肺结核及治疗相关知识。

2. 患者了解坚持规律、全程、合理用药的重要性并积极配合治疗。

【护理措施】

1. 指导患者坚持用药

（1）向患者及其家属反复强调化疗的重要性及意义，督促患者按医嘱服药，坚持完成规则、全程化疗。

（2）向患者说明化疗药的用法、疗程、可能出现的不良反应及表现，督促患者定期检查肝功能及听力情况，如出现不良反应要及时与医师联系，不要自行停药，大部分不良反应经相应处理可以消除。

2. 正确留取痰标本

（1）患者清水漱口数次之后用力咳出深部第一口痰，并留于加盖的无菌容器中。

（2）标本留好后尽快送检，一般不超过 2 h。

（3）若患者无痰，可用高渗盐水（3%～10%）超声雾化吸入导痰。

（4）通常初诊患者应留 3 份痰标本（即时痰、清晨痰和夜间痰），夜间无痰者，应在留取清晨痰后 2～3 h 再留 1 份。

（5）复诊患者应每次送检 2 份痰标本（夜间痰和清晨痰）。

3. 合理休息

（1）有咯血、高热等严重结核病毒性症状，或结核性胸膜炎伴大量胸腔积液者，应卧床休息。恢复期可适当增加户外活动。

（2）轻症患者应避免劳累和重体力劳动，做到劳逸结合。

（3）有效抗结核治疗 4 周以上且痰涂片证实无传染性或传染性极低的患者，恢复正常的家庭和社会生活。

（二十）知识缺乏：缺乏正确使用定量雾化吸入器的相关知识

【目标】

患者能够正确使用定量雾化吸入器。

【护理措施】

1. 指导患者正确使用定量雾化吸入器（MDI）

（1）介绍雾化吸入器具。

（2）演示 MDI 的使用方法。

（3）指导患者反复练习，直至患者完全掌握。

2. 指导患者正确使用干粉吸入器：常用的有都保装置和准纳器。

（1）旋转并拔出瓶盖，确保红色旋柄在下方。拿直都保，握住底部红色部分和都保中间部分，向某一方向旋转到底，再向反方向旋转到底，即完成一次装药。先呼气，将吸嘴含于口中，双唇包住吸嘴用力深长地吸气，然后将吸嘴从嘴部移开，继续屏气 5 s 后恢复正常呼吸。

（2）指导患者准纳器的使用方法：一手握住准纳器外壳，另一手拇指向外推动准纳器的滑动杆直至发出"咔嗒"声，表明准纳器已做好吸药的准备；握住准纳器并使其远离口，在保证平稳呼吸的前提下，尽量呼气；将吸嘴放入口中，深长、平稳地吸气，将药物吸入口中，屏气约 10 s；拿出准纳器，缓慢恢复呼气，关闭准纳器（听到"咔嗒"声表示关闭）。

（二十一）活动耐力下降：肺源性呼吸困难

【目标】

患者能得到适宜的休息，活动耐力逐渐提高。

【护理措施】

1. 患者休息时尽量减少不必要的护理操作并保持病室环境的安静和舒适。

2. 采取的体位以患者自觉舒适为原则，对于因呼吸困难而不能平卧者可采取半卧位或坐位，身体前倾，并使用枕头、靠背架或桌板等支撑物增加患者的舒适度。

3. 指导患者穿着宽松的衣服并避免盖被过厚而造成胸部压迫等加重不适。

4. 指导患者进行腹式呼吸、缩唇呼吸、全身呼吸操训练及借助呼吸锻炼器训练等。

（二十二）活动耐力下降：慢性肺源性心脏病

【目标】

1. 患者心、肺功能逐渐恢复。

2. 患者能得到适宜的休息且活动耐力逐渐提高。

【护理措施】

1.让患者了解充分休息有助于心肺功能的恢复。

2.嘱患者绝对卧床休息，取半卧位或坐位。

3.鼓励患者进行活动，活动量以不引起疲劳、不加重症状为度。

4.协助定时翻身、变换体位，以防压力性损伤发生。

5.指导患者在床上进行缓慢的肌肉松弛活动。

6.鼓励患者进行呼吸功能锻炼，提高活动耐力。

7.指导患者采取既有利于气体交换又能节省能量的姿势，如站立时，背倚墙；坐高凳，趴扶小桌。

8.观察患者的生命体征及意识状态。

9.观察有无发绀和呼吸困难及其严重程度。

10.观察有无右心衰竭的表现。

11.观察患者有无头痛、烦躁不安、神志改变等。

（二十三）活动耐力下降：肺源性呼吸困难

【目标】

患者能得到适宜的休息且活动耐力逐渐提高。

【护理措施】

1.患者休息时尽量减少不必要的护理操作并保持病室环境的安静和舒适。

2.体位以患者自觉舒适为原则，对于因呼吸困难而不能平卧者可采取半卧位或坐位身体前倾，并使用枕头、靠背架或桌板等支撑物增加患者的舒适度。指导患者穿着宽松的衣服并避免盖被过厚。

3.指导患者进行腹式呼吸、缩唇呼吸、全身呼吸操训练及借助呼吸锻炼器训练等，以提高呼吸肌的耐力和力量，改善呼吸困难症状。

4.在全面评估患者的病情、活动耐力、呼吸肌功能、日常生活能力等的基础上，与患者共同制订个体化运动处方，内容包括运动的方式、频率、持续时间、运动强度及注意事项等。运动方式包括有氧训练、抗阻训练、平衡训练、柔韧性训练或多种方式结合。

5.指导患者学会在日常生活中的保存能量，减少能量消耗，提高独立生活的能力。如合理安排活动与休息的时间，活动强度轻重交替，活动过程中注意休息，活动时掌握合理的节省体力方法等，以节省体力，增加活动与工作的时间。

（二十四）舒适度减弱：鼻塞、流涕、咽痛、头痛

【目标】

患者无鼻塞、流涕、咽痛、头痛等不适。

【护理措施】

1. 观察生命体征及主要症状，尤其是体温、咽痛、咳嗽等的变化。

2. 保持室内温、湿度适宜和空气流通，症状较轻者应适当休息，病情较重或年老者以卧床休息为主。

3. 选择清淡、富含维生素、易消化的食物，并保证足够热量。发热者应适当增加饮水量。

4. 进食后漱口或按时给予口腔护理，防止口腔感染。

5. 注意隔离患者，减少探视，避免交叉感染。指导患者咳嗽或打喷嚏时应避免对着他人，并用双层纸巾捂住口鼻。患者使用的餐具、痰盂等用品应按规定及时消毒。

6. 遵医嘱用药且注意观察药物的疗效及不良反应。为减轻马来酸氯苯那敏或苯海拉明等抗过敏药的头晕、嗜睡等不良反应，指导患者在临睡前服用，并告知驾驶员和高空作业者应避免使用。

（二十五）体液过多：慢性肺源性心脏病

【目标】

患者心排血量增加、肾血流灌注量增加，全身水肿情况好转。

【护理措施】

1. 给予高纤维素、易消化清淡饮食。避免含糖高的食物。如患者出现水肿、腹水或尿少时，应限制钠、水摄入，钠盐 <2 g/d、水分 <1 500 ml/d、蛋白质 1.0 ~ 1.5 g/（kg·d），碳水化合物摄入一般不超过总热量的60%。少食多餐，进餐前后漱口，保持口腔清洁。必要时遵医嘱静脉补充营养。

2. 药物护理

（1）使用镇静药、麻醉药、催眠药后注意观察是否有抑制呼吸和咳嗽反射减弱的情况。

（2）应用利尿药后易出现低钾、低氯性碱中毒而加重缺氧，过度脱水会引起血液浓缩、痰液黏稠不易排出等不良反应，应注意观察及预防。

（3）使用洋地黄类药物时，应询问有无洋地黄用药史，遵医嘱准确用药，注意

观察药物毒性反应。

（4）应用血管扩张药时，注意观察患者的心率及血压情况。

（5）使用抗生素时，注意观察感染控制的效果、有无继发性感染。

3.注意观察全身水肿情况、有无压力性损伤。若长期卧床，指导患者穿宽松、柔软的衣服，定时更换体位或使用气垫床。

（二十六）焦虑：肺血栓栓塞

【目标】

1.患者呼吸困难、胸痛缓解或消失。

2.患者焦虑减轻或消失。

【护理措施】

1.评估焦虑程度，针对患者的焦虑程度采取适当的措施。

2.增加患者的安全感

（1）患者突然出现严重的呼吸困难和胸痛时，医护人员需要保持冷静，避免加重患者的恐惧心理。

（2）护士应尽量陪伴患者，让患者确信目前的治疗能够帮助缓解症状。

（3）向患者解释各种设备、治疗措施和护理操作。

（4）采用非言语性沟通技巧，如握住患者的手等增加患者的安全感。

（5）病情剧变，在不影响抢救的前提下，允许家属陪伴患者。

3.鼓励患者充分表达自己的情感。

4.按医嘱使用镇静、止痛、镇咳等相应的对症治疗措施，观察疗效和不良反应。

（二十七）恐惧：原发性支气管肺癌

【目标】

1.患者了解治疗计划及治疗该病新进展。

2.患者能面对现实，积极配合治疗。

3.患者恐惧减轻或消失。

【护理措施】

1.加强沟通

（1）了解患者的心理状态和对诊断及治疗的理解程度。

（2）鼓励患者表达自己的感受，使患者以积极的心态面对疾病。

2. 讨论病情

（1）用适当的方式和语言与患者讨论病情、检查和治疗方案，引导患者面对现实，积极配合检查及治疗。

（2）必要时协同家属采取保护性措施。

3. 心理与社会支持

（1）通过多种途径给患者及其家属提供心理与社会支持。

（2）帮助患者正确评估所面临的情况，介绍治疗成功的病例，以增强患者的治疗信心。

（3）帮助患者建立良好、有效的社会支持系统，使患者克服恐惧、绝望心理。

（二十八）疼痛：原发性支气管肺癌

【目标】

镇痛治疗有效，患者自述疼痛程度减轻。

【护理措施】

1. 疼痛的观察

（1）评估患者疼痛的部位、性质、程度和持续时间，疼痛加重或减轻的因素。

（2）评估影响患者表达疼痛的因素及疼痛对睡眠、进食、活动等的影响程度。

（3）遵医嘱应用镇痛药物，观察治疗效果及药物不良反应。

2. 避免加重疼痛的因素

（1）预防上呼吸道感染，尽量避免咳嗽，必要时给止咳药。

（2）患者活动困难，平缓地给患者变换体位。

（3）指导和协助患者用手或枕头护住胸部，以减轻深呼吸、咳嗽或变换体位所引起的疼痛。

3. 心理护理：倾听患者的诉说，帮助患者找出适宜的减轻疼痛方法。

4. 用药护理

（1）疼痛明显，影响日常生活时，遵医嘱及早使用有效的镇痛药物。

（2）给镇痛药时应遵循 WHO 推荐的按阶梯给药，注意观察效果。

（二十九）营养失调：低于机体需要量　肺结核

【目标】

促进食欲，患者体重增加。

【护理措施】

1. 制订饮食计划

（1）给予高热量、高蛋白、富含维生素和易消化饮食，忌烟酒及辛辣刺激食物。建议每天蛋白质摄入量为 1.5～2.0 g/kg，其中鱼、肉、蛋、牛奶等优质蛋白摄入量占一半以上。

（2）多进食新鲜蔬菜和水果，以补充维生素。

2. 增进食欲

（1）增加膳食品种，饮食中注意添加具有促进消化、增进食欲作用的食物，如藕粉、山楂、新鲜水果，于正餐前后适量摄入。

（2）选用合适的烹饪方法，保证饭菜的色、香、味以促进食欲，尽量采用患者喜欢的烹饪方法，增进患者的食欲。

（3）进餐时应心情愉快，可促进食物的消化吸收。

（4）食欲减退者可少量多餐。

3. 监测体重：每周测体重 1 次并记录，了解营养状态是否改善。

（三十）营养失调：低于机体需要量　原发性支气管肺癌

【目标】

1. 患者能叙述保持或增加体重的主要措施。

2. 营养能满足机体需要。

【护理措施】

1. 饮食护理

（1）强调增加营养与促进康复、配合治疗的关系。

（2）了解患者的饮食习惯、营养状态和饮食摄入情况，影响进食的因素。

（3）与患者共同制订既适合患者饮食习惯，又有利于疾病康复的饮食计划。

（4）嘱患者进食高蛋白、高热量、高维生素、易消化的食物。

（5）若患者吞咽困难，给予流质饮食，进食宜慢，取半卧位，以免发生吸入性肺炎或呛咳，甚至窒息。

（6）患者因化疗引起严重胃肠道反应而影响进食，根据情况做相应处理。

（7）病情危重者，喂食、鼻饲增加摄入量。

2. 对不能经口进食或经口进食不能满足机体需要的患者，遵医嘱给予肠内营养或静脉营养。

（坚永彬）

二、循环系统

（一）气体交换受损：心源性呼吸困难

【目标】

1. 患者呼吸困难减轻或消失，发绀减轻，肺部湿啰音减少或消失，血氧饱和度和动脉血气分析结果恢复正常。

2. 主诉活动耐力逐渐增加，活动时心率、血压正常，无明显不适。

【护理措施】

1. 休息与体位　患者有明显呼吸困难时应卧床休息，以减轻心脏负荷，利于心功能恢复。劳力性呼吸困难者，应减少活动量，以不引起症状为度。夜间阵发性呼吸困难者，应给予高枕卧位或半卧位，加强夜间巡视。端坐呼吸者，可使用床上小桌，让患者扶桌休息；患者喜欢坐于床沿者，给其提供有扶手的座椅，谨防跌倒，同时加强安全宣教。注意患者体位的舒适与安全，可用枕或软垫支托肩、臂、骶、膝部，以避免受压。应保持病室安静、整洁，利于患者休息，适当开窗通风，每次 15～30 min，但注意不要让风直接对着患者。患者应衣着宽松，盖被轻软，以减轻憋闷感。

2. 氧疗护理　对于有低氧血症者，纠正缺氧对保护心脏功能、减少缺氧性器官功能损害有重要的意义。氧疗方法包括鼻导管吸氧、面罩吸氧、无创正压通气吸氧等，应根据患者血氧饱和度及动脉血气分析结果进行选择。

3. 控制液体入量　容量超负荷可能会加重心源性呼吸困难。评估患者临床表现，判断容量超负荷状况，如肺部啰音范围、颈静脉怒张和水肿程度等，根据患者容量超负荷程度及每天的出量决定入量，保持液体负平衡状态直至恢复正常。

4.心理护理　呼吸困难患者常因影响日常生活及睡眠而心情烦躁、痛苦、焦虑。应与家属一起安慰鼓励患者，帮助树立战胜疾病的信心，稳定患者情绪，以降低交感神经兴奋性，有利于减轻呼吸困难。

5.病情监测　密切观察呼吸困难有无改善，发绀是否减轻，听诊肺部湿啰音是否减少，监测 SpO_2、动脉血气分析结果是否正常等。若出现呼吸困难加重、烦躁、口唇发绀或 SpO_2 降低到90%以下，立即报告医师。

（二）气体交换受损：慢性心力衰竭

【目标】

1.患者呼吸困难明显改善，发绀消失，肺部啰音减少或消失，血气分析指标恢复正常。

2.能叙述并执行低盐饮食计划，水肿、腹水减轻或消失。皮肤完整，无压力性损伤。

3.能说出限制最大活动量的指征，遵循活动计划，主诉活动耐力增加。

4.能叙述洋地黄中毒的表现，一旦发生中毒，得以及时发现和控制。

【护理措施】

1.休息与体位　患者有明显呼吸困难时应卧床休息，以减轻心脏负荷，利于心功能恢复。劳力性呼吸困难者，应减少活动量，以不引起症状为度。夜间阵发性呼吸困难者，应给予高枕卧位或半卧位，加强夜间巡视。端坐呼吸者，可使用床上小桌，让患者扶桌休息；患者喜欢坐于床沿者，给其提供有扶手的座椅，谨防跌倒，同时加强安全宣教。注意患者体位的舒适与安全，可用枕或软垫支托肩、臂、骶、膝部，以避免受压。应保持病室安静、整洁，利于患者休息，适当开窗通风，每次 15～30 min，但注意不要让风直接对着患者。患者应衣着宽松，盖被轻软，以减轻憋闷感。

2.氧疗护理　对于有低氧血症者，纠正缺氧对保护心脏功能、减少缺氧性器官功能损害有重要的意义。氧疗方法包括鼻导管吸氧、面罩吸氧、无创正压通气吸氧等，应根据患者的血氧饱和度及动脉血气分析结果进行选择。氧疗仅用于存在低氧血症（SpO_2<90%）时，根据缺氧程度调节氧流量，使患者 $SpO_2 \geqslant 95\%$。

3.控制液体入量　容量超负荷可能会加重心源性呼吸困难。评估患者临床表现，判断容量超负荷状况，如肺部啰音范围、颈静脉怒张和水肿程度等，根据患者容量超负荷程度及每天的出量决定入量，保持液体负平衡状态直至恢复正常。

4.心理护理　呼吸困难患者常因影响日常生活及睡眠而心情烦躁、痛苦、焦虑。应与家属一起安慰鼓励患者，帮助树立战胜疾病的信心，稳定患者情绪，以降低交感神经兴奋性，有利于减轻呼吸困难。

5.病情监测　密切观察呼吸困难有无改善，发绀是否减轻，听诊肺部湿啰音是否减少，监测 SpO_2、动脉血气分析结果是否正常等。若出现呼吸困难加重、烦躁、口唇发绀或 SpO_2 降低到 90% 以下，立即报告医师。

6.用药护理

（1）血管紧张素转化酶抑制剂：其主要不良反应包括干咳、低血压和头晕、肾损害、高钾血症、血管神经性水肿等。在用药期间需监测血压，避免体位的突然改变，监测血钾水平和肾功能。若患者出现不能耐受的咳嗽或血管神经性水肿应停止用药。

（2）β 受体拮抗药：主要不良反应有液体潴留（可表现为体重增加）和心力衰竭恶化、心动过缓和低血压等，应注意监测心率和血压，当患者心率 <60 次 /min 或低血压时，应及时报告医师。

7.心理护理　焦虑、抑郁和孤独在心力衰竭恶化中发挥重要作用，心理疏导可改善心功能，必要时请心理科会诊，酌情应用抗焦虑或抗抑郁药物。

（三）气体交换受损：急性心包炎、心包积液及心脏压塞、缩窄型心包炎

【目标】

呼吸困难减轻或消失。

【护理措施】

1.观察患者呼吸困难的程度，有无呼吸浅快、发绀，监测动脉血气分析结果。

2.协助患者取舒适卧位，如半坐卧位或坐位。

3.保持环境安静，限制探视，注意病室的温度和湿度，避免患者受凉，以免发生呼吸道感染而加重呼吸困难。

4.患者衣着应宽松，以免妨碍胸廓运动。

5.遵医嘱给予镇痛药，以减轻疼痛对呼吸功能的影响。

6.胸闷气急出现低氧血症者给予氧气吸入。

7.遵医嘱给予镇痛药，以减轻疼痛对呼吸功能的影响。

8.做好心包穿刺术的配合与护理。

9.做好心包引流管的护理，记录抽液量、颜色、性质，按要求及时送检。

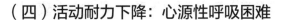

（四）活动耐力下降：心源性呼吸困难

【目标】

1. 主诉活动耐力逐渐增加。

2. 活动时心率、血压正常，无明显不适。

【护理措施】

1. 评估活动耐力：评估患者心功能状态，判断活动受限程度。了解患者过去和现在的活动情况，确定既往活动的类型、强度、持续时间和耐受力，判断患者恢复以往活动的潜力。

2. 制订活动计划：与患者及其家属一起确定活动量和持续时间，根据患者身体状况和活动时的反应，确定活动的强度、持续时间和频度，可选择呼吸肌训练（如缩唇呼吸、腹式呼吸、人工对抗阻力呼吸）、力量训练和平衡训练，逐步增加有氧运动。患者可遵循卧床休息→床边活动→病室内活动→病室外活动→上下楼梯的活动步骤。当患者活动耐力有所增加时适当给予鼓励，增强患者信心。

3. 活动中监测：早期活动应在心电监护下进行，观察患者对增加活动量后的反应。若患者活动中出现呼吸 >30 次 /min，心率 >120 次 /min 或基础心率增加 20 次 /min 以上，收缩压上升 >30 mmHg 或降低 >10 mmHg，出现明显心前区不适、呼吸困难加重、头晕眼花、面色苍白、出冷汗、极度疲乏时，应停止活动，以此作为限制最大活动量的指征。若休息 3～5 min 后症状仍不缓解应报告医师，协助处理。

4. 协助和指导患者生活自理：患者卧床期间加强生活护理，包括饮食护理、皮肤与口腔护理等。进行床上主动或被动的肢体活动，以保持肌张力，预防下肢静脉血栓形成。在活动耐力可及的范围内，鼓励患者尽可能生活自理。教育家属对患者生活自理给予理解和支持，避免患者养成过分依赖的习惯。护士还应为患者的自理活动提供方便和指导：抬高床头，使患者容易坐起；利用床上小桌，让患者可以坐在床上就餐；指导患者使用病房中的辅助设备如床栏杆、椅背、扶手等，以节省体力和保证安全；将经常使用的物品放在患者容易取放的位置；教给患者保存体力、减少氧耗的技巧，如以均衡的速度进行自理活动或其他活动，在较长活动中穿插休息，有些自理活动如刷牙、洗脸等可坐着进行。

5. 出院指导：出院前根据患者病情及居家生活条件如居住的楼层、卫生设备条件以及家庭支持能力等进行活动指导；指导患者在职业、家庭、社会关系等方面进行必要的角色调整。

（五）活动耐力下降：慢性心力衰竭

【目标】

1. 能说出限制最大活动量的指征。

2. 遵循活动计划，主诉活动耐力增加。

【护理措施】

1. 告知患者运动训练的治疗作用，鼓励患者进行体力活动（心力衰竭症状急性加重期或怀疑心肌炎的患者除外），督促其坚持动静结合，循序渐进增加活动量。

2. 根据心功能分级安排活动量

（1）患者心功能级Ⅳb级，卧床休息，日常生活由他人照顾。但长期卧床易致静脉血栓形成甚至肺栓塞，因此患者卧床期间应进行被动或主动运动，如四肢的屈伸运动、翻身、踝泵运动，每天温水泡脚，以促进血液循环；可选择呼吸肌训练（如缩唇呼吸、腹式呼吸、人工对抗阻力呼吸）、力量训练等。

（2）患者心功能级Ⅳa级，在协助下生活自理，以不引起症状加重为度，遵循卧床休息→床边活动→病室内活动→病室外活动→上下楼梯的活动步骤。

（3）患者心功能Ⅲ级，严格限制一般的体力活动，鼓励患者日常生活自理，每天下床行走。

（4）患者心功能Ⅱ级，适当限制体力活动，增加午睡时间，不影响轻体力劳动或家务劳动，鼓励运动康复。

（5）患者心功能Ⅰ级，不限制一般体力活动，建议加强体育锻炼，避免剧烈运动。

3. 若患者活动中有呼吸困难、胸痛、心悸、头晕、疲劳、大汗、面色苍白、低血压等情况时应停止活动。如患者经休息后症状仍持续不缓解，应及时通知医师。运动治疗中需要进行心电监护的指征包括左室射血分数（LVEF）<30%；安静或运动时出现室性心律失常；运动时收缩压降低；心脏性猝死、心肌梗死、心源性休克的幸存者等。

（六）活动耐力下降：心律失常

【目标】

1. 能说出限制最大活动量的指征。

2. 遵循活动计划，主诉活动耐力增加。

【护理措施】

1. 休息与体位：保证患者充分的休息与睡眠，做好心理护理，保持情绪稳定，必要时遵医嘱给予镇静药。患者当心律失常发作导致胸闷、心悸、头晕等不适时采取高枕卧位、半卧位或其他舒适体位，尽量避免左侧卧位，因左侧卧位时患者常能感觉到心脏的搏动而使不适感加重。

2. 氧疗护理：伴呼吸困难、发绀等缺氧表现时，给予氧气吸入，根据缺氧程度调整氧流量。

3. 制订活动计划：评估患者心律失常的类型及临床表现，与患者及其家属共同制订活动计划。对无器质性心脏病的良性心律失常患者，鼓励其正常工作和生活，建立健康的生活方式，保持心情舒畅，避免过度劳累。窦性停搏、二度Ⅱ型或三度房室传导阻滞、持续性室性心动过速等严重心律失常患者或快速心室率引起血压下降者，应卧床休息，以减少心肌耗氧量。卧床期间加强生活护理。

4. 抗心律失常药物用药护理：严格遵医嘱按时按量给予抗心律失常药物，静脉注射时速度宜慢（腺苷除外），一般 5～15 min 内注完，静脉滴注药物时尽量用输液泵调节速度。胺碘酮静脉用药易引起静脉炎，应选择大血管，配制药物浓度不要过高，严密观察穿刺局部情况，谨防药物外渗。观察患者的意识和生命体征，必要时监测心电图，注意用药前、用药过程中及用药后的心率、心律、PR 间期、QT 间期等变化，以判断疗效和有无不良反应。

（七）活动耐力下降：稳定型心绞痛

【目标】

1. 能说出限制最大活动量的指征。

2. 遵循活动计划，主诉活动耐力增加。

【护理措施】

1. 评估活动受限程度：评估患者由于心绞痛发作而带来的活动受限程度。

2. 制订活动计划：心绞痛发作时应立即停止活动，缓解期的患者一般不需要卧床休息。根据患者的活动能力制订合理的活动计划，鼓励患者参加适当的体力劳动和体育锻炼，最大活动量以不发生心绞痛症状为度，避免竞赛活动和屏气用力动作，避免精神过度紧张的工作和长时间工作。适当运动有利于侧支循环的建立，提高患者的活动耐力。对于规律性发作的劳力性心绞痛，可进行预防性用药，如在就餐、排便等活动前含服硝酸甘油。

3. 观察与处理活动中不良反应：监测患者活动过程中有无胸痛、呼吸困难、脉搏增快等反应，出现异常情况应立即停止活动，并给予含服硝酸甘油、吸氧等处置。

（八）活动耐力下降：急性冠脉综合征

【目标】

1. 能主动参与制订活动计划并按计划进行活动。

2. 主诉活动耐力增强，活动后无不适反应。

【护理措施】

1. 评估康复训练的适应证：住院期间开始康复的指征包括过去 8 h 内没有新的或再发胸痛；肌钙蛋白水平无进一步升高；没有出现新的心力衰竭失代偿先兆（静息呼吸困难伴湿啰音）；过去 8 h 内没有新的明显的心律失常或心电图动态改变；静息心率 50～100 次 /min；静息血压 90～150/60～100 mmHg；血氧饱和度 >95%。

2. 解释合理运动的重要性：目前主张早期运动，实现早期康复。向患者说明活动耐力恢复是一个循序渐进的过程，既不能操之过急，过早或过度活动，也不能因担心病情而不敢活动。急性期卧床休息可减轻心脏负荷，减少心肌耗氧量，缩小梗死范围，有利于心功能的恢复。病情稳定后应逐渐增加活动量，可促进侧支循环的形成，提高活动耐力。适宜的运动能降低血中胆固醇浓度和血小板聚集率，减缓动脉硬化和血栓形成，避免再发 ACS，也能辅助调整 ACS 后患者的情绪，改善睡眠和饮食，增强其康复信心，提高生活质量，延长存活时间。

3. 制订个体化运动处方：推荐住院期间 4 步早期运动和日常生活指导计划。A 级：上午取仰卧位，双腿分别做直腿抬高运动，抬腿高度为 30°，双臂向头侧抬高深吸气，放下慢呼气，5 组 / 次；下午取床旁坐位或站立位 5 min。B 级：上午床旁站立 5 min；下午床旁行走 5 min。C 级：床旁行走 10 min，每天 2 次。D 级：病室内活动 10 min，每天 2 次。

4. 活动中监测：住院患者运动康复和日常活动指导必须在心电、血压监护下进行。避免或停止运动的指征：运动时心率增加 >20 次 /min；舒张压 110 mmHg；与静息时比较收缩压升高 >40 mmHg，或收缩压下降 >10 mmHg；明显的室性或房性心动过速；二度或三度房室传导阻滞；心电图有 ST 段动态改变；存在不能耐受的症状，如胸痛、心悸、气短、头晕等。

（九）活动耐力下降：扩张型心肌病、肥厚性心肌病、心肌炎

【目标】

1. 能说出限制最大活动量的指征。

2. 遵循活动计划，主诉活动耐力增加。

【护理措施】

1. 休息与活动：病毒性心肌炎急性期应以卧床休息为主，限制体力活动直至完全恢复。向患者解释急性期适当休息可减轻心脏负荷，减少心肌耗氧，有利于心功能的恢复，防止病情加重或转为慢性病程。患者症状消失、血液学指标等恢复正常后方可逐渐增加活动量。协助患者满足生活需要。保持环境安静，限制探视，减少不必要的干扰，保证患者充分的休息和睡眠时间。

2. 活动中监测：病情稳定后，与患者及其家属一起制订并实施每天的活动计划，严密监测活动时心率、心律、血压变化。若活动后出现胸闷、心悸、呼吸困难、心律失常等，应停止活动，以此作为限制最大活动量的指征。

3. 心理护理：病毒性心肌炎患者以青壮年占多数，患病常影响日常生活、学习或工作，从而患者易产生焦急、烦躁等情绪。应向患者说明本病的演变过程及预后，使患者安心休养，告知患者体力恢复需要一段时间，不要急于求成。当活动耐力有所增加时，应及时给予鼓励。对不愿活动或害怕活动的患者，应给予心理疏导，督促患者完成耐力范围内的活动量。

（十）潜在并发症：高血压急症

【目标】

1. 能自觉避免高血压急症的诱发因素。

2. 一旦出现高血压急症，能够得到及时有效的救治。

【护理措施】

1. 向患者讲明高血压急症的诱因，避免情绪激动、劳累、寒冷刺激和随意增减药量。

2. 定期监测血压、一旦发现血压急剧升高剧烈头痛、呕吐、大汗、视物模糊、面色及神志改变、肢体运动障碍等症状，立即通知医师。

3. 急症护理

（1）绝对卧床休息，避免不良刺激和不必要的活动，协助生活护理。

（2）安抚患者情绪，必要时应用镇静剂。

（3）并发急性左心衰竭者给予高流量氧疗，加强心电监护。

（4）患者昏迷，保持呼吸道通畅，头偏向一侧，防止窒息。

（5）患者烦躁或抽搐，防止坠床，遵医嘱静脉注射地西泮或 10% 水合氯醛保留灌肠。

（6）迅速建立静脉通道，遵医嘱应用降压药物进行控制性降压。应用硝普钠时，注意避光，并持续监测血压，严格控制滴速。

（7）当患者出现剧烈头痛、恶心、呕吐时，考虑为脑水肿，可根据医嘱用 20% 甘露醇 250 ml 快速静脉滴注，也可遵医嘱使用地塞米松 10～20 mg 静脉注射。

（8）患者抽搐时，遵医嘱静脉注射地西泮或 10% 水合氯醛保留灌肠。

（十一）潜在并发症：心律失常、休克、急性左心衰竭、猝死

【目标】

1. 患者能叙述引起心律失常、休克、急性左心衰竭、猝死的原因。

2. 一旦发生能得以及时发现和抢救。

【护理措施】

1. 严密心电监测

（1）及时发现心率及心律的变化，在 ACS 溶栓治疗后 24 h 内设专人床旁心电监测。

（2）发现频发室性期前收缩，成对出现或呈非持续性室性心动过速，多源性或 RonT 现象的室性期前收缩及严重房室传导阻滞时，立即通知医师。

（3）遵医嘱使用利多卡因等药物，警惕室颤或心搏骤停、心脏性猝死的发生。

（4）监测电解质和酸碱平衡状况，因电解质紊乱或酸碱平衡失调时更容易并发心律失常。

2. 严密监测血压

（1）一旦发现患者有血压下降趋势及时汇报医师。

（2）遵医嘱给予升压、补液等处理。

3. 心力衰竭的观察与护理

（1）严密观察患者有无呼吸困难、咳嗽、咳痰、少尿、颈静脉怒张、低血压、心率加快等，听诊肺部有无湿啰音。

（2）避免情绪激动、饱餐、用力排便等加重心脏负担的因素。

（3）必要时做有创血流动力学监测。

（4）一旦发生心力衰竭，则按心力衰竭进行护理。

4.准备好急救药物和设备如除颤器、起搏器等，随时做好抢救准备。

（十二）潜在并发症：栓塞

【目标】

1.患者住院期间未发生栓塞。

2.一旦发生栓塞能得到及时发现和处理。

【护理措施】

1.心脏超声可见巨大赘生物的患者，应绝对卧床休息，防止赘生物脱落导致栓塞而出现意外。

2.病情观察：观察患者有无栓塞征象，重点观察瞳孔、意识、肢体活动及皮肤温度等。出现可疑征象，应及时报告医师并协助处理。

（1）当患者突然出现胸痛、气急、发绀和咯血等症状，要考虑肺栓塞的可能。

（2）出现腰痛、血尿等考虑肾栓塞的可能。

（3）出现意识和精神改变、失语、吞咽困难、肢体感觉或运动功能障碍、瞳孔大小不对称，甚至抽搐或昏迷征象时，警惕脑血管栓塞的可能。

（4）出现肢体突发剧烈疼痛、局部皮肤温度改变、动脉搏动减弱或消失要考虑外周动脉栓塞的可能。

（5）突发剧烈腹痛，应警惕肠系膜动脉栓塞。

（6）出现可疑征象，应及时报告医师协助。

（十三）潜在并发症：洋地黄中毒

【目标】

能叙述洋地黄中毒的表现，一旦发生中毒，能及时发现和控制。

【护理措施】

1.预防洋地黄中毒

（1）洋地黄用量个体差异很大，老年人、心肌缺血缺氧、重度心力衰竭、低钾、低镁血症、肾功能减退等情况对洋地黄较敏感，使用时应严密观察患者用药后的反应。

（2）与奎尼丁、胺碘酮、维拉帕米、阿司匹林等药物合用，可增加中毒机会，在给药前应了解是否使用了以上药物。

（3）必要时监测血清地高辛浓度。

（4）严格按时按医嘱给药，用毛花苷 C 或毒毛花苷 K 时务必稀释后缓慢（10～15 min）静脉注射，并同时监测心率、心律及心电图变化。

2. 观察洋地黄中毒表现：洋地黄中毒最重要的反应是各类心律失常，最常见者为室性期前收缩，多呈二联律或三联律，其他如房性期前收缩、心房颤动、房室传导阻滞等，快速房性心律失常伴传导阻滞是洋地黄中毒的特征性表现。胃肠道反应如食欲减退、恶心、呕吐和神经系统症状如头痛、倦怠、视物模糊、黄视、绿视等在用维持量法给药时已相对少见。

3. 洋地黄中毒的处理

（1）立即停用洋地黄。

（2）低血钾者可口服或静脉补钾，停用排钾利尿药。

（3）纠正心律失常。快速性心律失常可用利多卡因或苯妥英钠，一般禁用电复律，因易致心室颤动；有传导阻滞及缓慢性心律失常者可用阿托品静脉注射或安置临时心脏起搏器。

（十四）潜在并发症：猝死

【目标】

能叙述引起心律失常的原因，一旦发生猝死，能得以及时发现和抢救。

【护理措施】

1. 评估危险因素：评估引起心律失常的原因，如有无冠心病、心力衰竭、心肌病、心肌炎、药物中毒等，有无电解质紊乱（如低钾血症、高钾血症）和低氧血症、酸碱平衡失调等。遵医嘱配合治疗，协助纠正诱因。

2. 心电监护：对严重心律失常者，应持续心电监护，严密监测心率、心律、心电图、生命体征、血氧饱和度变化。发现频发（每分钟在 5 次以上）、多源性、成对的或呈 RonT 现象的室性期前收缩，室性心动过速，预激伴发心房颤动，窦性停搏，二度Ⅱ型或三度房室传导阻滞等，立即报告医师。安放监护电极前注意清洁皮肤，用乙醇棉球去除油脂，电极放置部位应避开胸骨右缘及心前区，以免影响做心电图和紧急电复律；1～2 d 更换电极片 1 次或电极片松动时随时更换，去除电极片后及时清洁皮肤。部分患者易致过敏，应观察有无皮肤发红、瘙痒、水疱甚至破溃等。

3. 急救配合与护理：对于高危患者，应留置静脉导管，备好抗心律失常药物及其他抢救药品、除颤器、临时起搏器等。一旦发生猝死立即配合抢救。

（十五）潜在并发症：心律失常

【目标】

1. 患者能叙述引起心律失常的原因。

2. 一旦发生能得以及时发现和抢救。

【护理措施】

1. 对重症心肌炎和暴发性心肌炎患者，急性期应严密心电监护直至病情平稳。

2. 注意心率、心律、心电图变化，密切观察有无心力衰竭症状或体征，同时准备好抢救仪器及药物。

3. 一旦发生严重心律失常或急性心力衰竭，立即配合急救处理。

（十六）潜在并发症：心力衰竭

【目标】

能叙述引起心力衰竭的原因。一旦发生心力衰竭，能得以及时发现和抢救。

【护理措施】

1. 避免诱因：积极预防和控制感染，纠正心律失常，避免劳累和情绪激动等诱因，以免发生心力衰竭。

2. 心力衰竭的观察与护理：监测生命体征，评估患者有无呼吸困难、乏力、食欲减退、少尿等症状，检查有无肺部湿啰音、肝大、下肢水肿等体征。一旦发生则按心力衰竭进行护理。

（十七）潜在并发症：栓塞

【目标】

1. 能叙述患者引起栓塞的原因。

2. 一旦发生栓塞能得以及时发现和抢救。

【护理措施】

1. 评估栓塞的危险因素：阅读超声心动图报告，注意有无心房、心室扩大及附壁血栓；心电图有无异常，尤其是有无心房颤动；是否因心力衰竭而活动减少、长期卧床。

2. 休息与活动：左心房内有巨大附壁血栓者应绝对卧床休息，以防血栓脱落造成其他部位栓塞。病情允许时应鼓励并协助患者翻身、活动下肢及用温水泡脚或下床活动，防止下肢深静脉血栓形成。

3. 用药护理：遵医嘱用药，如抗心律失常、抗血小板聚集的药物，预防附壁血栓形成和栓塞。

4. 栓塞的观察与处理：密切观察有无栓塞征象，一旦发生，立即报告医师，按照动脉栓塞（如脑栓塞）的诊治原则处理。

（十八）胸痛：稳定型心绞痛

【目标】

1. 心肌缺血缺氧改善。

2. 心绞痛得到控制。

【护理措施】

1. 休息与活动：心绞痛发作时应立即停止正在进行的活动，就地休息。

2. 心理护理：安慰患者，解除紧张不安情绪，以减少心肌耗氧量。

3. 遵医嘱氧气吸入，保证患者血氧饱和度在95%以上。

4. 疼痛观察：评估患者疼痛的部位、性质、程度、持续时间，观察患者有无焦虑、出冷汗、恶心、呕吐等伴随症状。疼痛发作时测血压、心率，做心电图，为判断病情提供依据。

5. 用药护理

（1）心绞痛发作时给予舌下含服硝酸甘油（嚼碎后含服效果更好），用药后注意观察患者胸痛变化情况，如服药后3～5 min仍不缓解可重复使用。对于心绞痛发作频繁者，可遵医嘱给予硝酸甘油静脉滴注，应使用微量泵控制滴速，以防低血压发生。部分患者用药后出现面部潮红、头部胀痛、头晕、心动过速、心悸等不适，应告知患者是由于药物所产生的血管扩张作用导致，以解除顾虑。

（2）应用他汀类药物时，应严密监测转氨酶及肌酸激酶等生化指标，及时发现药物可能引起的肝功能损害。采用强化降脂治疗时，应注意监测药物的安全性。

6. PCI护理：同（三十二）心导管检查术护理。

7. 减少或避免诱因：疼痛缓解后，与患者一起分析引起心绞痛发作的诱因。保持排便通畅，切忌用力排便，以免诱发心绞痛；调节饮食，禁烟酒；保持心境平和，改变焦躁易怒、争强好胜的性格等。

（十九）胸痛：急性冠脉综合征

【目标】

患者主诉疼痛程度减轻或消失。

【护理措施】

1. 休息：发病 12 h 内应绝对卧床休息，保持环境安静，限制探视，并告知患者和家属，卧床休息及有效睡眠可以降低心肌耗氧量和交感神经兴奋性，有利于缓解疼痛，以取得合作。

2. 饮食护理：拟行急诊经皮冠状动脉介入治疗（PCI）或冠状动脉旁路移植术（CABG）的患者暂禁食，有恶心、呕吐等胃肠道症状者也应禁食，其他患者在起病后 4～12 h 给予流质饮食，逐步过渡到低饱和脂肪、低胆固醇清淡饮食，要求饱和脂肪占总热量 7% 以下，胆固醇 <200 mg/d，提倡少量多餐。

3. 氧疗护理：低氧血症（SpO_2<90% 或 PaO_2<60 mmHg）时给予氧疗。

4. 镇痛治疗的护理：遵医嘱给予吗啡或哌替啶镇痛，注意有无呼吸抑制等不良反应。给予硝酸酯类药物时应随时监测血压的变化，维持收缩压在 100 mmHg 以上。

5. 溶栓治疗的配合与护理

（1）协助评估患者是否有溶栓禁忌证。

（2）溶栓前先检查血常规、出凝血时间和血型。

（3）迅速建立静脉通道，遵医嘱应用溶栓药物，注意观察有无不良反应。

1）过敏反应：表现为寒战、发热、皮疹等。

2）低血压（收缩压 <90 mmHg）。

3）出血：包括皮肤、黏膜出血，血尿、便血、咯血、颅内出血等，一旦出血，应紧急处理。

（4）溶栓疗效观察

1）溶栓开始后 60～90 min 密切监测临床症状、心电图变化。

2）可根据下列指标判断溶栓是否成功

①胸痛缓解或消失。

②抬高的 ST 段回降 ≥ 50%。

③出现再灌注性心律失常，如加速性室性自主心律、室性心动过速、窦性心动过缓、房室传导阻滞或束支传导阻滞突然改变或消失。

④心肌标志物峰值提前，如 cTnT 峰值提前至发病后 12 h 内，CK-MB 峰值提前至 14 h 以内。也可根据冠状动脉造影直接判断溶栓是否成功。

（二十）头痛：原发性高血压

【目标】

患者头痛症状减轻或消失。

【护理措施】

1.减少引起或加重头痛的因素

（1）为患者提供安静、温暖、舒适的环境，尽量减少探视。护士操作应相对集中，动作轻巧，防止过多干扰患者。

（2）头痛时嘱患者卧床休息，抬高床头，改变体位时动作要慢。

（3）避免劳累、情绪激动、精神紧张、环境嘈杂等不良因素。

（4）向患者解释头痛主要与高血压有关，血压恢复正常且平稳后头痛症状可减轻或消失。指导患者使用放松技术，如心理训练、音乐治疗、缓慢呼吸等。

2.用药护理：遵医嘱应用降压药物治疗，密切监测血压变化以判断疗效，并注意观察药物的不良反应。

（1）如噻嗪类利尿药可引起低钾血症和影响血尿酸代谢，痛风患者禁用。

（2）保钾利尿药可引起高血钾，不宜与 ACEI 合用，肾功能不全者慎用。

（3）β受体拮抗药可导致心动过缓、乏力、四肢发冷，对心肌收缩力、窦房结及房室传导有抑制作用，并可增加气道阻力，急性心力衰竭、哮喘、病态窦房结综合征、房室传导阻滞患者禁用。

（4）二氢吡啶类钙通道阻滞药可引起心率增快、面部潮红、头痛、下肢水肿等，非二氢吡啶类可抑制心脏收缩功能和传导功能，导致二度至三度房室传导阻滞。

（5）血管紧张素转化酶抑制剂主要是可引起刺激性干咳和血管性水肿。

（二十一）胸痛：扩张型心肌病、肥厚型心肌病、心肌炎

【目标】

患者胸痛症状减轻或消失。

【护理措施】

1.疼痛评估：评估疼痛的部位、性质、程度、持续时间、诱因及缓解方式，注意

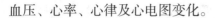

血压、心率、心律及心电图变化。

2.疼痛护理：胸痛发作时立即停止活动，卧床休息；安慰患者，解除紧张情绪；遵医嘱使用 β 受体拮抗药或钙通道阻滞药，注意有无心动过缓等不良反应；不宜用硝酸酯类药物。

3.避免诱因：嘱患者避免激烈运动、突然屏气或站立、持重、情绪激动、饱餐、寒冷刺激，戒烟酒，防止诱发心绞痛。

（二十二）胸痛：急性心包炎、心包积液及心脏压塞、缩窄型心包炎

【目标】

患者自觉疼痛程度减轻。

【护理措施】

1.疼痛评估：如患者疼痛的部位、性质及其变化情况，是否可闻及心包摩擦音。

2.休息与体位：指导患者卧床休息，勿用力咳嗽、深呼吸或突然改变体位，以免引起疼痛加重。

3.用药护理：遵医嘱给予非甾体抗炎药，注意观察患者有无胃肠道反应、出血等不良反应。若疼痛加重，可应用吗啡类药物。应用抗菌、抗结核、抗肿瘤等药物治疗时做好相应观察与护理。

（二十三）恐惧：急性冠脉综合征

【目标】

情绪稳定，能积极配合治疗与护理。

【护理措施】

1.简要解释病情及治疗方案：医护人员简要解释ACS的疾病特点与治疗配合要点，说明不良情绪会增加心肌耗氧量而不利于病情的控制。

2.环境介绍：向患者说明CCU的良好诊疗条件和先进技术，告知患者其病情的任何变化都在医护人员的严密监护之下，患者可以安心休息，有不舒适及时告知医护人员即可。

3.心理支持：允许患者表达内心感受，给予目光交流、肢体接触、语言安慰等心理支持手段，鼓励患者战胜疾病的信心。医护人员工作应紧张有序，给患者以信赖感，避免忙乱而带给患者不安全感。妥善安排探视时间，给予亲情抚慰。

4.减少干扰：将监护仪的报警声尽量调低，医护人员应轻声细语，以免影响患者休息，增加患者的心理负担。烦躁不安者可遵嘱肌注地西泮使患者镇静。

（二十四）有受伤的危险：原发性高血压

【目标】

1.掌握高血压和直立性低血压的临床表现和预防措施。

2.住院期间无受伤情况出现。

【护理措施】

1.避免受伤：定时测量患者血压并做好记录。患者有头晕、眼花、耳鸣、视物模糊等症状时，应嘱患者卧床休息，如厕或外出时有人陪伴。伴恶心、呕吐的患者，应将痰盂放在患者伸手可及处，呼叫器也应放在患者手边，防止取物时跌倒。避免迅速改变体位，活动场所应设有相关安全设施，必要时加用床挡。

2.直立性低血压的预防及处理：直立性低血压是指在体位变化时发生的血压突然过度下降（先让患者平卧 5 min 后测量血压，改为直立位后 1 min 和 3 min 再分别测量血压，若站立位血压较平卧位时收缩压 / 舒张压下降 >20/10 mmHg，或下降幅度为原来血压的 30% 以上），同时伴有头晕或晕厥、乏力、心悸、出汗、恶心、呕吐等供血不足的症状。

（1）向患者讲解直立性低血压的表现，尤其是在联合用药、服首剂药物或加量时应特别注意。

（2）预防方法：避免长时间站立，尤其在服药后最初几小时；改变姿势，特别是从卧位、坐位起立时动作宜缓慢；服药后应休息一段时间再进行活动；不宜大量饮酒。

（3）一旦发生直立性低血压，应平卧，且下肢取抬高位，以促进下肢血液回流。

（二十五）体温过高：感染性心内膜炎

【目标】

1.感染得到控制。

2.体温恢复到正常水平。

【护理措施】

1.发热护理：高热患者卧床休息，病室的温度和湿度适宜。可采用冰袋或温水擦浴等物理降温措施，动态监测体温变化情况，每 4～6 小时测量体温 1 次并准确绘制体温

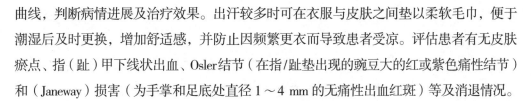

曲线，判断病情进展及治疗效果。出汗较多时可在衣服与皮肤之间垫以柔软毛巾，便于潮湿后及时更换，增加舒适感，并防止因频繁更衣而导致患者受凉。评估患者有无皮肤瘀点、指（趾）甲下线状出血、Osler结节（在指/趾垫出现的豌豆大的红或紫色痛性结节）和（Janeway）损害（为手掌和足底处直径1～4 mm的无痛性出血红斑）等及消退情况。

2. 正确采集血标本：告知患者及其家属为提高血培养结果的准确率，需多次采血，且采血量较多，在必要时甚至需暂停抗生素，以取得理解和配合。对于未经治疗的亚急性患者，应在第1天每间隔1 h采血1次，共3次。如次日未见细菌生长，重复采血3次后，开始抗生素治疗。已用过抗生素者，停药2～7 d后采血。急性患者应在入院后3 h内，每隔1 h采血1次，共取3次血标本后，按医嘱开始治疗。本病的菌血症为持续性，无须在体温升高时采血。每次采血10～20 ml，同时做需氧和厌氧培养，至少应培养3周。

3. 饮食护理：给予清淡、高蛋白、高热量、高维生素、易消化的饮食，以补充发热引起的机体消耗。鼓励患者多饮水，做好口腔护理。有心力衰竭征象的患者按心力衰竭患者饮食进行指导。

4. 使用抗生素的护理：遵医嘱使用抗生素治疗，观察药物疗效、可能产生的不良反应，并及时报告医师。告知患者抗生素是治疗本病的关键，病原菌隐藏在赘生物内和内皮下，需要坚持大剂量长疗程的抗生素治疗才能杀灭。严格按时间用药，以确保维持有效的血药浓度。注意保护静脉，可使用静脉留置针，避免多次穿刺增加患者痛苦。

（二十六）体液过多：慢性心力衰竭

【目标】

1. 能叙述并执行饮食计划。

2. 水肿、腹水减轻或消失。

3. 皮肤完整，无压力性损伤。

【护理措施】

1. 体位：伴胸腔积液或腹水者宜采取半卧位。下肢水肿者如无明显呼吸困难，可抬高下肢，以利于静脉回流，增加回心血量，从而增加肾血流量，提高肾小球滤过率，促进水钠排出。注意患者体位的舒适与安全，必要时加用床挡防止坠床。

2. 饮食护理：给予低盐、低脂、易消化饮食，少食多餐，伴低白蛋白血症者可静脉补充白蛋白。钠摄入量2～3 g/d。告知患者及其家属低盐饮食的重要性并督促执行。限制含钠量高的食品如腌或熏制品、香肠、罐头食品、海产品、苏打饼干等。注意烹饪技巧，可用糖、代糖、醋等调味品以增进食欲。心力衰竭伴营养不良风险者应给予营养支持。

3.控制液体入量：心力衰竭患者液体入量限制在 1.5～2.0 L/d，一般保持出入量负平衡约 500 ml，有利于减轻症状和充血。尽量避免输注氯化钠溶液。

4.使用利尿药的护理：遵医嘱正确使用利尿药，注意药物不良反应的观察和预防。祥利尿药和噻嗪类利尿药最主要的不良反应是低钾血症，从而诱发心律失常或洋地黄中毒，故应监测血钾。患者出现低钾血症时常表现为乏力、腹胀、肠鸣音减弱、心电图 U 波增高等。服用排钾利尿药时多补充含钾丰富的食物，如鲜橙汁、西红柿汁、柑橘、香蕉、枣、杏、无花果、马铃薯、深色蔬菜等，必要时遵医嘱补充钾盐。口服补钾宜在饭后，以减轻胃肠道不适；外周静脉补钾时每 500 ml 液体中 KCl 含量不宜超过 1.5 g。噻嗪类的其他不良反应有胃部不适、呕吐、腹泻、高血糖、高尿酸血症等。螺内酯的不良反应有嗜睡、运动失调、男性乳房发育、面部多毛等，肾功能不全及高钾血症者禁用。另外，非紧急情况下，利尿药的应用时间选择早晨或日间为宜，避免夜间排尿过频而影响患者的休息。

5.病情监测：每天在同一时间、着同类服装、用同一体重计测量体重，时间安排在患者晨起排尿后、早餐前最适宜。准确记录 24 小时液体出入量。有腹水者应每天测量腹围。

6.皮肤护理：保持床褥清洁、柔软、平整、干燥，严重水肿者可使用气垫床。定时协助或指导患者变换体位，膝部及踝部、足跟处可垫软枕以减轻局部压力。使用便盆时动作轻巧，勿强行推、拉，防止擦伤皮肤。嘱患者穿柔软、宽松的衣服。用热水袋保暖时水温不宜太高，防止烫伤。心衰患者常因呼吸困难而被迫采取半卧位或端坐位，最易发生压力性损伤的部位是骶尾部，可用减压敷料保护局部皮肤，并保持会阴部清洁干燥。有胸腔积液的患者喜患侧卧位，应注意受压部位的皮肤护理。

（二十七）有受伤的危险：心律失常

【目标】

1.未发生受伤。

2.一旦发生头晕、晕厥引起的受伤，能及时发现并得到有效救治。

【护理措施】

1.评估危险因素：向患者及知情者询问患者晕厥发作前有无诱因及先兆症状，了解晕厥发作时的体位、晕厥持续时间、伴随症状等。必要时心电监护，动态观察心律失常的类型。

2.休息与活动：心律失常频繁发作，伴有头晕、晕厥或曾有跌倒病史者应卧床休息，协助生活护理。嘱患者避免单独外出，防止意外.

3.避免诱因：嘱患者避免剧烈活动、情绪激动或紧张、快速改变体位等，一旦有头晕、黑蒙等先兆时立即平卧，以免跌倒受伤。

4.遵医嘱给予治疗：如心率显著缓慢的患者可予阿托品、异丙肾上腺素等药物或配合人工心脏起搏治疗；对其他心律失常患者可遵医嘱给予抗心律失常药物。

（二十八）体温过高：心脏瓣膜病

【目标】

体温下降，恢复到正常状态。

【护理措施】

1.病情观察：测量体温，根据体温升高程度决定测量频次，注意热型，以协助诊断。观察有无风湿活动的表现，如皮肤环形红斑、皮下结节、关节红肿及疼痛不适等。体温超过 38.5 ℃时给予物理降温或遵医嘱给予药物降温，30 min 后测量体温并记录降温效果。

2.休息与活动：卧床休息，限制活动量，以减少机体消耗。协助生活护理，出汗多的患者应勤换衣裤、被褥，防止受凉。待病情好转，实验室检查正常后再逐渐增加活动。

3.饮食护理：给予高热量、高蛋白、高维生素的清淡易消化饮食，以促进机体恢复。

4.用药护理：遵医嘱给予抗生素及抗风湿药物治疗。苄星青霉素又称长效青霉素，是由青霉素的二苄基乙二胺盐与适量缓冲剂及助悬剂混合制成。使用前，询问青霉素过敏史，常规青霉素皮试；注射后注意观察过敏反应和注射局部的疼痛、压痛反应。阿司匹林可导致胃肠道反应、牙龈出血、血尿、柏油样便等不良反应，应饭后服药并观察有无出血。

（二十九）有便秘的危险：急性冠脉综合征

【目标】

能配合采取预防便秘的措施，不发生便秘。

【护理措施】

1.评估排便情况：如排便的次数、性状及排便难易程度，平时有无习惯性便秘，是否服用通便药物。

2.指导患者采取通便措施：合理饮食，及时增加富含纤维素的食物如水果、蔬菜的摄入；无糖尿病者每天清晨给予蜂蜜20 ml加温开水同饮；适当腹部按摩（按顺时针方向）以促进肠蠕动。一般在患者无腹泻的情况下常规应用缓泻药，以防止便秘时用力排便导致病情加重。床旁使用坐便器比床上使用便盆更为舒适，可允许患者床旁使用坐便器，排便时应提供隐蔽条件，如屏风遮挡。一旦出现排便困难，应告知医护人员，可使用开塞露或低压盐水灌肠。

（三十）潜在并发症：血栓、栓塞

【目标】

掌握抗凝药物的用药护理。

【护理措施】

遵医嘱严格按时按量给予抗凝药物，观察疗效及不良反应。两类口服抗凝药物的用药注意事项如下。

1.华法林：华法林的吸收、药物动力学及药效学受遗传和环境因素（例如药物、饮食、各种疾病状态）影响。在合并用药、饮食或疾病变化时，应及时监测国际标准化比值（INR）并调整剂量。华法林的最佳抗凝强度为 INR2.0～3.0，此时出血和血栓栓塞的危险均最低。患者口服华法林 2～3 d后开始每天或隔天监测 INR，直到 INR达到治疗目标并维持至少 2 d。此后，根据 INR结果的稳定性数天至 1周监测 1次，出院后稳定的患者可每 4周监测 1次。

2.新型口服抗凝药（NOAC）：NOAC 半衰期短，用药后 12～24 h作用即可消失，因此必须保证患者服药的依从性，以免因药效下降而发生血栓栓塞。如果发生漏服，每天 2次用药的药物漏服 6 h以内，应该补服前次漏服的剂量；每天 1次用药的药物漏服 12 h以内，应该补服前次漏服的剂量。超过此期限，不再补服，而且下一次仍使用原来剂量，不要加倍。

（三十一）心脏起搏治疗护理：心律失常

【目标】

术前、术中及术后护理完善，无并发症发生。

【护理措施】

1. 术前护理

（1）心理护理：根据患者的年龄、文化程度、心理素质等，采用适当的形式向患者及其家属介绍手术的必要性和安全性，手术的过程、方法和注意事项，以解除思想顾虑和精神紧张，取得最佳手术配合。必要时手术前应用镇静药，保证充足的睡眠。

（2）协助检查：指导患者完成必要的实验室及其他检查，如血常规、尿常规、血型、出凝血时间、胸部 X 线、心电图、动态心电图、超声心动图等。

（3）皮肤准备：植入式起搏备皮范围是左上胸部，包括颈部和腋下，备皮后注意局部皮肤清洁；临时起搏器通常经股静脉，备皮范围是会阴部及双侧腹股沟。

（4）抗生素皮试。

（5）训练患者平卧位床上排尿，以免术后由于卧床体位而出现排尿困难。

（6）术前应用抗凝药者需停用至凝血酶原时间恢复在正常范围内。如不能停用药物者，术前应准备止血药，以备术中使用。

（7）术前建立静脉通道，术前 30 min 至 2 h 预防性应用抗生素 1 次。

2. 术中配合

（1）严密监测心率、心律、呼吸及血压的变化，发现异常立即通知医师。

（2）关注患者的感受，了解患者术中疼痛情况及其他不适主诉，并做好安慰解释工作，帮助患者顺利配合手术。

3. 术后护理

（1）休息与活动：术后将患者平移至床上，植入式起搏者需保持平卧位或略向左侧卧位 4～6 h，如患者平卧体位不适，可抬高床头 30°～60°。术侧肢体肩关节不宜过度活动，肘关节以下可活动，术侧手掌进行握拳运动以预防血栓形成。勿用力咳嗽，如出现咳嗽症状，尽早应用镇咳药。经股静脉安置临时起搏器的患者需绝对卧床，平卧或左侧卧位，术侧肢体避免屈曲或活动过度。卧床期间做好生活护理。术后第 1 次下床活动应动作缓慢，防止跌倒。

（2）监测：术后描记 12 导联心电图，进行心电监护，监测脉搏、心率、心律、心电变化及患者自觉症状，及时发现有无电极导线移位或起搏器起搏、感知障碍。术后监测体温，观察有无腹壁肌肉抽动、心肌穿孔等表现，及时报告医师并协助处理。出院前常规行胸部 X 线检查和起搏器功能测试。

（3）伤口护理与观察：植入式起搏者伤口局部以沙袋加压 6 h，且每间隔 2 h 解除压迫 5 min；或局部加压包扎即可。保持切口处皮肤清洁干燥，严格无菌换药，术后 24 h 换药 1 次，伤口无异常可 2～3 d 换药 1 次。观察起搏器囊袋有无肿胀，观察伤口有无渗血、红、肿，患者有无局部疼痛、皮肤变暗发紫、波动感等，及时发现出血、感染等并发症。如切口愈合良好，一般术后第 7 天拆线（采用可吸收缝线者多不用拆线）。临时起搏者每天换药，防止感染。

（4）植入式心脏起搏器安装术后无须常规应用抗生素预防感染。临时起搏器安装一般不需应用抗生素，依据病情如患者以股静脉入路，并且留置时间长，可预防性应用抗生素。禁用活血化瘀药物，防止皮下瘀血。

（三十二）心导管检查术护理：冠状动脉粥样硬化性心脏病

【目标】

术前、术中及术后护理完善，无并发症发生。

【护理措施】

1. 术前护理

（1）向患者及其家属介绍手术的方法和意义、手术的必要性和安全性，以解除思想顾虑和精神紧张，必要时手术前晚遵医嘱给予口服镇静药，保证充足的睡眠。

（2）指导患者完成必要的实验室检查（血尿常规、血型、出凝血时间、电解质、肝肾功能）、胸部 X 线、超声心动图等。

（3）根据需要行双侧腹股沟及会阴部或上肢、锁骨下静脉穿刺术区备皮及清洁皮肤。穿刺股动脉者训练患者术前进行床上排尿。指导患者衣着舒适，术前排空膀胱。

（4）穿刺股动脉者检查两侧足背动脉搏动情况并标记，以便于术中、术后对照观察。

（5）术前不需禁食，术前一餐饮食以六成饱为宜，可进食米饭、面条等，不宜喝牛奶、吃海鲜和油腻食物，以免术后卧床出现腹胀或腹泻。

2. 术中配合

（1）严密监测生命体征、心律、心率变化，准确记录压力数据，出现异常及时通知医师并配合处理。

（2）因患者采取局部麻醉，在整个检查过程中意识始终是清醒的，因此，尽量多陪伴在患者身边，多与患者交谈，分散其注意力，以缓解对陌生环境和仪器设备的紧张焦虑感等。同时告知患者出现任何不适应及时告知医护人员。

（3）维持静脉通道通畅，准确及时给药。准确递送所需各种器械，完成术中记录。备齐抢救药品、物品和器械，以供急需。

3. 术后护理

（1）卧床休息，做好生活护理。

（2）静脉穿刺者肢体制动 4～6 h；动脉穿刺者压迫止血 15～20 min 后进行加压包扎，以 1 kg 沙袋加压伤口 6 h，肢体制动 12～24 h。观察动、静脉穿刺点有无出血与血肿，如有异常立即通知医师。检查足背动脉搏动情况，比较两侧肢端的颜色、温度、感觉与运动功能情况。

（3）监测患者的全身状态，尤其是生命体征。观察术后并发症，如心律失常、空气栓塞、出血、感染、热原反应、心脏压塞、心脏穿孔等。

（三十三）射频消融术护理：心律失常

【目标】

术前、术中及术后护理完善，无并发症发生。

【护理措施】

1. 术前护理基本同"心导管检查术"，同时应注意以下几点。

（1）术前停用抗心律失常药物 5 个半衰期以上。

（2）常规 12 导联心电图检查，必要时进行食管调搏、动态心电图（holter）等检查。

（3）心房颤动消融者术前服用华法林维持 INR 在 2.0～3.0 或新型口服抗凝药物（NOAC）至少 3 周或行食管超声检查确认心房内无血栓方可手术。华法林抗凝达标者术前无须停药。新型口服抗凝药达比加群、利伐沙班、阿哌沙班用于术前抗凝，优点是不需要 INR 监测，不需要常规调整剂量，较少食物或药物相互作用，但费用较高，原则上不可用于严重肾功能不全患者。

2. 术中配合

（1）严密监护患者血压、呼吸、心率、心律等变化，密切观察有无心脏压塞、心脏穿孔、房室传导阻滞或其他严重心律失常等并发症，并积极协助医师进行处理。

（2）做好患者的解释工作，如药物、发放射频电能引起的不适症状，或由于术中靶点选择困难导致手术时间长等，以缓解患者紧张与不适，帮助患者顺利配合手术。

3. 术后护理基本同心导管检查术，同时应注意以下几点。

（1）描记 12 导联心电图。

（2）观察术后并发症，如房室传导阻滞、窦性停搏、血栓与栓塞、气胸、心脏压塞等。

（3）房颤消融者因抗凝治疗，需适当延长卧床时间，防止出血。术后根据出血情况，在术后 12～24 h 重新开始抗凝，出血风险高的患者可延迟到 48～72 h 再重新开始抗凝治疗。至少继续 2 个月的华法林或新型口服抗凝药抗凝治疗，根据患者卒中风险情况而不是消融成功与否决定导管消融后是否需要 2 个月以上的长期抗凝。必要时遵医嘱使用胺碘酮、美托洛尔等药物。

（孙金华）

三、消化系统

（一）疼痛：腹痛

【目标】

患者的腹痛得到控制或逐渐减轻、消失。

【护理措施】

1.腹痛的监测

（1）观察并记录腹痛的部位、性质及程度，发作时间、频率，持续时间，以及相关疾病的其他临床表现。如果疼痛突然加重、性质改变，且经一般对症处理疼痛不能减轻，需警惕某些并发症的出现。

（2）观察腹痛的伴随症状，伴发热寒战提示炎症的存在，伴黄疸与肝胆胰疾病有关，伴休克提示可能与脏器破裂出血有关，伴反酸嗳气提示与溃疡、胃炎有关，伴腹泻提示肠道炎症、溃疡或肿瘤，伴血便可能为肠套叠、溃疡性结肠炎、细菌性痢疾或肠道肿瘤，伴血尿可能与泌尿系疾病有关。

（3）观察非药物性和（或）药物止痛治疗的效果。

2.非药物性缓解疼痛的方法

（1）行为疗法：指导式想象、深呼吸、冥想、音乐疗法、生物反馈等。

（2）局部热疗法：除急腹症外，热敷疼痛局部。

（3）配合针灸止痛。

3.用药护理

（1）遵医嘱用药，观察不良反应。

（2）急性剧烈腹痛诊断未明时，不可随意使用镇痛药物，以免掩盖症状，延误病情。

4. 生活护理

（1）急性剧烈腹痛，患者卧床休息，做好生活护理。

（2）协助患者取适当的体位，以减轻疼痛感并有利于休息。

（3）烦躁不安者应采取防护措施，防止坠床等意外发生。

（二）胸痛：胃食管反流病

【目标】

1. 患者能描述引起疼痛的因素。

2. 能应用缓解疼痛的方法和技巧，疼痛减轻或消失。

【护理措施】

1. 观察疼痛的部位、性质、程度、持续时间及伴随症状，及时发现和处理异常情况。

2. 去除和避免诱发因素

（1）避免应用降低食管下括约肌（LES）压的药物及引起胃排空延迟的药物。

（2）避免饭后剧烈运动，避免睡前 2 h 进食，白天进餐后不宜立即卧床，睡眠时将床头抬高 15～20 cm。

（3）避免进食使 LES 压降低的食物，以高蛋白、低脂肪、无刺激、易消化饮食为宜，少食多餐；戒烟禁酒。

（4）注意减少引起腹压增高的因素，如肥胖、便秘、紧束腰带等。

3. 指导并协助患者减轻疼痛

（1）保持环境安静、舒适，减少对患者的不良刺激和心理压力。

（2）疼痛时尽量深呼吸，以腹式呼吸为主，减轻胸部压力刺激。

（3）取舒适的体位。

（4）保持情绪稳定，焦虑的情绪易引起疼痛加重。

（5）教会患者一些放松和转移注意力的技巧。

4. 遵医嘱使用促胃肠动力药、抑酸药，观察治疗效果及不良反应。

（三）腹痛：炎症性肠病

【目标】

1. 患者能描述引起疼痛的因素。

2.能应用缓解疼痛的方法和技巧，疼痛减轻或消失。

【护理措施】

1.病情监测

（1）严密观察腹痛的性质、部位以及生命体征的变化，以了解病情的进展情况。

（2）如腹痛性质突然改变，应注意是否发生大出血、肠梗阻、中毒性巨结肠、肠穿孔等并发症。

2.其他护理措施，参见本章（一）"腹痛"的护理措施。

（四）腹痛：慢性胃炎

【目标】

1.患者能描述引起疼痛的因素。

2.能应用缓解疼痛的方法和技巧，疼痛减轻或消失。

【护理措施】

1.休息与活动

（1）急性发作时应卧床休息。

（2）指导转移注意力，做深呼吸等减轻焦虑，缓解疼痛。

（3）病情缓解，进行适当的锻炼，以增强机体抗病力。

2.热敷胃部，以解除胃痉挛，减轻腹痛。

3.遵医嘱用药，观察药物疗效及不良反应。

（五）腹痛：消化性溃疡

【目标】

1.患者能描述引起疼痛的因素。

2.能应用缓解疼痛的方法和技巧，疼痛减轻或消失。

【护理措施】

1.向患者解释疼痛的原因和机制，指导其减少或去除加重和诱发疼痛的因素。

（1）对服用非甾体抗炎药（NSAID）者若必须用药，遵医嘱换用对胃黏膜损伤少的 NSAID，如塞来昔布或罗非昔布。

（2）避免暴饮暴食和进食刺激性饮食。

（3）对嗜烟酒者，劝其戒除，患者共同制订切实可行的戒烟酒计划，并督促其执行。

2.注意观察及详细了解患者疼痛的规律和特点，并按其疼痛特点指导缓解疼痛的方法。可采用局部热敷或针灸止痛。

3.溃疡活动期且症状较重者，嘱其卧床休息。病情较轻者则应鼓励其适当活动，以分散注意力。

4.根据医嘱给予药物治疗，并注意观察药效及不良反应。

5.向患者介绍药物相关知识及注意事项。

（六）腹痛：胃癌

【目标】

1.患者能描述引起疼痛的因素。

2.能应用缓解疼痛的方法和技巧，疼痛减轻或消失。

【护理措施】

1.评估观察并记录患者腹痛的部位、性质及程度，发作的时间、频率，持续时间。

2.观察是否伴有恶心、呕吐、吞咽困难、呕血及黑便等。

3.遵医嘱给予镇痛药，给药时应遵循 WHO 推荐的疼痛三阶梯止痛疗法，观察疗效及不良反应。

4.采用患者自控镇痛（PCA）方式，可根据患者需要给予合适的镇痛药物剂量、增减范围、间隔时间，从而做到个体化给药。

5.建立良好的护患关系，运用倾听、解释、安慰等技巧与患者沟通，表示关心与体贴，并及时取得家属的配合。同时介绍有关胃癌治疗进展信息，提高患者治疗的信心。指导患者保持乐观的生活态度。协助患者取得家庭和社会的支持。

6.遵医嘱进行化学治疗，并做好护理。

7.做好腹痛症状的护理。

（七）腹痛：急性胰腺炎

【目标】

1.患者能描述引起疼痛的因素。

2.能应用缓解疼痛的方法和技巧，疼痛减轻或消失。

【护理措施】

1.绝对卧床休息，减轻胰腺的负担。

2. 保证睡眠, 促进体力的恢复。

3. 腹痛时协助患者取弯腰、前倾坐位或屈膝侧卧位。

4. 禁食和胃肠减压, 轻症急性胰腺炎经过 3～5 d 禁食和胃肠减压, 当疼痛减轻、发热消退, 即可先给予少量无脂流食。

5. 加强营养支持, 及时补充水分及电解质。早期给予全胃肠外营养 (TPN), 如无梗阻, 宜早期行空肠插管, 过渡到肠内营养 (EN)。若患者禁食、禁饮在 1 周以上, 可以考虑在 X 线引导下经鼻腔置空肠营养管, 实施肠内营养。

6. 剧烈腹痛者, 遵医嘱给予哌替啶镇痛。禁用吗啡, 监测用药前后疼痛有无减轻, 性质有无改变。

7. 观察并记录腹痛的部位、性质及程度, 发作时间、频率, 持续时间, 如患者疼痛剧烈, 腹肌紧张、压痛和反跳痛明显, 及时报告医师并协助处理。

8. 观察腹痛的伴随症状。

9. 指导患者非药物性缓解疼痛的方法, 如行为疗法、局部热疗法, 配合针灸止痛。

（八）腹痛：肠结核和结核性腹膜炎

【目标】

1. 患者能描述引起疼痛的因素。

2. 能应用缓解疼痛的方法和技巧, 疼痛减轻或消失。

【护理措施】

1. 观察腹痛特点

（1）严密观察腹痛的性质、部位及伴随症状, 正确评估病程进展状况。

（2）患者腹痛突然加重, 压痛明显, 或出现便血、肠鸣音亢进等, 考虑是否并发肠梗阻、肠穿孔或肠内出血等, 及时协助医师采取抢救措施。

2. 疼痛的护理措施

（1）腹痛的监测

1）观察并记录腹痛的部位、性质及程度, 发作时间、频率, 持续时间, 以及相关疾病的其他临床表现。如果疼痛突然加重、性质改变, 且经一般对症处理疼痛不能减轻, 需警惕某些并发症的出现。

2）观察腹痛的伴随症状。

3. 非药物性缓解疼痛的方法

（1）行为疗法：指导式想象、深呼吸、冥想、音乐疗法、生物反馈等。

（2）局部热疗法：除急腹症外，热敷疼痛局部。

（3）配合针灸止痛。

4. 用药护理

（1）遵医嘱用药，观察不良反应。

（2）急性剧烈腹痛诊断未明时，不可随意使用镇痛药物，以免掩盖症状，延误病情。

5. 观察非药物性和（或）药物止痛治疗的效果。

6. 生活护理

（1）急性剧烈腹痛，患者卧床休息，做好生活护理。

（2）协助患者取适当的体位，以减轻疼痛感并有利于休息。

（3）烦躁不安者应采取防护措施，防止坠床等意外发生。

7. 做好抗结核治疗用药指导。

（九）肝区痛：原发性肝癌

【目标】

1. 患者能描述引起疼痛的因素。

2. 能应用缓解疼痛的方法和技巧，疼痛减轻或消失。

【护理措施】

1. 注意观察患者疼痛的部位、性质、程度、持续时间及伴随症状，及时发现和处理异常情况。

2. 对轻度疼痛者，保持环境安静、舒适，减少对患者的不良刺激和心理压力。认真倾听患者诉说疼痛的感受，及时做出适当的回应，有助于减轻疼痛；教会患者一些放松和转移注意力的技巧，如做深呼吸、听音乐、与病友交谈等。

3. 对上述措施效果不佳或中重度疼痛者，可根据 WHO 疼痛三阶梯止痛疗法，遵医嘱使用镇静、镇痛药物，并配以辅助用药，注意观察药物的疗效和不良反应。亦可采用患者自控镇痛法（PCA）进行止痛。

4. 肝动脉化疗栓塞术患者的护理

（1）术前护理

1）做好各项术前检查，如测量生命体征，检查心电图、出凝血时间、血常规、肝肾功能等。

2）行术前准备，如碘过敏试验、备皮等。

3）术前 1 d 给予易消化饮食，术前 4～6 h 禁食禁水。

（2）术后护理

1）观察生命体征，多数患者于术后 4～8 h 体温升高，持续 1 周左右。高热者应采取降温措施。

2）术后初期摄入清淡、易消化饮食并少食多餐。

3）穿刺部位压迫止血 15 min 再加压包扎，沙袋压迫 6～8 h，保持穿刺侧肢体伸直 24 h，并观察穿刺部位有无血肿及渗血。注意观察肢体远端脉搏、皮肤颜色、温度和功能，防止包扎过紧。

4）栓塞术 1 周后，应根据医嘱静脉输注白蛋白，适量补充葡萄糖溶液。准确记录出入量，如出汗、尿量、呕吐物等。

5. 注意观察患者有无肝性脑病前驱症状，一旦发现异常，及时配合医师进行处理。

（十）营养失调：低于机体需要量　慢性胃炎

【目标】

1. 能建立合理的饮食习惯和结构。

2. 营养能满足机体需要。

【护理措施】

1. 饮食治疗原则

（1）向患者说明摄取足够营养素的重要性。

（2）鼓励患者少食多餐，高热量、高蛋白、高维生素、易消化的饮食为原则。

（3）避免摄入过咸、过甜、过辣的食物。

2. 饮食计划

（1）与患者共同制订饮食计划。

（2）胃酸低者食物完全煮熟后食用，给予刺激胃酸分泌的食物，如肉汤、鸡汤等。

（3）高胃酸者避免进酸性、多脂肪食物。

3. 营养状况评估

（1）观察并记录患者每天进餐次数、量、品种，了解摄入的营养素能否满足机体需要。

（2）定期测量体重，监测有关营养指标的变化，如血红蛋白浓度、血清白蛋白等。

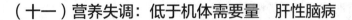

（十一）营养失调：低于机体需要量 肝性脑病

【目标】

1. 患者能描述营养不良的原因。

2. 遵循饮食计划，保证各种营养物质的摄入。

【护理措施】

1. 给予高热量饮食，鼓励患者少食多餐，每天均匀分配小餐，睡前加餐，进食早餐，脂肪可延缓胃的排空，应尽量少用。

2. 蛋白质的摄入：肝性脑病对营养的要求，重点不在于限制蛋白质的摄入，而在于保持正氮平衡。欧洲肠外营养学会指南推荐每天的蛋白质摄入量为 1.2～1.5 g/kg，肥胖或超重的肝硬化患者日常膳食蛋白摄入量维持在 2 g/kg，对于肝性脑病患者是安全的。肝性脑病患者蛋白质补充遵循以下原则。

（1）1～2 期肝性脑病患者开始数日应限制蛋白质，控制在 20 g/d，随着症状的改善，每 2～3 天可增加 10～20 g 蛋白，逐渐增加至指南推荐量。

（2）3～4 期肝性脑病患者禁止从肠道补充蛋白质。

（3）口服或静脉使用支链氨基酸，特别是在蛋白质补充不足的情况下，可调整芳香族氨基酸/支链氨基酸（AAA/BCAA）比值。

（4）植物蛋白优于动物蛋白，植物蛋白含甲硫氨酸、芳香族氨基酸较少，含支链氨基酸较多，还可提供纤维素，有利于维护结肠的正常菌群及酸化肠道。

（5）慢性肝性脑病患者，鼓励少食多餐，摄入蛋白宜个体化，可以每天摄入 30～40 g 植物蛋白，逐步增加蛋白总量。

（十二）营养失调：低于机体需要量 消化性溃疡

【目标】

1. 能建立合理的饮食习惯和结构。

2. 营养能满足机体需要。

【护理措施】

1. 进餐方式：指导患者有规律地定时进食。

（1）在溃疡活动期，以少食多餐为宜，每天进餐 4～5 次，避免餐间零食和睡前进食。一旦症状得到控制，应尽快恢复正常的饮食规律。

（2）饮食不宜过饱。

（3）进餐时注意细嚼慢咽，避免急食。

2.食物选择

（1）选择营养丰富、易消化的食物。除并发出血或症状较重外，一般无须规定特殊食谱。

（2）症状较重的患者以面食为主。两餐之间可适量喝脱脂牛奶，不宜多饮。

（3）脂肪摄取应适量。

（4）应避免食用机械性和化学性刺激强的食物。机械性刺激强的食物指生、冷、硬、粗纤维多的蔬菜、水果，如洋葱、韭菜、芹菜等。化学性刺激强的食物有浓肉汤、咖啡、浓茶和辣椒、酸醋等调味品等。

3.监督患者采取合理的饮食方式和结构，定期测量体重、监测血清白蛋白和血红蛋白等营养指标。

（十三）营养失调：低于机体需要量　胃癌

【目标】

1.患者了解营养失调的原因并配合治疗。

2.营养能满足机体需要。

【护理措施】

1.饮食护理

（1）让患者了解充足的营养支持对机体恢复有重要作用。

（2）鼓励其尽可能进食易消化、营养丰富的流质或半流质饮食。

（3）注意增加食物的色、香、味，增进患者的食欲。

2.静脉营养支持

（1）对贲门癌有吞咽困难者，中、晚期患者按医嘱静脉输注高营养物质。

（2）幽门梗阻时，行胃肠减压，同时遵医嘱静脉补充液体。

3.营养监测：定期测量体重，监测血清白蛋白和血红蛋白等营养指标。

（十四）营养失调：低于机体需要量　溃疡性结肠炎

【目标】

患者能描述营养不良的原因，遵循饮食计划，保证各种营养物质的摄入。

【护理措施】

1. 饮食护理

（1）指导患者食用质软、易消化、少纤维素又富含营养、有足够热量的食物。

（2）避免食用冷饮、水果、多纤维的蔬菜及其他刺激性食物，忌食牛乳和乳制品。

（3）急性发作期患者，进流质或半流质饮食，病情严重应禁食，按医嘱给予静脉高营养。

（4）应注意给患者提供良好的进餐环境，避免不良刺激，以增进患者食欲。

2. 营养监测：观察患者进食情况，定期测量患者的体重，监测血红蛋白、血清电解质和白蛋白的变化，了解营养状态的变化。

（十五）营养失调：低于机体需要量　酒精性肝病

【目标】

患者能描述营养不良的原因，遵循饮食计划，保证各种营养物质的摄入。

【护理措施】

1. 以低脂肪、清淡、富有营养、易消化为饮食原则，少食多餐，禁忌生冷、辛辣刺激性食物。注意营养均衡，多吃些瘦肉、鱼肉、牛奶及富含维生素的蔬菜和水果等。

2. 营养监测：观察患者进食情况，定期测量患者的体重，了解营养状态的变化。

（十六）营养失调：低于机体需要量　肝硬化

【目标】

患者能描述营养不良的原因，遵循饮食计划，保证各种营养物质的摄入。

【护理措施】

1. 饮食护理

（1）向患者及其家属说明导致营养状况下降的有关因素、饮食治疗的意义及原则，与患者一起制订饮食计划。

（2）饮食治疗原则：高热量、高蛋白质、高维生素易消化饮食，严禁饮酒，动物脂肪不宜过多摄入，并根据病情变化及时调整。

1）蛋白质：保证摄入足量蛋白质，每天摄入量 1.2～1.5 g/kg。以豆制品、鸡蛋、牛奶、鱼、鸡肉、瘦猪肉为主。血氨升高时应限制或禁食蛋白质；选择植物蛋白，例如豆制品。

2）维生素：新鲜蔬菜和水果含有丰富的维生素。

3）限制钠和水的摄入。有腹水者应限制摄入钠 80～120 mmol/d（盐 4～6 g/d），进水量 1000 ml/d 以内，如有低钠血症，应限制在 500 ml/d 左右。向患者介绍各种食物的成分，高钠食物尽量少食用。评估患者有无不恰当的饮食习惯而加重水钠潴留、切实控制钠和水的摄入量。

4）避免损伤曲张静脉，有静脉曲张者应食菜泥、肉末、软食、进餐时细嚼慢咽。

2. 营养支持：必要时遵医嘱给予静脉补充营养。

3. 营养状况监测：经常评估患者的饮食和营养状况，包括每天的食品和进食量，体重和实验室检查有关指标的变化。

（十七）营养失调：低于机体需要量　肠结核和结核性腹膜炎

【目标】

1. 患者了解低于机体需要量的原因。

2. 营养能满足机体需要。

【护理措施】

1. 饮食护理

（1）给予高热量、高蛋白、高维生素易消化的食物。

（2）腹泻明显的患者少食乳制品以及富含脂肪和粗纤维的食物，以免加快肠蠕动。

2. 严重营养不良的患者，应协助医师进行静脉营养治疗。

3. 每周测量患者的体重，并监测有关营养指标，以评价其营养状况。

（十八）腹泻

【目标】

1. 患者腹泻症状好转或痊愈。

2. 抗病原治疗有效，患者病情逐渐恢复。

【护理措施】

1. 病情观察：包括排便情况、伴随症状等。

2. 饮食护理：饮食以少渣、易消化食物为主，避免生冷、多纤维、味道浓烈的刺激性食物。急性腹泻应根据病情和医嘱，给予禁食、流食、半流食或软食。

3. 休息与活动：急性起病、全身症状明显的患者应卧床休息，注意腹部保暖。可用热水袋热敷腹部，以减弱肠道运动，减少排便次数，并有利于腹痛等症状的减轻。

4. 用药护理：腹泻的治疗以病因治疗为主。应用止泻药时注意观察患者的排便情况，腹泻得到控制应及时停药。应用解痉镇痛药如阿托品时，注意药物不良反应如口干、视物模糊、心动过速等。

5. 肛周皮肤护理：排便频繁时，因粪便的刺激，可使肛周皮肤损伤，引起糜烂。排便后应用温水清洗肛周，保持清洁干燥，涂凡士林或皮肤保护油以保护肛周皮肤，促进损伤处愈合。

6. 心理护理：慢性腹泻治疗效果不明显时，患者往往对预后感到担忧，结肠镜等检查有一定痛苦，某些腹泻如肠易激综合征与精神因素有关，故应注意患者心理状况的评估和护理，鼓励患者配合检查和治疗，稳定患者情绪。

（十九）腹泻：溃疡性结肠炎

【目标】

腹泻得到控制，腹痛等症状缓解。

【护理措施】

1. 病情观察：观察患者腹泻的次数、性质，腹泻伴随症状，如发热、腹痛等，监测粪便检查结果。

2. 用药护理：遵医嘱给予氨基水杨酸制剂、糖皮质激素、免疫抑制剂等治疗，以控制病情，使腹痛缓解，观察药物的疗效及不良反应。

3. 其他护理措施：详见本章（十八）"腹泻"的护理措施。

（二十）超重／肥胖：非酒精性脂肪性肝病

【目标】

1. 改变不良的生活习惯。

2. 以每年减轻原体重的 5%～10% 或肥胖度控制在 0%～10%。

【护理措施】

1. 饮食护理：调整饮食结构，低热量、低脂为饮食原则。

（1）在满足基础营养需求的基础上，减少热量的摄入。

（2）指导患者避免高脂肪食物。

（3）多吃青菜、水果和富含纤维素的食物，以及瘦肉、河鱼、豆制品等，不吃零食，睡前不加餐。

（4）避免辛辣刺激性食物。

2. 适当增加运动，运动不宜在饭后立即进行，避开凌晨和深夜运动；对合并有糖尿病者锻炼应于饭后 1 h 进行。

3. 控制体重：合理设置减肥目标，用体重指数（BMI）和腹围等作为监测指标，以每年减轻原体重的 5%～10% 或肥胖度控制在 0%～10%［肥胖度 =（实际体重～标准体重）/ 标准体重 ×100%］为度。

4. 改变不良的生活习惯，戒烟戒酒，改变长时间看电视、用电脑、上网等久坐的不良习惯，增加有氧运动时间。

5. 每半年测量体重、腰围、血压、肝功能、血脂和血糖，每年做肝、脾和胆囊的超声检查。

（二十一）健康自我管理无效

【目标】

患者每天饮酒量减少，在 1～2 周完全戒酒。

【护理措施】

1. 积极引导患者戒酒，要坚持逐渐减量的原则，每天饮酒量以减少前 1 天的 1/3 为妥，在 1～2 周完全戒断，以免发生酒精戒断综合征。

2. 鼓励患者在戒酒中保持积极、乐观的心态，配合医护人员，接受各项治疗。

3. 戒酒的同时配合进行心理行为治疗。鼓励家属对患者多加关心和照顾，帮助患者克服忧郁、疑虑、悲伤等不良情绪，让患者体会到社会的温暖、人生的价值和健康的重要。

（二十二）潜在并发症：低血容量性休克

【目标】

1. 维持有效血容量，未发生低血容量性休克。

2. 一旦发生低血容量性休克，能得到及时有效的治疗。

【护理措施】

1. 病情观察

（1）严密监测生命体征，定时记录患者的呼吸、脉搏、心率、血压、体温、血

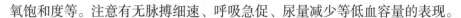

氧饱和度等。注意有无脉搏细速、呼吸急促、尿量减少等低血容量的表现。

（2）观察呕吐物的量及性质，行胃肠减压者，观察和记录引流量及性质。

（3）观察患者皮肤黏膜的色泽与弹性有无变化，判断失水程度。准确记录24 h出入量，作为补液的依据。

（4）遵医嘱定时留取标本，监测血、尿淀粉酶，血糖、电解质的变化，做好动脉血气分析的测定。

2. 维持有效血容量

（1）迅速建立有效静脉通道输入液体及电解质，禁食患者每天的液体入量常需在3000 ml以上，以维持有效循环血容量。

（2）根据患者脱水程度、年龄和心肺功能调节输液速度，及时补充因呕吐、发热和禁食所丢失的液体和电解质，纠正酸碱平衡失调。

3. 防治低血容量性休克：如患者出现神志改变、脉搏细弱、血压下降、尿量减少、皮肤黏膜苍白、冷汗等低血容量性休克的表现，积极配合医师进行抢救。

（1）迅速准备好抢救用物，如静脉切开包、人工呼吸器、气管切开包等。

（2）患者取仰卧中凹卧位，注意保暖，给予氧气吸入。

（3）尽快建立静脉通道，必要时静脉切开，按医嘱输注液体、血浆或全血，补充血容量。根据血压调整给药速度，必要时测定中心静脉压，以决定输液量和速度。

（4）如循环衰竭持续存在，按医嘱给予升压药。注意患者血压、神志及尿量的变化。

（二十三）潜在并发症：血容量不足

【目标】

1. 患者能叙述引起上消化道出血的原因。

2. 一旦发生上消化道出血，能得以及时发现和抢救。

【护理措施】

1. 患者取平卧位，下肢略抬高，呕吐时头偏向一侧，必要时用负压吸引器清除气道内的分泌物、血液或呕吐物，保持呼吸道通畅。遵医嘱给予氧气吸入。

2. 立即建立两条以上静脉通道，尽可能选择粗直的血管留置套管针。遵医嘱迅速、准确地输血、输液、各种止血治疗及用药等抢救措施，观察治疗效果及不良反应。备好急救用品、药物。

3. 饮食护理

（1）患者急性大出血伴恶心、呕吐，应禁食。

（2）患者少量出血无呕吐，指导进温凉、清淡流食。

（3）患者出血停止，进食营养丰富、易消化、无刺激性半流食、软食，少食多餐，逐步过渡到正常饮食。

4. 给予心理支持，经常巡视，大出血时陪伴患者，使其有安全感。

5. 病情监测

（1）监测指标

1）观察有无心率加快、心律失常、脉搏细弱、血压降低、脉压变小，必要时进行心电监护。

2）观察有无精神疲倦、烦躁不安、嗜睡、表情淡漠、意识不清甚至昏迷。

3）观察皮肤和甲床色泽、肢体温暖或是湿冷，周围静脉特别是颈静脉充盈情况。

4）准确记录出入量，每小时尿量 >30 ml/h。

5）观察呕吐物和粪便的性质、颜色及量，及时清除血迹、污物。

6）监测血清电解质和血气分析的变化，注意维持水、电解质、酸碱平衡。

（2）周围循环状况的观察：动态观察患者的心率、血压。采用改变体位测量心率、血压并观察症状和体征估计出血量，先测平卧时的心率与血压，然后测由平卧位改为半卧位时的心率与血压。如改为半卧位即出现心率增快 10 次 /min 以上、血压下降幅度 >15 ~ 20 mmHg、头晕、出汗甚至晕厥，则表示出血量大，血容量已明显不足。

（3）详细询问呕血和（或）黑便的发生时间、次数、量及性状，以便估计出血量和速度。

1）大便隐血试验阳性提示每天出血量 >5 ml。

2）出现黑便表明每天出血量 >50 ml，一次出血后黑便持续时间取决于患者排便次数，如每天排便 1 次，粪便色泽约在 3 d 后恢复正常。

3）胃内积血量 >250 ml 时可引起呕血。

4）一次出血量 <400 ml，可因组织液与脾贮血补充血容量而不出现全身症状。

5）出血量 >400 ml，可出现头晕、心悸、乏力等症状。

6）短时间内出血量 >1000 ml，临床即出现急性周围循环衰竭的表现，严重者引起失血性休克。

（4）继续或再次出血的判断。

1）反复呕血，甚至呕吐物由咖啡色转为鲜红色。

2）黑便次数增多且粪质稀薄，色泽转为暗红色，伴肠鸣音亢进。

3）周围循环衰竭的表现经充分补液、输血而改善不明显，或好转后又恶化，血压波动，中心静脉压不稳定，如患者烦躁不安、面色苍白、四肢湿冷，提示微循环血液灌注不足；而皮肤逐渐转暖、出汗停止则提示血液灌注好转。

4）血红蛋白浓度、红细胞计数、血细胞比容持续下降，网织红细胞计数持续增高。

5）在补液足够、尿量正常的情况下，血尿素氮持续或再次增高。

6）门静脉高压的患者原有脾大，在出血后常暂时缩小，如不见脾恢复肿大亦提示出血未止。

（5）患者原发病的病情观察：例如肝硬化并发上消化道大出血的患者，应注意观察有无并发感染、黄疸加重、肝性脑病等。

（二十四）潜在并发症：血容量不足

【目标】

1.患者能叙述引起上消化道出血的原因。

2.一旦发生上消化道出血，能得以及时发现和抢救。

【护理措施】

除本章（二十三）血容量不足的护理措施外，本病患者的特殊护理措施补充如下。

1.活动性出血时应禁食。止血后1～2 d渐进高热量、高维生素流食，限制钠和蛋白质摄入，避免粗糙、坚硬、刺激性食物，且应细嚼慢咽，防止损伤曲张静脉而再次出血。

2.用药护理：血管升压素可引起腹痛、血压升高、心律失常、心肌缺血，甚至发生心肌梗死，故滴注速度应准确，并严密观察不良反应。冠心病患者忌用血管升压素。

3.三（四）腔双囊管的应用与护理

（1）插管前仔细检查，确保食管引流管、胃管、食管囊管、胃囊管通畅并分别做好标记，检查两气囊无漏气后抽尽囊内气体，备用。协助医师为患者做鼻腔、咽喉部局部麻醉，经鼻腔或口腔插管至胃内。插管至65 cm时抽取胃液，检查管端确在胃内，并抽出胃内积血。先向胃囊注气150～200 ml，至囊内压约50 mmHg（6.7 kPa）并封闭管口，缓缓向外牵引管道，使胃囊压迫胃底部曲张静脉。如单用胃囊压迫已止血，则食管囊不必充气。如未能止血，继续向食管囊注气约100 ml至囊内压约40 mmHg（5.3 kPa）并封闭管口，使气囊压迫食管下段的曲张静脉。管外端以绷带连接 0.5 kg 沙袋，经牵引架做持续牵引。将食管引流管、胃管连接负压吸引器或定时抽吸，观察出血是否停止，并记录引流液的性状、颜色及量；经胃管冲洗胃腔，以清除积血。

（2）出血停止后，放松牵引，放出囊内气体，保留管道继续观察 24 h，未再出血可考虑拔管，对昏迷患者亦可继续留置管道用于注入流质食物和药液。拔管前口服液体石蜡 20～30 ml，润滑黏膜及管、囊的外壁，抽尽囊内气体，以缓慢、轻巧的动作拔管。气囊压迫一般以 3～4 d 为限，继续出血者可适当延长。

（3）留置管道期间，定时做好鼻腔、口腔的清洁，用液体石蜡润滑鼻腔、口唇。床旁置备用三（四）腔双囊管、血管钳及换管所需用品，以便紧急换管时用。

（4）多巡视、陪伴患者，解释本治疗方法的目的和过程，加以安慰和鼓励，取得患者的配合。

（二十五）有受伤的危险：创伤、窒息、误吸

【目标】

1. 无创伤、窒息、误吸发生。

2. 一旦发生创伤、窒息、误吸，能得以及时发现和抢救。

【护理措施】

1. 防创伤：留置三（四）腔双囊管期间，定时测量气囊内压力，以防压力不足而不能止血，或压力过高而引起组织坏死。气囊充气加压 12～24 h 应放松牵引，放气 15～30 min，如出血未止，再注气加压，以免食管胃底黏膜受压时间过长而发生糜烂、坏死。

2. 防窒息：当胃囊充气不足或破裂时，食管囊和胃囊可向上移动，阻塞于喉部而引起窒息，一旦发生应立即抽出囊内气体，拔出管道。对昏迷患者尤应密切观察有无突然发生的呼吸困难或窒息表现。必要时约束患者双手，以防烦躁或神志不清的患者试图拔管而发生窒息等意外。

3. 防误吸：应用四腔管时可经食管引流管抽出食管内积聚的液体，以防误吸引起吸入性肺炎；三腔管无食管引流管腔，必要时可另插一管进行抽吸。床旁置备弯盆、纸巾，供患者及时清除鼻腔、口腔分泌物，并嘱患者勿咽下唾液等分泌物。

（二十六）悲伤：原发性肝癌

【目标】

1. 患者恐惧悲伤减轻或消失。

2. 患者接受诊断的事实，并配合治疗与护理。

【护理措施】

1. 评估并及时应对患者的心理反应，给予正确的心理疏导。

2. 建立家庭支持系统，取得家属配合，提高家庭的应对能力。

3. 对极度绝望者，加强监控，并尽快与其亲属沟通，取得配合，避免意外发生。

（二十七）意识障碍：肝性脑病

【目标】

1. 患者意识障碍无加重、意识障碍程度减轻或意识清楚。

2. 未发生与意识障碍有关的各种并发症。

【护理措施】

1. 密切注意肝性脑病的早期征象，若有异常及时协助医师进行处理。

2. 协助医师迅速去除本次发病的诱发因素，并注意避免其他诱发因素。

（1）清除胃肠道内积血，用生理盐水或弱酸性溶液灌肠，忌用肥皂水灌肠。

（2）避免快速利尿和大量放腹水，遵医嘱在放腹水的同时补充血浆白蛋白。

（3）避免应用催眠镇静药、麻醉药等。必要时遵医嘱减量使用地西泮、东莨菪碱。

（4）监测患者排便情况，保持排便通畅，防止便秘。

（5）预防及控制感染。

3. 患者卧床休息为主，加强巡视，及早发现异常情况，尽量安排专人护理，根据患者情况，落实保护措施，必要时加床挡、使用约束带。

4. 给予耐心的解释和劝导，尊重患者的人格，解除其顾虑及不安情绪，鼓励其增强战胜疾病的信心。并向照顾者讲解病情发展经过，共同参与患者的护理。

5. 遵医嘱用药，观察疗效及药物不良反应。

6. 昏迷患者的护理

（1）保持呼吸道通畅，取仰卧位，头偏向一侧。

（2）患者深昏迷，配合气管切开以排痰。

（3）保持床褥干燥平整，协助翻身，按摩受压部位，防止压力性损伤。

（4）尿潴留给予留置导尿，并详细记录尿量、颜色、气味。

（5）给患者做肢体的被动运动。

（二十八）活动耐力下降：上消化道出血

【目标】

1. 失血性周围循环衰竭得到改善。

2. 活动耐力逐渐增加。

【护理措施】

1. 休息与活动

（1）少量出血者应卧床休息。

（2）大出血者绝对卧床休息，协助患者取舒适体位并定时变换体位，注意保暖。

（3）治疗和护理工作应有计划集中进行，以保证患者的休息和睡眠。

（4）病情稳定后，逐渐增加活动量。

2. 安全的护理

（1）轻症患者可起身稍事活动，可上厕所大小便。

（2）指导患者坐起、站起时动作缓慢，以免排便时或便后起立时晕厥。

（3）嘱患者出现头晕、心慌、出汗时立即卧床休息并告知医护人员。

（4）必要时在床上排泄。

（5）重症患者应多巡视，用床挡加以保护。

3. 生活护理

（1）限制活动期间，协助患者完成日常生活活动，如进食、口腔清洁、皮肤清洁、排泄。

（2）卧床者特别是老年人和重症患者注意预防压力性损伤。

（3）呕吐后及时漱口。

（4）排便次数多者注意肛周皮肤清洁和保护。

（二十九）有体液不足的危险：恶心与呕吐

【目标】

1. 患者生命体征在正常范围内，无水、电解质紊乱和酸碱失衡。

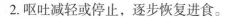

2.呕吐减轻或停止，逐步恢复进食。

【护理措施】

1.定时测量和记录生命体征直至稳定，血容量不足时可出现心率加快、呼吸急促、血压降低，特别是直立性低血压。持续性呕吐致大量胃液丢失而发生代谢性碱中毒时，患者呼吸变浅、慢。

2.准确测量和记录每天的出入量、尿比重、体重。

3.观察患者有无失水征象，依失水程度不同，患者可出现软弱无力、口渴、皮肤黏膜干燥和弹性减低，尿量减少、尿比重增高，并可有烦躁、神志不清以至昏迷等表现。

4.动态观察实验室检查结果，例如血清电解质、酸碱平衡状态。

5.观察患者呕吐的特点，记录呕吐的次数，呕吐物的性质和量、颜色、气味。

6.按医嘱应用止吐药及其他治疗，促使患者逐步恢复正常饮食和体力。

7.给予口服补液，应少量多次饮用，以免引起恶心呕吐。

8.如口服补液未能达到所需补液量时，需静脉输液以恢复机体的液体平衡状态。

（三十）有体液不足的危险：腹泻

【目标】

患者的腹泻及其引起的不适减轻或消失。

【护理措施】

1.观察排便情况、伴随症状等。

2.饮食以少渣、易消化食物为主，避免生冷、多纤维、味道浓烈的刺激性食物。急性腹泻应根据病情和医嘱，给予禁食、流食、半流食或软食。

3.急性起病、全身症状明显的患者应卧床休息，注意腹部保暖。可用热水袋热敷腹部。

4.应用止泻药时注意观察患者排便情况，腹泻得到控制应及时停药。应用解痉镇痛药如阿托品时，注意药物不良反应如口干、视物模糊、心动过速等。

5.排便后应用温水清洗肛周，保持清洁干燥，涂凡士林或皮肤保护油以保护肛周皮肤，促进损伤处愈合。

6.注意患者心理状况的评估和护理，鼓励患者配合检查和治疗，稳定患者情绪。

（三十一）体液过多：肝硬化

【目标】

能叙述腹水和水肿的主要原因，腹水和水肿有所减轻，身体舒适感增加。

【护理措施】

1.多卧床休息，平卧位。可抬高下肢，以减轻水肿。阴囊水肿者可用托带托起阴囊。大量腹水者卧床时可取半卧位。

2.大量腹水时，应避免使腹压突然剧增的因素，例如剧烈咳嗽、打喷嚏等，保持大便通畅，避免用力排便。

3.限制钠和水的摄入。

4.使用利尿药时应特别注意维持水、电解质和酸碱平衡。

5.腹腔穿刺放腹水的护理

（1）术前说明注意事项，测量体重、腹围、生命体征，排空膀胱以免误伤。

（2）术中及术后监测生命体征，观察有无不适反应。

（3）术毕用无菌敷料覆盖穿刺部位，如有溢液可用明胶海绵处置。

（4）术毕缚紧腹带，以免腹压骤然下降。

（5）记录抽出腹水的量、性质和颜色，腹水培养接种应在床旁进行，每个培养瓶至少接种 10 ml 腹水，标本及时送检。

6.观察腹水和下肢水肿的消长，准确记录出入量，测量腹围、体重，并教会患者正确的测量和记录方法。进食量不足、呕吐、腹泻者，或遵医嘱应用利尿药、放腹水后更应密切观察。

（三十二）知识缺乏：缺乏急性胃炎的病因及防治知识

【目标】

了解本病的病因及防治知识，并积极预防。

【护理措施】

1.评估

（1）评估患者对疾病的认知程度。

（2）鼓励患者对本病及其治疗、护理计划提问。

（3）帮助患者寻找并及时去除发病因素，控制病情的进展。

2. 注意休息，减少活动，应激造成急性胃炎者应卧床休息。

3. 饮食护理

（1）进食应定时、有规律，不可暴饮暴食，避免辛辣刺激食物。

（2）少渣、温凉半流质饮食。

（3）如有少量出血可给牛奶、米汤等流质以中和胃酸，有利于黏膜的修复。

（4）急性大出血或呕吐频繁，应禁食。

4. 遵医嘱用药，观察治疗效果及不良反应。

四、血液系统

（一）体温过高

【目标】

患者体温能得到有效控制，逐渐降至正常范围。

【护理措施】

1. 患者应卧床休息，采取舒适的体位，必要时可吸氧。维持室温在 20～24 ℃、湿度 55%～60%，并经常通风换气。患者宜穿透气、棉质衣服，若有寒战应给予有效保暖。

2. 鼓励患者进食高热量、高维生素、营养丰富的半流质饮食或软食。指导患者摄取足够的水分以防止脱水，每天至少 2000 ml 以上，必要时可遵医嘱静脉补液，维持水和电解质平衡。若为重症贫血、并发慢性心力衰竭的患者，则需限制液体摄入量并严格控制输液速度，以免诱发急性左心衰竭。

3. 高热患者可先给予物理降温，如冰敷前额及大血管经过的部位；有出血倾向者禁用乙醇或温水拭浴，以防局部血管扩张而进一步加重出血。必要时，遵医嘱给予药物降温。降温过程中，要密切监测患者体温与脉搏的变化及出汗情况，及时更换衣物，保持皮肤清洁、干燥，防受凉，并观察患者降温后的反应，避免发生虚脱。

4. 定时监测体温并记录；注意观察感染灶的症状、体征及其变化情况；做好各种检验标本的采集及送检工作；遵医嘱正确配制和输注抗生素等药物，并注意其疗效与不良反应的观察和预防。

（二）悲伤：急性白血病

【目标】

能正确对待疾病，悲观情绪减轻或消除。

【护理措施】

1. 了解患者不同时期的心理反应，并进行针对性的护理。

2. 心理支持

（1）耐心倾听患者诉说，了解其苦恼，鼓励患者表达内心的悲伤情感。

（2）帮助患者认识到不良的心理状态对身体的康复不利。

（3）向患者介绍已缓解的典型病例，或请一些长期生存的患者进行现身说法。

（4）组织病友之间进行养病经验的交流。

（5）专项心理疗法如尊严疗法、人生回顾疗法等，均取得较好的临床效果。

3. 帮助患者建立良好生活方式。化疗间歇期坚持每天适当活动、散步、打太极拳，饮食起居规律，保证充足的休息、睡眠和营养，根据体力做些有益的事情，使患者感受到生命的价值，提高生存的信心。

4. 帮助患者寻求社会资源，建立社会支持网，增强战胜病魔的信心。

（三）营养失调：低于机体需要量　贫血

【目标】

造血营养素的缺乏得到纠正。

【护理措施】

1. 一般给予高蛋白、高维生素、易消化食物，多食富含所缺营养素的食品。针对各种贫血患者进行不同的饮食护理。

2. 遵医嘱输血或浓缩红细胞以减轻贫血和缓解机体的缺氧症状。输注前必须认真做好查对工作；输血时应注意控制输注速度，严重贫血者输入速度应低于 1 ml/（kg·h），以防止心脏负荷过重而诱发心力衰竭，同时应密切观察患者的病情变化，及时发现和处理输血反应。

3. 重症患者，尤其是伴有白细胞减少者，应注意预防感染。

（四）营养失调：低于机体需要量　缺铁性贫血

【目标】

1.患者了解缺铁性贫血的原因，如铁摄入不足、吸收不良、需要量增加或丢失过多有关。

2.营养素的缺乏得到纠正。

【护理措施】

1.饮食护理

（1）纠正不良的饮食习惯：指导患者保持均衡饮食；养成良好的进食习惯；尽可能减少刺激性过强食物的摄取。

（2）增加含铁丰富食物的摄取：鼓励患者多吃含铁丰富且吸收率较高的食物（如动物肉类肝脏、血，蛋黄、海带与黑木耳等）或铁强化食物。

（3）促进食物铁的吸收：指导患者合理的饮食结构与搭配，均衡饮食的同时，指导患者多吃富含维生素 C 的物，也可加服维生素 C。

2.铁剂治疗的配合与护理：合理使用铁剂，密切观察并预防其不良反应。

（1）口服铁剂的应用与指导

1）建议患者饭后或餐中服用，反应过于强烈者宜减少剂量或从小剂量开始。

2）避免铁剂与牛奶、茶、咖啡同服，避免同时服用抗酸药及 H_2 受体拮抗药，可服用维生素 C、乳酸等酸性药物或食物。

3）口服液体铁剂时须使用吸管，避免牙染黑。

4）向患者解释服铁剂期间粪便会变成黑色，以消除患者顾虑。

5）指导患者按剂量、按疗程服药，以保证有效治疗、补足贮存铁，避免药物过量而引起中毒或相关病变的发生。

（2）注射铁剂的护理

1）注射铁剂应采用深部肌内注射法，并经常更换注射部位。

2）首次用药须用 0.5 ml 的试验剂量进行深部肌内注射，同时备用肾上腺素，做好急救的准备。若 1 h 后无过敏反应即可按医嘱给予常规剂量治疗。

3.病情观察

（1）了解患者治疗的依从性，观察治疗效果及药物的不良反应。

（2）关注患者的自觉症状。

（3）监测饮食疗法与药物应用的状况；红细胞计数及血红蛋白浓度、网织红细胞计数；铁代谢的有关实验指标的变化等。

4. 积极配合原发病的治疗和护理。

（五）营养失调：低于机体需要量 巨幼细胞贫血

【目标】

1. 患者了解贫血的原因，如叶酸、维生素 B_{12} 摄入不足、吸收不良以及需要量增加。

2. 营养素的缺乏得到纠正。

【护理措施】

1. 饮食护理

（1）改变不良的饮食习惯：进食富含叶酸和维生素 B_2 的食品。如叶酸缺乏者应多吃绿叶蔬菜、水果、谷类和动物肉类等；维生素 B_{12} 缺乏者要多吃动物肉类、肝、肾，禽蛋及海产品；婴幼儿应及时添加辅食。青少年和妊娠妇女需多补充新鲜蔬菜。对于长期素食、偏食、挑食和酗酒者，应向患者及其家属解释这些不良的饮食习惯与疾病的关系，劝导其纠正。

（2）烹调时不宜温度过高或时间过长，且烹煮后不宜久置。提倡凉拌或加工成蔬菜沙拉后直接食用。

（3）食欲降低者、腹胀，可少食多餐、细嚼慢咽，进食温凉、清淡的软食。出现口腔炎或舌炎的患者，应注意保持口腔清洁，饭前、饭后用复方硼砂含漱液或生理盐水漱口，以减少感染的机会并增进食欲。

2. 用药护理：遵医嘱正确用药，并应注意药物疗效及不良反应的观察与预防。

（六）体像紊乱：再生障碍性贫血

【目标】

1. 患者能建立有效的调适机制和良好的人际关系。

2. 身体外形改变逐渐减轻或恢复正常。

【护理措施】

1. 患者及其家属建立相互信任的良好关系。

2. 注意观察患者的情绪反应及行为表现，鼓励患者讲出自己所关注的问题并及时给予有效的心理疏导。

3. 向患者及其家属解释雄激素类药物应用的目的、主要的不良反应，如面部痤疮、毛发增多、声音变粗、女性闭经、乳房缩小、性欲增加等，说明待病情缓解后，随着药物剂量的减少，不良反应会逐渐消失。

4. 鼓励患者与亲人、病友多交谈，争取社会支持系统的帮助，减少孤独感，增强康复的信心，积极配合治疗。

（七）活动耐力下降：缺铁性贫血、再生障碍性贫血、溶血性贫血、白血病等各种恶性血液病

【目标】

患者的缺氧症状得以减轻或消失，活动耐力恢复正常。

【护理措施】

1. 休息与运动：指导患者合理休息与活动，减少机体的耗氧量。

（1）根据贫血的程度、发生发展的速度及原发疾病等，与患者一起制订休息与活动计划，逐步提高患者的活动耐力水平。

（2）轻度贫血者，无须太多限制，但要注意休息，避免过度疲劳。

（3）中度贫血者，增加卧床休息时间，若病情允许，应鼓励患者生活自理，活动量应以不加重症状为度。

（4）指导患者于活动中进行自我监控，若活动中自测脉搏 ≥ 100 次 /min 或出现明显心悸、气促时，应停止活动。

（5）重度贫血者多伴有贫血性心脏病，缺氧症状明显，卧床休息，待病情好转后可逐渐增加活动量。

2. 严重贫血患者常规氧气吸入，以改善组织缺氧。

（八）疼痛：骨骼疼痛

【目标】

患者骨疼痛的减轻或消失，躯体活动正常。

【护理措施】

1. 评估疼痛的程度、性质及患者对疼痛的体验与反应。

2. 安慰患者，耐心解答患者提出的疑虑。鼓励其与病友沟通交流。

3. 协助取舒适体位，按摩病变部位，避免用力过度，以防病理性骨折。

4. 指导患者采用放松联想疗法、音乐疗法等，转移对疼痛的注意力。

5. 遵医嘱用镇痛药，观察止痛效果。

（九）疼痛：腹痛、关节痛

【目标】

1. 局部过敏性血管炎性病变减轻或消失。

2. 腹痛、关节痛减轻或消失。

【护理措施】

1. 评估疼痛的部位、性质、严重程度及其持续时间。

2. 评估受累关节的数目、部位、局部有无红肿、压痛与功能障碍等。

3. 有无伴随恶心、呕吐、腹泻、便血等症状。

4. 注意检查腹壁紧张度、有无压痛和反跳痛、局部包块和肠鸣音的变化等，如肠鸣音活跃或亢进，提示肠道内渗出增加或有出血。

5. 出现局部包块者，特别是幼儿，注意肠套叠。

6. 协助患者采取舒适体位，腹痛者取屈膝平卧位等。

7. 关节肿痛，局部关节制动，给予湿冷敷止痛，禁止热敷肿胀的关节。必要时遵医嘱使用抗炎镇痛药。

8. 紫癜部位皮肤避免抓挠、刺激。

（十）疼痛：腹痛

【目标】

1. 患者掌握缓解腹痛的方法，并能够积极预防脾破裂。

2. 患者脾胀痛减轻。

【护理措施】

1. 缓解脾胀痛

（1）置患者于安静、舒适的环境中，减少活动，多卧床休息，并取左侧卧位，以减轻局部不适感。

（2）指导患者进食宜少食多餐以减轻腹胀。

（3）尽量避免弯腰和碰撞腹部，以免造成脾破裂。

2.病情观察

（1）每天测量患者脾脏的大小、质地并做好记录。

（2）注意脾区有无压痛，观察有无脾栓塞或脾破裂的表现。

（3）脾栓塞时，患者突感脾区疼痛，脾区拒按，有明显触痛，脾进行性肿大，脾区可闻及摩擦音。

（4）脾破裂时可致血性腹膜炎，腹壁紧张，压痛、反跳痛，严重者出现出血性休克。

（十一）有出血的危险：皮肤出血、鼻出血、口腔牙龈出血、颅内出血、关节腔出血或深部组织血肿

【目标】

患者不发生出血或出血能被及时发现，并得到有效的处理。

【护理措施】

1.病情观察

（1）注意观察患者出血的发生部位、主要表现形式、发展或消退情况。

（2）及时发现新的出血、重症出血及其先兆，并应结合患者的基础疾病及相关实验室或其他辅助检查结果，做出正确的临床判断，以利于及时护理与抢救配合。

（3）当血小板计数 $<20 \times 10^9/L$，可发生严重的自发性出血，特别是内脏出血，甚至是致命性的颅出血。

（4）高热、失眠、情绪波动等均可增加患者出血，甚至颅内出血的风险，注意观察。

2.一般护理

（1）做好患者的休息与饮食指导，保持大小便通畅。

（2）若出血仅局限于皮肤、黏膜，无须太多限制；若血小板计数 $<50 \times 10^9/L$，应减少活动，增加卧床休息时间；严重出血或血小板计数 $<20 \times 10^9/L$ 者，必须绝对卧床休息，协助做好各种生活护理。

（3）鼓励患者进食高蛋白、高维生素、适量纤维、易消化的软食或半流质，禁食过硬、粗糙的食物。便秘者可酌情使用开塞露或缓泻药，以免排便时过于用力、腹压骤增而诱发内脏出血，尤其颅内出血。

3.皮肤出血的预防与护理：重点在于避免人为的损伤而导致或加重出血。

（1）保持床单位平整，衣着轻软、宽松。

（2）避免肢体的碰撞或外伤。

（3）沐浴或清洗时，避免水温过高和过于用力擦洗皮肤。

（4）勤剪指甲，以免抓伤皮肤。

（5）高热患者禁用乙醇或温水拭浴降温。

（6）各项护理操作动作轻柔；尽可能减少注射次数；静脉穿刺时，应避免用力拍打及揉擦局部，结扎压脉带不宜过紧和时间过长；注射或穿刺部位拔针后需适当延长按压时间，必要时局部加压包扎。注射或穿刺部位应交替使用，以防局部血肿形成。

4. 鼻出血的预防与护理

（1）防止鼻黏膜干燥而出血。保持室内相对湿度在 50%～60%，秋冬季节可局部使用液状石蜡或抗生素眼膏。

（2）指导患者勿用力擤鼻，以防止鼻腔内压力增大而导致毛细血管破裂出血或渗血；避免用手抠鼻痂和外力撞击鼻部。

（3）少量出血时，可用棉球或明胶海绵填塞，无效者可用 0.1% 肾上腺素棉球或凝血酶棉球填塞，并局部冷敷。出血严重时，尤其是后鼻腔出血，可用凡士林油纱条行后鼻腔填塞术，术后定时用无菌液状石蜡滴入，以保持黏膜湿润，3 d 后可轻轻取出油纱条，若仍出血，需更换油纱条再予以重复填塞。

（4）加强口腔护理，保持口腔湿润。

5. 口腔、牙龈出血的预防与护理

（1）指导患者用软毛牙刷刷牙，忌用牙签剔牙。

（2）尽量避免食用煎炸、带刺或含坚硬骨头的食物、带硬壳的坚果类食品及质硬的水果（如甘蔗）等。

（3）进食时要细嚼慢咽，避免口腔黏膜的损伤。牙龈渗血时，可用凝血酶或 0.1% 肾上腺素棉球、明胶海绵片贴敷牙龈或局部压迫止血，并及时用生理盐水或 1% 过氧化氢清除口腔内陈旧血块。

6. 关节腔出血或深部组织血肿的预防与护理：休息（制动）、局部压迫、冷敷及抬高患肢是最重要的非药物性治疗措施。可根据情况使用夹板、模具、拐杖或轮椅等，使患者出血的肌肉和关节处于休息位。局部予以冰敷或冷湿敷，每次 20 min，每 4～6 小时 1 次，直至局部肿胀或疼痛减轻。

7. 做好内脏出血的护理，月经量过多者，可遵医嘱给予三合激素（苯甲酸雌二醇、黄体酮和丙酸睾酮）治疗，观察治疗效果。

8. 眼底及颅内出血的预防与护理

（1）保证充足睡眠，避免情绪激动、剧烈咳嗽和屏气用力等。

（2）伴高热患者需及时而有效地降温；伴有高血压者需监测血压。若突发视野缺损或视力下降，常提示眼底出血。

（3）应尽量让患者卧床休息，减少活动，避免揉擦眼睛，以免加重出血。

（4）若患者突然出现头痛、视物模糊、呼吸急促、喷射性呕吐甚至昏迷，双侧瞳孔变形不等大、对光反射迟钝，则提示有颅内出血。应及时告知医师，并积极配合抢救。

1）立即去枕平卧，头偏向一侧。

2）随时吸出呕吐物，保持呼吸道通畅。

3）吸氧。

4）迅速建立两条静脉通道，遵医嘱快速静脉滴注或静脉注射 20% 甘露醇、50% 葡萄糖注射液、地塞米松、呋塞米等，以降低颅内压，必要时进行输血或成分输血。

5）留置导尿管。

6）观察并记录患者的生命体征、意识状态以及瞳孔、尿量的变化，做好重病交接班。

9. 成分输血或输注血浆制品的护理

（1）出血明显者，遵医嘱输注浓缩血小板悬液、新鲜血浆或抗血友病球蛋白浓缩剂等。

（2）输注前落实输血查对制度：双人核对，三查八对。

（3）血小板取回后，应尽快输入。

（4）新鲜血浆最好于采集后 6 h 内输完。

（5）抗血友病球蛋白浓缩剂用生理盐水稀释时，应沿瓶壁缓缓注入生理盐水，勿剧烈冲击或振荡。

（6）输注过程要注意观察患者有无输血反应。

（十二）有出血的危险：原发免疫性血小板减少症（ITP）

【目标】

患者不发生出血或出血能被及时发现，并得到有效的处理。

【护理措施】

1. 出血情况的监测

（1）应注意观察患者出血的部位、范围和出血量。

（2）监测患者的自觉症状、情绪反应、生命体征、意识及血小板计数的变化等。

（3）及时发现新发的皮肤、黏膜出血或内脏出血。

（4）一旦发现患者的血小板计数 $<20\times10^9/L$ 时，应严格卧床休息，避免外伤。

（5）对疑有严重而广泛的内脏出血或已发生颅内出血者，要迅速通知医师，配合救治。

2. 预防或避免加重出血：护理措施详见本章（十一）"有出血的危险"的护理措施。

3. 成分输血的护理：对血小板计数 $<10\times10^9/L$ 的重症 ITP 患者，遵医嘱输注浓缩血小板悬液，护理措施详见本章（十一）"有出血的危险"的护理措施。

（十三）有出血的危险：过敏性紫癜

【目标】

1. 患者了解出血的病因。

2. 患者能积极配合，采取正确、有效的预防措施，减少或避免出血。

【护理措施】

1. 避免诱因

（1）感染：细菌，主要是 β 溶血性链球菌，可有上呼吸道感染和急性扁桃体炎；病毒，多见于发疹性病毒，如麻疹、水痘、风疹病毒等；寄生虫感染，以蛔虫感染为多。

（2）食物：机体对某些动物性食物蛋白过敏所致，如鱼、虾、蟹、蛋、鸡及乳类等。

（3）药物：包括抗生素类、解热镇痛类和其他药物。

（4）其他：寒冷刺激、尘埃、花粉、昆虫咬伤、疫苗接种等。

2. 生活护理

（1）卧床休息：发作期卧床休息，避免过早或过多的起床活动。

（2）饮食指导

1）避免过敏性食物的摄取。

2）发作期根据病情选择清淡、少刺激、易消化的普食、软食或半流饮食。

3）若有消化道出血，按消化道出血的饮食要求给予指导。

3. 治疗配合与护理

（1）给药前，做好相应的解释工作，配合按医嘱规律用药。

（2）使用糖皮质激素时，应向患者及其家属说明可能出现的不良反应，应加强护理，预防感染。

（3）用环磷酰胺时，嘱患者多饮水，注意观察尿量及尿色改变。

（4）出血严重或禁食者，建立静脉通道，遵医嘱静脉补液，做好配血与输血的各项护理。

4.病情观察

（1）密切观察患者紫癜的形状、数量、分布及消退的情况．

（2）有无新发出血、肾损害、关节活动障碍等表现。

（3）有无水肿以及尿量、尿色的变化。

（4）有无粪便性质与颜色的变化等。

（十四）有出血的危险：血友病

【目标】

患者能积极配合，采取正确、有效的预防措施，减少或避免出血。

【护理措施】

1.预防出血

（1）限制患者的活动范围和程度，禁止从事危险作业及重体力活动，避免外伤，必要时戴防护性手套。

（2）避免或减少各种不必要的穿刺或注射，拔针后局部按压至不出血为之。

（3）禁止使用静脉留置套管针，以免针刺点渗血难止。

（4）加强口腔卫生，防止龋齿。

（5）遵医嘱用药，避免使用抑制凝血作用的药物。

2.局部出血处理的配合：按医嘱实施或配合止血处理，紧急情况下配合医师救治患者。

（1）皮肤表面出血，给予局部压迫止血。

（2）鼻黏膜出血，按医嘱使用药物加压或填塞止血。

（3）拔牙后出血不止或出血较多，可用含相关凝血因子的粘贴物覆盖伤口或创面。

（4）局部深层组织血肿形成和关节腔出血，休息并制动、局部压迫、冷敷及抬高患肢。可根据情况使用夹板、模具、拐杖或轮椅等，使患者出血的肌肉和关节处于休息位。局部予以冰敷或冷湿敷，每次 20 min，每 4～6 小时 1 次，直至局部肿胀或疼痛减轻。

（5）肌肉出血常为自限性，不主张进行血肿穿刺，以防感染。

（6）咽喉部出血或血肿，协助患者取侧卧位或头偏向一侧，必要时用吸引器将血吸出，做好气管插管或切开的准备。

（7）一旦出现颅内出血，遵医嘱紧急输注凝血因子，配合做好其他抢救工作。

（8）其他护理措施详见本章（十一）"有出血的危险"的护理措施

3. 正确输注各种凝血因子制品：凝血因子取回后，应立即输注。输注冷冻血浆或冷沉淀物前，应将冷冻血浆或冷沉淀物置于 37 ℃温水（水浴箱）中解冻、融化，并快速输入（以患者可耐受的速度为度）。输注过程中密切观察有无输血反应。

4. 快速静脉注射去氨加压素可出现头痛、心率加快、颜面潮红、血压升高及少尿等不良反应，要注意观察，必要时遵医嘱对症处理。治疗前、后配合医生做好血浆 F Ⅷ水平检测的标本采集及送检工作，以预测该药的治疗效果。

5. 病情观察：监测患者出血情况的变化，及时发现急重症患者，为有效救治、挽救患者生命赢得时间。观察内容包括患者的自觉症状、各部位出血的量和临床表现等。

（十五）有出血的危险：弥散性血管内凝血

【目标】

病情有效控制，出血减轻或消失。

【护理措施】

1. 观察出血的部位、范围及其严重度，以判断病情轻重及治疗效果。观察有无持续、多部位的出血或渗血，特别是手术伤口、穿刺点和注射部位的持续性渗血，出血加重，提示病情进展或恶化。

2. 及时、正确地采集和送检各类标本，关注检查结果，及时报告医师。

3. 抢救配合与护理

（1）迅速建立两条静脉通道，以保证液体补充和抢救药物的应用。

（2）熟悉救治 DIC 过程中各种常用药物的名称、给药方法、主要不良反应及其预防和处理的方法。

（3）遵医嘱正确配制和应用有关药物，尤其是肝素等抗凝药的应用。在用药过程中，应注意观察患者的出血状况，监测相应实验室指标。

（十六）有失用综合征的危险：血友病

【目标】

1. 能针对病变关节进行科学合理的康复训练。

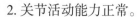

2. 关节活动能力正常。

【护理措施】

1. 评估关节腔出血与病变：定期评估关节外形、局部有无压痛、关节活动能力有无异常等，以判断关节病变情况。

（1）急性出血期：局部可有红、肿、热、痛及功能障碍。

（2）慢性炎症期：关节持续性肿胀及功能障碍。

（3）病情进一步发展可导致关节纤维强直、畸形以致功能丧失。

2. 关节康复训练

（1）针对病变关节进行科学合理的康复训练。

（2）康复训练应从出血停止、肿胀消退后开始。

1）向患者及其家属解释康复训练的目的意义、主要方法、注意事项与配合要求等。

2）急性期应局部制动并保持肢体、关节处于功能位，以避免出血加重和促进关节腔内出血的吸收。

3）在肿胀未完全消退、肌肉力量未恢复之前，切勿使患肢负重，适当增加卧床时间，避免过早行走，预防反复的关节腔出血。

4）指导患者进行股四头肌收缩功能训练，以利局部肌力的恢复。

5）关节腔出血控制后，帮助患者循序渐进地进行受累关节的被动或主动活动，也可给予理疗以促进受累关节功能的康复。

（十七）潜在并发症：急性肾损伤

【目标】

1. 住院期间未发生急性肾损伤。

2. 发生急性肾损伤能及时发现并有效治疗。

【护理措施】

1. 密切观察患者的生命体征、神志、意识、自觉症状的变化。

2. 注意贫血、黄疸有无加重，尿量、尿色有无改变，记录 24 h 出入量。一旦出现少尿甚至无尿，及时通知医师，做好救治准备与配合。

3. 避免进食一切可能加重溶血的食物或药物，鼓励患者多喝水，勤排尿。

4. 遵医嘱正确用药，并注意药物不良反应的观察与预防。如应用糖皮质激素者应注意预防感染；应用环孢素者则应定期检查肝、肾功能等。

5. 输液和输血的护理

（1）遵医嘱静脉输液，以稀释血液中因溶血而产生的毒物，增加尿量，促使物迅速排出体外。

（2）若需输血，血液取回后应立即输注，不宜久置或加温输入，因血液温度超过 37 ℃会造成红细胞变形、破坏而致溶血。

（3）输血前，应认真核对配血单床号、姓名、疾病、血型、Rh 因子、血量与血液成分，以及其他输血前的普查项目如血常规等。

（4）输血时必须严格执行操作规程，严密观察病情，及时发现各种不良反应，并协助医师处理。

（十八）潜在并发症：休克、多发性微血管栓塞

【目标】

1. 未发生休克、多发性微血管栓塞。

2. 一旦发生能得到及时有效的救治。

【护理措施】

1. 一般护理

（1）严格卧床休息，采取合适的体位。

（2）休克患者，取中凹位。

（3）呼吸困难严重，取半坐卧位。

（4）注意保暖，避免局部用热。

（5）加强皮肤护理，预防压力性损伤的发生。

（6）协助排便，必要时留置导尿。

（7）按医嘱进食清淡、易消化的流质或半流质食物，必要时禁食。

（8）必要时给予吸氧，以改善重要脏器的缺氧状态。

2. 病情观察

（1）严密观察病情变化，及时发现休克或重要器官功能衰竭的发生。

（2）记录 24 h 出入量，定时监测患者的生命体征、神志和尿量变化。观察皮肤的颜色与温、湿度的变化。

（3）观察有无皮肤、黏膜及重要器官栓塞的症状和体征。

1）肾栓塞时患者可出现腰痛、血尿、少尿或无尿，甚至急性肾损伤。

2）肺栓塞时表现为突然呼吸困难、胸痛和咯血。

3）胃肠黏膜栓塞后坏死可出现消化道出血。

4）皮肤栓塞可出现手指、足趾、鼻、颈、耳部苍白疼痛，甚至引起局部皮肤的干性坏死。

5）脑栓塞时可出现头痛、抽搐、昏迷或神经系统的定位表现。

3.加强对原发病的观察和监测，以及时终止 DIC 的病理过程。

（十九）潜在并发症：化疗药物的不良反应　脱发

【目标】

能说出化疗药物的不良反应，能积极应对。

【护理措施】

1.化疗前心理护理：向患者说明化疗的必要性及化疗可能导致的脱发现象，但绝大多数患者在化疗结束后，头发会再生，使患者有充分的心理准备，坦然面对。

2.出现脱发后的心理护理

（1）评估患者对化疗所致落发、秃发的感受和认识，并鼓励其表达内心的感受。

（2）指导患者使用假发或戴帽子，以降低患者身体意象障碍。

3.鼓励亲友共同支持患者。

4.介绍有类似经验的患者共同分享经验。

5.鼓励患者参与正常的社交活动。

（二十）潜在并发症：化疗药物的不良反应　化学性静脉炎及组织坏死

【目标】

能说出化疗可出现化学性静脉炎及组织坏死，并能积极应对。

【护理措施】

1.化疗时应注意的事项

（1）合理使用静脉，首选中心静脉置管，如外周穿刺中心静脉导管、植入式静脉输液港。如果应用外周浅表静脉，尽量选择粗直的静脉。

（2）输入刺激性药物前后，要用生理盐水冲管，以减轻药物对局部血管的刺激。

（3）输入刺激性药物前，一定要证实针头在血管内。

（4）联合化疗时，先输注对血管刺激性小的药物，再输注刺激性大、发疱性药物。

2. 发疱性化疗药物外渗的紧急处理

（1）立即停止药物注入。

（2）使用注射器回抽残余药液后，拔除无损伤针。

（3）深部组织发生中心静脉化疗药物外渗时，应遵医嘱行 X 线检查确定导管尖端位置。

（4）评估肿胀范围及外渗液体量，确认外渗的边界并标记；观察外渗区域的皮肤颜色、温度、感觉、关节活动和外渗远端组织的血运情况。

（5）遵医嘱使用相应的解毒药和治疗药物，常用解毒药有右丙亚胺、50%～100% 二甲亚砜、1/6 mmol/L 硫代硫酸钠、150 U/ml 透明质酸。

（6）遵医嘱应用利多卡因等进行局部封闭。

（7）化疗药物外渗发生 24～48 h，除奥沙利铂、植物碱类外，宜给予干冷敷或冰敷，每次 15～20 min，每天 ≥4 次；奥沙利铂、植物碱类化疗药物外渗可给予干热敷，成人温度不宜超过 50～60 ℃，患儿温度不宜超过 42 ℃。

（8）抬高患肢，避免局部受压，局部肿胀明显，可给予 50% 硫酸镁、如意金黄散等湿敷。

（9）记录症状和体征，外渗发生时间、部位、范围、局部皮肤情况、输液工具、外渗药物名称、浓度和剂量、处理措施。

3. 发生化学性静脉炎的局部血管禁止静脉注射，患处勿受压，尽量避免患侧卧位。使用多磺酸黏多糖乳膏等药物外敷，鼓励患者多做肢体活动，或红外线仪理疗以促进血液循环。

（二十一）潜在并发症：化疗药物的不良反应　胃肠道反应

【目标】

能说出化疗可出现胃肠道反应，能积极应对。

【护理措施】

1. 为患者提供一个安静、舒适、通风良好的休息与进餐环境。

2. 选择合适的进餐时间，减轻胃肠道反应。

（1）建议患者避免在治疗前后 2 h 内进食。

（2）当患者出现恶心、呕吐时，应暂缓或停止进食，及时清除呕吐物，保持口腔清洁。

（3）必要时，遵医嘱在治疗前 1～2 h 给予止吐药物，同时做好止吐药物不良反应的观察。

3.给予高热量、富含蛋白质与维生素、适量纤维素、清淡、易消化饮食，以半流食为主，少食多餐。避免进食高糖、高脂、产气过多和辛辣的食物，并尽可能满足患者的饮食习惯或对食物的要求。进食后可依据病情适当活动，休息时取坐位和半卧位，避免饭后立即平卧。

4.中医穴位按摩；减慢化疗药物的滴速；若胃肠道症状较严重，应尽早遵医嘱给予静脉补充营养。此外心理行为技术如催眠疗法、转移注意力、放松训练、音乐疗法等可起到一定的缓解效果。

（二十二）潜在并发症：化疗药物的不良反应　口腔溃疡

【目标】

能说出化疗药物的不良反应，能积极应对。

【护理措施】

1.观察口腔黏膜变化，特别应用氨甲蝶呤时。

2.指导患者正确含漱漱口液，每次含漱时间为 15～20 min，至少每天 3 次，建议三餐前后及睡前含漱。

3.口腔溃疡疼痛严重，在漱口液内加入 2% 利多卡因镇痛。

4.指导并协助患者促进溃疡面愈合的用药方法：三餐后及睡前用漱口液含漱后，将药涂于溃疡处，涂药后 2～3 h 方可进食或饮水。

（二十三）有感染的危险：再生障碍性贫血

【目标】

1.能说出预防感染的重要性，积极配合，减少或避免感染的发生。

2.一旦发生感染能得到及时发现及有效治疗。

【护理措施】

1.密切观察患者体温，一旦出现发热，提示有感染存在时，寻找常见感染灶的症状或体征。如咽痛、咳嗽、咳痰、尿路刺激征、肛周疼痛等，并做好实验室检查的标本采集工作。

2.预防感染

（1）呼吸道感染的预防：保持病室内空气清新，物品清洁，定期使用消毒液擦拭室内家具、地面，病房内使用空气消毒机，每天 2 次，每次至少 30 min。秋冬季节要注意保暖。限制探视人数及次数，避免到人群聚集的地方或与上呼吸道感染的患者接触。严格执行各项无菌操作。粒细胞绝对值 $\leq 0.5 \times 10^9/L$ 者，应给予保护性隔离，并向患者及其家属解释其必要性，使其自觉配合。

（2）口腔感染的预防：加强口腔护理。督促患者餐前、餐后、睡前、晨起用生理盐水等含漱。

（3）皮肤感染的预防：保持皮肤清洁、干燥，勤沐浴、更衣和更换床上用品；勤剪指甲；蚊虫蛰咬时应避免抓伤皮肤。女性患者尤其要注意会阴部的清洁卫生，适当增加对局部皮肤的清洗。

（4）肛周感染的预防：睡前、便后用 1：5000 高锰酸钾溶液坐浴，每次 15 ～ 20 min。保持大便通畅，避免用力排便诱发肛裂，增加局部感染的概率。

（5）血源性感染的预防：肌内、静脉内等各种穿刺时，要严格无菌操作。中心静脉置管应严格按照置管流程，并做好维护。

3. 鼓励患者多进食高蛋白、高热量、富含维生素的清淡食物，必要时遵医嘱静脉补充营养素，对已有感染或发热的患者，若病情允许，应鼓励其多饮水，补充机体丢失的水分。

4. 遵医嘱输注浓缩粒细胞悬液，增强机体抗感染能力。遵医嘱正确应用抗生素，注意药物疗效及不良反应的观察。

（二十四）有感染的危险：白血病

【目标】

1. 能说出预防感染的重要性，积极配合，减少或避免感染的发生。

2. 一旦发生感染能得到及时发现及有效治疗。

【护理措施】

1. 保护性隔离：对于粒细胞缺乏（成熟粒细胞绝对值 $\leq 0.5 \times 10^9/L$）的患者，应采取保护性隔离，条件允许宜住无菌层流病房或消毒隔离病房。尽量减少探视以避免交叉感染。加强口腔、皮肤、肛门及外阴的清洁卫生。若患者出现感染征象，应协助医师做好血液、咽部、尿液、粪便或伤口分泌物的细菌培养及药物敏感试验，并遵医嘱应用抗生素。

2. 其他护理措施：见本章（二十三）"有感染的危险"的护理措施。

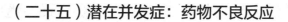

（二十五）潜在并发症：药物不良反应

【目标】

1. 能积极配合预防药物不良反应。

2. 一旦药物不良反应能得到及时发现及有效治疗。

【护理措施】

1. 抗胸腺细胞球蛋白（ATG）和抗淋巴细胞球蛋白（ALG）：治疗过程中可出现超敏反应（寒战、发热、多型性皮疹、高血压或低血压）、血清病（如猩红热样皮疹、发热、关节痛、肌肉痛）、出血加重及继发感染等。用药前应做皮肤过敏试验；用药期间应遵医嘱联合应用小剂量糖皮质激素；加强病情观察，做好保护性隔离，预防出血和感染。

2. 环孢素：用药期间，需配合医师监测患者的血药浓度、骨髓象、血象、T细胞免疫学改变及药物不良反应（包括肝肾功能、牙龈增生及消化道反应）等，以利于指导用药剂量及疗程的调整。

3. 雄激素：采取深部、缓慢、分层肌内注射，注意注射部位的轮换，经常检查局部有无硬结，一旦发现须及时处理，如局部理疗等。

（二十六）潜在并发症：高尿酸性肾病

【目标】

患者能积极配合，采取正确、有效的预防措施，减少或避免高尿酸性肾病。

【护理措施】

1. 化疗期间记录24 h出入量，注意观察有无少尿、血尿或腰痛发生。一旦出现上述症状，应及时通知医生。

2. 鼓励患者多饮水，化疗期间每天饮水3000 ml以上，保证足够多的尿量，必要时予以静脉补充。

3. 遵医嘱口服别嘌醇，以抑制尿酸的形成。

4. 在化疗给药前后遵医嘱给予利尿药，及时稀释并排泄降解的药物。

5. 注射化疗药后，嘱患者尽可能每半小时排尿1次，持续5 h，就寝前排尿1次。

（二十七）放疗：有皮肤完整性受损的危险

【目标】

无局部皮肤损伤，一旦发生能得到及时处理并好转或痊愈。

【护理措施】

1. 严密观察患者放疗后局部皮肤的反应，有无发红、瘙痒、灼热感以及渗液、水泡形成等放射性皮炎的表现。

2. 照射区的皮肤护理

（1）放疗后避免局部皮肤受到强热或冷的刺激，尽量不用热水袋、冰袋，沐浴水温以 37～40 ℃为宜。

（2）局部皮肤避免阳光直接照射。

（3）放疗期间穿宽大、质软的内衣，洗浴毛巾要柔软，擦洗照射区皮肤时动作轻柔，并保持局部皮肤的清洁干燥。

3. 放射性皮肤损伤的护理

（1）Ⅰ级干性反应有痒感时，不能挠抓或撕脱局部皮肤，可用温水软毛巾轻擦洗局部皮肤，清除脱落的毛发，可轻拍局部，分散其注意力；遵医嘱使用重组人表皮生长因子喷剂或比亚芬乳膏涂抹轻按摩。

（2）Ⅱ级皮肤损伤，创面清创后予以中流量氧气（4～6 L/min）治疗，每次 5～10 min，再用重组人表皮生长因子均匀喷涂在创面上。

（3）Ⅲ级皮肤损伤，清洗创面后用水胶体敷料密闭覆盖创面或涂抹透明质酸类凝胶后用纱布覆盖。

（4）Ⅳ级皮肤损伤，可改用亲水性纤维含银敷料或泡沫敷料密闭覆盖创面，有感染者需要抗感染治疗。

（李玉涵）

五、泌尿系统

（一）体液过多：肾源性水肿、急性肾小球肾炎、慢性肾小球肾炎、肾病综合征、慢性肾衰竭

【目标】

患者的水肿减轻或完全消退。

【护理措施】

1. 严重水肿患者卧床休息，以增加肾血流量和尿量，缓解水钠潴留；急性期患者应绝对卧床休息 2～3 周，部分患者需卧床休息 4～6 周；下肢明显水肿的患者，卧床休息时可抬高下肢，以增加静脉回流，减轻水肿。水肿减轻后，患者可起床活动，但应避免劳累。

2. 限制钠的摄入，予以少盐饮食，每天以 2～3 g 为宜；尿量明显减少者，还应注意控制钾的摄入。

3. 液体入量视水肿程度及尿量而定：若每天尿量达 1000 ml 以上，一般不需严格限水，但不可过多饮水；若每天尿量 <500 ml 或有严重水肿者需限制水的摄入，重者应"量出为入"，每天液体入量不应超过前一天 24 h 尿量加上不显性失水量（500 ml），液体入量包括饮食、饮水、服药、输液等以各种形式或途径进入体内的水分。

4. 蛋白质：低白蛋白血症所致水肿者，若血尿素氮正常，可给予 0.8～1.0 g/（kg·d）的优质蛋白质，优质蛋白质指富含必需氨基酸的动物蛋白如牛奶、鸡蛋、鱼肉等；有氮质血症的水肿患者，则应限制蛋白质的摄入，一般给予 0.6～0.8 g/（kg·d）的优质蛋白。慢性肾衰竭患者需根据 GFR 来调节蛋白质摄入量。

5. 补充足够的热量以免引起负氮平衡，尤其是低蛋白饮食的患者，每天摄入的热量不应低于 126 kJ/（kg·d），即 30 kcal/（kg·d）；注意补充各种维生素。

6. 病情观察：记录 24 h 出入液量，密切监测尿量变化；每天监测患者体重；观察身体各部位水肿的消长情况；观察有无胸腔积液、腹水和心包积液；监测患者的生命体征，尤其是血压；观察有无急性左心衰竭和高血压脑病的表现；密切监测实验室检查结果包括尿常规、肾小球滤过率、血尿素氮、肌酐、白蛋白、电解质等。

7. 用药护理：遵医嘱使用利尿药，观察药物的疗效及不良反应。长期使用利尿药时，应监测血清电解质和酸碱平衡情况，观察有无低钾血症、低钠血症、低氯性碱中毒。低钾血症可表现为肌无力、腹胀、恶心、呕吐及心律失常。低钠血症可出现无力、恶心、肌痛性痉挛、嗜睡和意识淡漠。低氯性碱中毒表现为呼吸浅慢，手足抽搐、肌痉挛，烦躁和谵妄。利尿过快过猛可导致有效血容量不足，出现恶心、直立性低血压、口干、心悸等症状。此外，呋塞米等强效利尿药具有耳毒性，可引起耳鸣、眩晕以及听力丧失，应避免与链霉素等具有相同不良反应的氨基糖苷类抗生素同时使用。

8. 健康指导

（1）告知患者出现水肿的原因，水肿与水钠潴留的关系。

（2）教会患者根据病情合理安排每天食物的含盐量和饮水量。

（3）指导患者避免进食腌制食品、罐头食品、啤酒、汽水、味精、面包、豆腐干等含钠丰富的食物，并指导其使用醋和柠檬等增进食欲。

（4）教会患者通过正确测量每天出入液量、体重等评估水肿的变化。

（5）向患者详细介绍有关药物的名称、用法、剂量、作用和不良反应，并告知患者不可擅自加量、减量和停药，尤其是糖皮质激素和环磷酰胺等免疫抑制剂。

（二）营养失调：低于机体需要量　肾病综合征

【目标】

患者能正常进食，营养状况逐步改善。

【护理措施】

1. 给予优质蛋白［0.8～1.0 g/（kg.d）］，当肾功能不全时，应根据肾小球滤过率调整蛋白质的摄入量。

2. 供给足够的热量，每天每千克体重不少于126～147 kJ（30～35 kcal）。

3. 少食富含饱和脂肪酸（动物油脂）的饮食，多食富含多聚不饱和脂肪酸（如植物油、鱼油）的饮食及富含可溶性纤维的食物（如燕麦、豆类等），以控制高脂血症。

4. 注意维生素及铁、钙等的补充。

5. 给予低盐饮食（<3 g/d）以减轻水肿。

6. 记录进食情况，评估饮食结构是否合理，热量是否充足。

7. 定期测量血浆清蛋白、血红蛋白等指标，评估机体的营养状况。

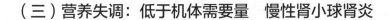

（三）营养失调：低于机体需要量 慢性肾小球肾炎

【目标】

1. 患者能正确进食膳食营养成分，疾病症状控制或好转。

2. 患者肾功能减退得到控制，病情长期处于稳定状态。

【护理措施】

1. 慢性肾炎患者肾功能减退时给予优质低蛋白饮食 0.6～0.8 g/（kg·d）。低蛋白饮食时，应适当增加碳水化合物的摄入。以满足机体生理代谢所需要的热量，避免因热量供给不足加重负氮平衡，同时补充必需氨基酸和 a- 酮酸，以防止负氮平衡。

2. 控制磷的摄入，同时注意补充多种维生素及锌元素，因锌有刺激食欲的作用。

3. 遵医嘱静脉补充必需氨基酸。

4. 观察并记录进食情况，包括每天摄取的食物总量、品种，评估膳食中营养成分结构是否合适，总热量是否足够。

5. 观察口唇、指甲和皮肤色泽有无苍白。

6. 定期监测体重和上臂肌围，有无体重减轻、上臂环围缩小。

7. 检测血红蛋白浓度和血清白蛋白浓度是否降低。

8. 注意体重指标不适合水肿患者的营养评估。

（四）营养失调：低于机体需要量 慢性肾衰竭

【目标】

患者能保持足够的营养物质的摄入，身体营养状况有所改善。

【护理措施】

1. 饮食原则：优质低蛋白、充足热量、低盐、低钾、低磷饮食。

2. 蛋白质：患者应限制蛋白质的摄入，且饮食中 50% 以上的蛋白质为优质蛋白，如鸡蛋、牛奶、瘦肉、鱼等动物蛋白，与豆制品等植物蛋白摄入比例一般为 1：1。

3. CKD 1～2 期无论是否有糖尿病，推荐蛋白质摄入量为 0.8～1.0 g/（kg·d）；CKD 3～5 期非透析患者，蛋白质摄入量为 0.6～0.8 g/（kg·d）。透析患者的蛋白摄入 1.0～1.5 g/（kg·d）。

4. 热量：供给患者足够的热量，以减少体内蛋白质的消耗。一般每天供应的热量为 105～147 kJ/kg（25～35 kcal/kg），摄入热量的 70% 由碳水化合物供给。

5. 可选用热量高、蛋白质含量低的食物，如麦淀粉、藕粉、薯类、粉丝等。

6. 对已开始透析的患者，应改为透析饮食。

7. 脂肪：脂肪摄入不超过总热量的 30%，不饱和脂肪酸和饱和脂肪酸摄入比例为 2:1，胆固醇摄入量 <300 mg/d。

8. 钠：一般每天食盐摄入不超过 2 g，水肿、高血压、少尿患者需进一步限制食盐摄入量。

9. 钾：肾小球滤过率（GFR）<10 ml/（min·1.73 m^2）、每天尿量 <1000 ml 或血钾 >5.0 mmol/L 时，需限制饮食中钾的摄入，禁用含钾高的低钠盐、平衡盐等特殊食盐，少用酱油等调味品，慎食含钾高的食物，如蘑菇、海带、豆类、桂圆、莲子、卷心菜、榨菜、香蕉、橘子等，含钾高的蔬菜在烹饪前浸泡、过沸水捞出可有效减少钾的含量。

10. 磷：低磷饮食，每天磷摄入量 800～1000 mg。避免含磷高的食物，如全麦面包、动物内脏、干豆类、坚果类、奶粉、乳酪、蛋黄、巧克力等。可选择磷/蛋白比值低的食物摄入，如鸡蛋白、海参等；减少磷/蛋白比值高的食物摄入，如蘑菇、葵花子、酸奶等。限制含磷添加剂含量较高的食物和饮料摄入。

11. 补充水溶性维生素，如维生素 C、维生素 B、叶酸等。

12. 补充矿物质和微量元素，如铁、锌等。

13. 用药护理：患者蛋白质摄入低于 0.6 g/（kg·d），遵医嘱补充必需氨基酸或 a-酮酸。

14. 静脉输入时应注意输液速度。如有恶心、呕吐，及时减慢输液速度，同时可给予止吐药。切勿在氨基酸内加入其他药物，以免引起不良反应。

15. 定期监测患者的体重变化、血尿素氮、血肌酐、血清清蛋白和血红蛋白水平等，以了解其营养状况。

（五）有皮肤完整性受损的危险：肾源性水肿、肾病综合征、慢性肾衰竭

【目标】

患者无皮肤破损或发生感染。

【护理措施】

1. 评估皮肤情况：评估皮肤的颜色、弹性、温湿度及有无水肿、瘙痒，检查受压部位有无发红、水疱、感染、脱屑等。

2. 避免皮肤过于干燥，应以中性肥皂和沐浴液进行皮肤清洁，洗后涂上润肤剂，

以避免皮肤瘙痒。指导患者修剪指甲，以防皮肤瘙痒时抓破皮肤，造成感染。必要时，遵医嘱给予抗组胺类药物和止痒药，如炉甘石洗剂等。

3. 水肿的护理：水肿较重的患者应注意衣着柔软、宽松。长期卧床者，应嘱其经常变换体位，防止发生压力性损伤；年老体弱、改变体位困难者，可协助其翻身、气垫床、减压贴或用软垫支撑受压部位。水肿严重者进行穿刺或注射时，拔针后延长穿刺点按压时间。水肿患者皮肤菲薄，易发生破损，故需协助患者做好全身皮肤的清洁，清洗时勿过分用力，避免损伤。已有皮肤破损渗液者，用生理盐水清洁皮肤或遵医嘱用药物涂抹，并用敷料覆盖避免感染。

4. 皮肤观察：观察皮肤有无红肿、破损和化脓等情况发生。

（六）有感染的危险：肾病综合征、急进性肾小球肾炎、急性肾损伤、慢性肾衰竭

【目标】

患者无感染发生，或能及时发现并控制感染。

【护理措施】

1. 监测感染征象：监测患者有无体温升高。慢性肾衰竭患者基础代谢率较低，体温 >37.5 ℃时即提示存在感染。注意有无寒战、疲乏无力、食欲减退、咳嗽、咳脓性痰、肺部湿啰音、尿路刺激征、白细胞计数增高等。准确留取各种标本如痰液、尿液、血液等送检。

2. 预防感染：采取切实可行的措施，预防感染的发生。具体措施如下。

（1）保持病房环境清洁，定时开门窗通风换气，定期进行空气消毒，并用消毒药水拖地、擦桌椅，保持室内温度和湿度合适。

（2）尽量减少病区的探访人次，限制上呼吸道感染者探访。避免到人群聚集的地方或与有感染迹象的患者接触。

（3）加强生活护理，告知患者预防感染的重要性，指导患者养成良好的卫生习惯。加强口腔护理，进餐后、睡前、晨起用生理盐水或氯己定溶液、碳酸氢钠溶液交替漱口，口腔黏膜有溃疡时，可增加漱口次数或遵医嘱用药；保持皮肤清洁，尽量穿柔软宽松的清洁衣裤，勤剪指甲，蚊虫叮咬时应正确处理，避免抓伤皮肤；注意个人卫生，勤换内衣裤等，避免尿路感染。指导其加强营养和休息，增强机体抵抗力；遇寒冷季节，注意保暖。卧床患者应定期翻身，指导有效咳痰。

（4）各项检查治疗严格无菌操作，避免不必要的侵入性治疗与检查，特别注意

有无留置静脉导管和留置导尿管等部位的感染。

（5）接受血液透析的患者，其乙型和丙型肝炎的发生率明显高于正常人群，可进行乙肝疫苗的接种，并尽量减少输注血液制品。

3.用药护理：遵医嘱合理使用对肾无毒性或毒性低的抗生素，并观察药物的疗效和不良反应。

（七）潜在并发症：水、电解质、酸碱平衡失调

【目标】

维持机体水、电解质、酸碱平衡。

【护理措施】

1.监测水、血钾、钠、钙等电解质的变化，如发现异常及时通知医师处理。

2.严密观察患者有无体液过多的表现

（1）皮肤、黏膜水肿。

（2）体重每天增加 >0.5 kg。

（3）无失盐基础上血钠浓度偏低。

（4）中心静脉压 >12 cmH_2O（1.17 kPa）。

（5）胸部 X 线显示肺充血征象。

（6）在无感染征象基础上出现心率快、呼吸急促、血压增高、颈静脉怒张。

3.密切观察有无高钾血症的征象，如脉律不齐、肌无力、感觉异常、恶心、腹泻、心电图改变（T 波高尖、ST 段压低、PR 间期延长、房室传导阻滞、QRS 波宽大畸形、心室颤动甚至心搏骤停）等。血钾高者应限制钾的摄入，少用或忌用富含钾的食物，如紫菜、菠菜、苋菜、薯类、山药、坚果、香蕉、香菇、榨菜等。预防高钾血症的措施还包括积极预防和控制感染、及时纠正代谢性酸中毒、禁止输入库存血、避免使用可能引起高钾血症的药物，如非甾体类药物、中药制剂等。

4.限制钠盐摄入。

5.密切观察有无低钙血症的征象，如指（趾）或口唇麻木，肌肉痉挛、抽搐，心电图改变（QT 间期延长、ST 段延长）等。如发生低钙血症，可摄入含钙量较高的食物如牛奶，并遵医嘱使用活性维生素 D 及钙剂等，急性低钙血症需静脉使用钙剂。

6.观察治疗效果：密切观察患者临床症状、尿量、血清肌酐和尿素氮，如患者临床症状改善、尿量增加、血清肌酐和尿素氮逐渐下降，提示治疗有效。

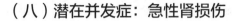

（八）潜在并发症：急性肾损伤

【目标】

1. 能采取有效措施预防急性肾损伤的发生。

2. 未发生急性肾损伤或发生时能得到及时处理。

【护理措施】

1. 密切观察病情，及时识别急性肾损伤的发生。

2. 若尿量迅速减少或出现无尿，往往提示发生了急性肾损伤。

3. 急性肾损伤时可出现血肌酐、血尿素氮快速地进行性升高。

4. 观察有无高钾血症，避免诱发各种心律失常，甚至心搏骤停。

5. 观察有无食欲明显减退、恶心、呕吐；有无气促、端坐呼吸等。

6. 严格遵医嘱用药，密切观察激素、免疫抑制剂、利尿药的疗效和不良反应。

7. 使用糖皮质激素后特别注意有无发生水钠潴留、血压升高和继发感染，避免加重肾损害，导致病情恶化。

8. 大剂量激素冲击疗法可明显抑制机体的防御能力，必要时需对患者实施保护性隔离，防止继发感染。

（九）潜在并发症：贫血

【目标】

患者贫血情况能够被早期发现并得到纠正。

【护理措施】

1. 评估贫血情况：评估患者有无疲乏、心悸、气促、呼吸困难、心动过速、甲床或黏膜苍白、红细胞计数和血红蛋白浓度有无下降。

2. 寻找贫血的原因：评估患者有无消化道出血、月经过多等；有无叶酸、维生素 B_{12} 缺乏；有无药物不良反应引起的贫血，如免疫抑制剂的应用；有无因体液过多引起红细胞、血红蛋白稀释效应；有无合并血液系统疾病或恶性肿瘤，如骨髓增生异常综合征、地中海贫血等。

3. 用药护理：积极纠正患者的贫血，遵医嘱应用促红细胞生成素（EPO），每次皮下注射应更换注射部位。因 EPO 可使血压增高、促进血栓形成引发卒中的风险，血红蛋白升高过快（2 周内升高幅度 >10 g/L）可引起心血管事件发生，故治疗期间需严格控制血压，Hb>110 g/L 时应减少 EPO 的使用剂量，观察有无高血压、头痛、血管通路栓塞、肌病或流感样症状、癫痫、高血压脑病等不良反应。每月定期监测血红蛋白和血细胞比容、血清铁、转铁蛋白饱和度、铁蛋白等。

4. 休息与活动：患者应卧床休息，避免过度劳累。能起床活动的患者，则应鼓励其适当活动，如室内散步、在力所能及的情况下自理生活等，但应避免劳累和受凉。活动时要有人陪伴，以不出现心慌、气促、疲乏为宜。一旦有不适症状，应暂停活动，卧床休息。贫血严重时应卧床休息，并告知患者坐起、下床时动作宜缓慢，以免发生头晕。有出血倾向者活动时应注意安全，避免皮肤、黏膜受损。

（十）潜在并发症：血栓及栓塞

【目标】

无血栓和栓塞发生。

【护理措施】

1. 病情观察

（1）每天监测双下肢的周径（测量髌骨下缘以下 10 cm 处，双侧下肢周径差 >1 cm 有临床意义）。

（2）观察患者有无一侧肢体突然肿胀，触摸肢体相关动脉搏动情况。

（3）观察患者血、尿各项检查结果，有无深静脉、肾静脉血栓及肺栓塞的表现。如尿蛋白突然升高，应怀疑是否有肾静脉血栓可能。

2. 预防血栓和栓塞

（1）指导患者做床上足踝运动，增加下肢血液循环。

（2）患者水肿症状减轻时，指导患者适当下床活动，促进静脉回流。

（3）根据病情进行双下肢血液循环驱动泵的治疗，以促进血液循环（已存在下肢血栓的患者禁用）。

3. 抗凝药物用药护理

（1）定期检查患者凝血时间、凝血酶原及血小板计数，注意观察有无出血倾向。

（2）观察患者有无皮肤瘀斑、黑便、血尿等出血的表现；备用鱼精蛋白等拮抗药，以对抗肝素引起的出血情况。

（十一）排尿障碍：尿频、尿急、尿痛

【目标】

患者的尿频、尿急、尿痛有所减轻或消失。

【护理措施】

1. 休息：急性发作期应注意卧床休息，取屈曲位，尽量勿站立。

2. 保持心情愉快，指导患者从事一些感兴趣的活动，分散患者注意力，减轻焦虑，缓解尿路刺激征。

3. 增加水分的摄入，如无禁忌证，尽量多饮水、勤排尿，以达到不断冲洗尿路、减少细菌在尿路停留的目的。每天摄水量不应低于 2 000 ml，保证每天尿量在 1 500 ml 以上，且每 2～3 小时排尿 1 次。

4. 加强个人卫生，勤换内衣裤，增加会阴清洗次数，教会患者正确清洁外阴的方法；指导患者便后擦拭由前向后，减少肠道细菌侵入尿路而引起感染的机会。女性月经期、妊娠期、产褥期尤应注意会阴部的清洁。

5. 指导患者进行膀胱区热敷或按摩，以缓解局部肌肉痉挛，减轻疼痛。

6. 遵医嘱给予抗菌药物和口服碳酸氢钠，观察药物的疗效及不良反应。

（十二）体温过高：尿路感染

【目标】

患者体温逐渐恢复正常。

【护理措施】

1. 饮食与休息：给予清淡、营养丰富、易消化食物。指导患者多饮水，勤排尿。增加休息与睡眠，为患者提供一个安静、舒适的休息环境，加强生活护理。体温恢复正常、症状明显减轻后可下床活动。

2. 病情观察：观察肾区疼痛有无加剧以及肾区和输尿管行程压痛、肾区叩击痛情况，监测体温、尿液性状、尿成分、尿沉渣镜检及尿细菌培养结果的变化。如高热持续不退或体温升高，且出现腰痛加剧等，应考虑可能出现肾周脓肿、肾乳头坏死等并发症，需及时通知医师。

3. 发热护理：体温在 38.5 ℃以下时可采用冰敷、乙醇擦浴等措施进行物理降温。体温在 38.5 ℃以上时遵医嘱选用药物降温。

4.用药护理：遵医嘱根据药敏结果给予抗菌药物，注意药物用法、剂量、疗程和注意事项，如口服复方磺胺甲噁唑期间要注意多饮水，并同时服用碳酸氢钠，以增强疗效、减少磺胺结晶的形成。

（十三）知识缺乏：慢性肾脏病预防、病情监测及饮食管理

【目标】

患者知晓疾病预防、病情监测及血液透析和腹膜透析相关知识。

【护理措施】

1.疾病预防指导：早期发现和积极治疗各种可能导致肾损害的疾病，如高血压、糖尿病等，此类人群应每半年检查尿常规、肾功能，以早期发现慢性肾脏病。已有肾脏基础病变者，注意避免加速肾功能减退的各种因素，如血容量不足、肾毒性药物的使用、尿路梗阻等。

2.疾病知识指导：向患者及其家属讲解慢性肾衰竭的基本知识，使其理解本病虽然预后较差，但只要坚持积极治疗，消除或避免加重病情的各种因素，可以延缓病情进展，提高生存质量。指导患者根据病情和活动耐力进行适当的活动，以增强机体抵抗力，但需避免劳累，做好防寒保暖。注意个人卫生，注意室内空气清洁，经常开窗通风，但避免对流风。避免与呼吸道感染者接触，尽量避免去公共场所。指导家属关心、照料患者，给患者以情感支持，使患者保持稳定积极的心理状态。

3.饮食指导：指导患者严格遵从慢性肾衰竭的饮食原则，强调合理饮食对治疗本病的重要性。教会患者在保证足够热量供给、限制蛋白质摄入的前提下，选择适合自己病情的食物品种及数量。指导患者在血压升高、水肿、少尿时，严格限制水和钠摄入。口渴时可采用漱口、含小冰块、嚼口香糖等方法缓解。

4.病情监测指导：指导患者准确记录每天的尿量和体重。指导患者掌握自我监测血压的方法，每天定时测量，慢性肾脏病（CKD）1～5期者确保用药期间血压控制目标为 <130/80 mmHg。合并糖尿病者定期监测血糖，控制目标为空腹血糖 5～7.2 mmol/L（睡前 6.1～8.3 mmol/L），HbAlc<7%。监测体温变化。定期复查血常规、尿常规、肾功能、血清电解质等情况。其中尿蛋白、血肌酐、GFR 的理想控制目标为：尿蛋白 <0.5 g/24 h，血肌酐升高速度为每年 <50 μmol/L，GFR 下降速度每年 <4 ml/min。一般每 1～3 个月返院随访 1 次，出现下列情况时需及时就医：体重迅速增加超过 2 kg、水肿、血压显著增高、气促加剧或呼吸困难、发热、乏力或虚弱感加重、嗜睡或意识障碍。

5.治疗指导：遵医嘱用药，避免使用肾毒性药物，不要自行用药。向患者解释有计划地使用血管以及尽量保护前臂、肘等部位的大静脉，对于日后进行血透治疗的重要性，使患者理解并配合治疗。腹膜透析者保护好腹膜透析管道。

6.血管通路护理指导：教会自体动静脉内瘘患者每天自行检查内瘘，判断内瘘是否通畅。保持内瘘局部皮肤清洁，每次透析前清洁手臂。透析结束当天保持穿刺部位清洁干燥，避免潮湿。避免内瘘侧肢体受压、负重、戴手表，勿穿紧袖衣服；注意睡姿，避免压迫内瘘侧肢体；避免肢体暴露于过冷或过热的环境。注意保护内瘘，避免碰撞等外伤，以延长其使用期。

7.腹膜透析操作指导：腹膜透析换液的场所应清洁、相对独立、光线充足，每天进行紫外线消毒。分离和连接各种管道时要严格无菌操作。掌握各种管道连接系统，如双联系统的应用。透析液输入腹腔前要使用恒温箱干加热至 37 ℃。每天测量和记录体重、血压、尿量、饮水量，准确记录透析液每次进出腹腔的时间和液量，观察透出液的颜色、性状及有无浑浊，定期留取腹透出液做各种检查。观察透析管皮肤出口处有无渗血、漏液、红肿。保持导管和皮肤出口处清洁、干燥。

（王立杰）

六、内分泌与代谢性疾病

（一）体液过多：水钠潴留

【目标】

预防引起体液过多的病因，发生体液过多时能得到及时救治。

【护理措施】

1.合理的休息可避免水肿加重。平卧时可适当抬高双下肢，有利于静脉回流。

2.进食低钠、高钾、高蛋白、低碳水化合物食物，预防和控制水肿。

3.鼓励患者多食柑橘类、香蕉等含钾高的食物。

4.水肿严重时，遵医嘱给予利尿药，观察水肿消退情况及不良反应，如出现心律失常、恶心、呕吐、腹胀等低钾症状和体征时，及时处理。

5. 监测患者水肿情况，每天测量体重的变化，记录 24 h 液体出入量，监测电解质浓度和心电图变化。

（二）体液不足：原发性慢性肾上腺皮质功能减退症、甲状腺功能亢进

【目标】

患者未发生体液不足或发生时得到及时救治。

【护理措施】

1. 保证患者充分休息，活动后易疲劳的患者应减少活动量。

2. 指导患者在下床活动、改变体位时动作宜缓慢，防止发生直立性低血压。

3. 合理安排饮食以维持钠钾平衡，进食高碳水化合物、高蛋白、高钠饮食，避免进食含钾高的食物，以免加重高钾血症，诱发心律失常。病情许可时，鼓励患者每天摄取水分在 3 000 ml 以上，并保证摄取足够的食盐。

4. 记录 24 h 液体出入量，观察患者皮肤的颜色、湿度及弹性，注意有无脱水表现。

5. 监测有无低血钠、高血钾、高血钙、低血糖及血氯下降；监测心电图，注意有无心律失常。

6. 观察患者有无恶心、呕吐、腹泻情况并记录。

7. 使用盐皮质激素的患者要密切观察血压、水肿、血清电解质等的变化，为调整药量和电解质的摄入量提供依据。

（三）体像紊乱：库欣综合征、肥胖症

【目标】

1. 患者能建立有效的调适机制和良好的人际关系。

2. 身体外形改变逐渐减轻或恢复正常。

【护理措施】

1. 多与患者接触和交流，鼓励患者表达其感受，耐心倾听。

2. 讲解疾病有关知识，给患者提供有关疾病的资料。

3. 向患者说明身体外形的改变是疾病发生、发展过程的表现，只要积极配合检查和治疗，部分改变可恢复正常，消除紧张情绪，树立自信心。

4. 安排患有相同疾病并已治疗成功的病友进行交流。

5. 注意患者的心理状态和行为，预防自杀。必要时可安排心理医师给予心理疏导。

6. 指导患者改善自身形象。

7. 如甲状腺亢进症突眼的患者，外出可戴深色眼镜。

8. 肥胖、身材矮小和巨人症患者可指导选择合身的衣服。

9. 毛发稀疏的患者外出可戴帽子等，恰当的修饰可以增加其心理舒适和美感。

10. 鼓励家属主动与患者沟通并参与对患者的护理，促进患者与家人之间的互动关系，以减轻患者内心的抑郁感。

11. 鼓励患者加入社区中的各种社交活动；教育周围人群勿歧视患者，避免伤害其自尊。

（四）营养失调：低于或高于机体需要量　糖尿病

【目标】

患者体重恢复正常并保持稳定，血糖、血脂正常或维持理想水平。

【护理措施】

1. 饮食护理总原则：控制总热量、平衡膳食、定时定量、合理餐次分配、限盐限酒，维持理想的体重。

（1）制定总热量：根据患者性别、年龄、理想体重［理想体重（kg）= 身高（cm）－ 105］、工作性质、生活习惯计算每天所需总热量。成年人休息状态下每天每千克理想体重给予热量 105 ～ 126 kJ（25 ～ 30 kcal），轻体力劳动 126 ～ 147 kJ（30 ～ 35 kcal），中度体力劳动 147 ～ 167 kJ（35 ～ 40 kcal），重体力劳动 167 kJ（40 kcal）以上。儿童、孕妇、乳母、营养不良和消瘦、伴有消耗性疾病者每天每千克体重酌情增加 21 kJ（5kcal），肥胖者酌情减少 21 kJ（5 kcal），使体重逐渐恢复至理想体重的 ±5%。

（2）食物组成

1）碳水化合物占饮食总热量的 50% ～ 65%，成年患者每天主食摄入量为 250 ～ 400 g，肥胖者酌情可控制在 200 ～ 250 g。

2）脂肪占饮食总热量的 20% ～ 30%，饱和脂肪酸摄入量不应超过饮食总能量的 7%，单不饱和脂肪酸供能比宜达到 10% ～ 20%，且多不饱和脂肪酸不超过 10%，适当增加富含 ω3 脂肪酸的摄入比例。

3）肾功能正常的糖尿病患者蛋白质占 15% ～ 20%，其中优质蛋白比例超过 1/3。有显性蛋白尿的患者蛋白质摄入量应限制在每天每千克理想体重 0.8 g，已开始透析患者蛋白摄入量可适当增加。

4）胆固醇摄入量应在每天 300 mg 以下。

5）多食富含膳食纤维的食物，每天饮食中膳食纤维含量 2.4～3.3 g/kJ（10～14 g/kcal）为宜。

（3）主食的分配：应定时定量，根据患者生活习惯、病情和配合药物治疗安排。按每克碳水化合物、蛋白质产热 16.7 kJ（4 kcal），每克脂肪产热 37.7 kJ（9 kcal），将热量换算为食品后制订食谱。对病情稳定的糖尿病患者可按每日 3 餐 1/5、2/5、2/5，或各 1/3 分配；对注射胰岛素或口服降糖药且病情有波动的患者，可每天进食 5～6 餐，从 3 次正餐中分出 25～50 g 主食作为加餐。

（4）糖尿病患者提倡低血糖指数（glycemicindex，GI）食物，包括燕麦、大麦、大豆、小扁豆、裸大麦面包、苹果、柑橘、牛奶、酸奶等。血糖负荷（glycemicload，GL）是 GI 值乘以碳水化合物的量。低血糖指数食物有利于血糖控制，但应同时考虑碳水化合物的量，才能控制血糖负荷。

（5）其他注意事项

1）超重者忌吃油炸、油煎食物，炒菜宜用植物油，少食动物内脏、蟹黄、虾子、鱼子等高胆固醇食物。

2）戒烟限酒。女性每天的酒精摄入量不超过 15 g，男性不超过 25 g。每周不超过 2 次。

3）每天食盐摄入 <6 g。

4）严格限制各种甜食，包括各种食用糖、糖果、甜点心、饼干及各种含糖饮料等。可适当摄入非营养性甜味剂，如蛋白糖、木糖醇、甜菊片等。对于血糖控制接近正常范围者，可在两餐间或睡前加食水果，如苹果、橙子、梨等。

5）可根据营养评估结果适量补充维生素和微量营养素（铬、锌、硒、镁、铁、锰等）。

6）每周定期测量体重 1 次，如果体重增加 >2 kg，进一步减少饮食总热量；如消瘦患者体重有所恢复，也应适当调整饮食方案，避免体重继续增加。

2. 运动护理

（1）运动方式以有氧运动为主，如快走、骑自行车、做广播操、练太极拳、打乒乓球等。最佳运动时间是餐后 1 h（以进食开始计时）；如无禁忌证，每周最好进行 2-3 次抗阻运动。若有心、脑血管疾病或严重微血管病变者，应按具体情况选择运动方式。

（2）合适的运动强度为活动时患者的心率达到个体 60% 的最大耗氧量（心率 = 170- 年龄）。活动时间为每周至少 150 min，每次 30～40 min，包括运动前准备活动

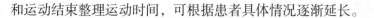

和运动结束整理运动时间，可根据患者具体情况逐渐延长。

（3）肥胖患者可适当增加活动次数；用胰岛素或口服降糖药患者最好每天定时活动。

（4）运动注意事项

1）运动前评估糖尿病的控制情况，根据患者年龄、病情及身体承受能力等决定运动方式、时间及运动量。

2）运动中需注意补充水分。

3）在运动中若出现胸闷、胸痛、视力模糊等应立即停止运动，并及时处理。

4）运动后应做好运动日记，以便观察疗效和不良反应。

5）运动前后要加强血糖监测。运动不宜在空腹时进行，防止低血糖发生。

6）运动禁忌证：空腹血糖 >16.7 mmol/L、反复低血糖或血糖波动大、发生 DKA 等急性并发症、合并急性感染、增生型视网膜病变、严重肾病、严重心脑血管疾病等。待病情控制稳定后方可逐步恢复运动。

3. 心理护理：糖尿病管理团队成员应重视患者的心理健康状态，良好的心理状态有助于糖尿病的控制，提高患者的生活质量。在病情变化（如出现并发症）或存在不良心理社会因素影响时，应特别注意情绪评估。必要时由心理治疗师对患者进行心理评估，对存在抑郁、焦虑情绪的患者，提供必要的心理咨询和治疗服务。当患者诊断为抑郁症、焦虑症、人格障碍、药物成瘾、认知功能障碍时，应转介至精神科医师给予治疗。

4. 口服用药护理：护士应了解各类降糖、降压、降脂药物的作用、剂量、用法、不良反应和注意事项，指导患者正确服用。

（1）磺酰脲类药物的护理：普通片剂早餐前 30 min 服用，缓释片、控释片和格列美脲早餐前立即服用。严密观察药物有无引起低血糖反应。此外，还应注意水杨酸类、磺胺类、保泰松、利血平、β 受体拮抗药等可增强磺酰脲类降糖药作用；而噻嗪类利尿药、糖皮质激素等可降低磺酰脲类降血糖的作用。

（2）非磺酰脲类药物的护理：瑞格列奈餐前 15 min 服用，那格列奈餐前 10 min 服用，米格列奈临餐前 5 min 内服用，每天 3 次。

（3）双胍类药物的护理：餐中或餐后服药、从小剂量开始，可减轻胃肠道不良反应。

（4）噻唑烷二酮类药物的护理：空腹或进餐时服用，密切观察有无水肿、体重增加、缺血性心血管疾病及骨折的风险等，一旦出现应立即停药。

（5）α–葡萄糖苷酶抑制剂类药物的护理：应与第一口淀粉类食物同时嚼服。如与胰岛素促泌剂或胰岛素合用可能出现低血糖，处理时应直接给予葡萄糖口服或静脉注射，进食淀粉类食物或蔗糖无效。

（6）DPP-4 抑制剂和 SGLT-2 抑制剂：服药时间不受进餐时间的影响。

5. 使用胰岛素的护理

（1）胰岛素的注射包括静脉注射和皮下注射两种途径。注射工具主要有胰岛素专用注射器、胰岛素笔和胰岛素泵 3 种。胰岛素注射装置的合理选择和正确的胰岛素注射技术是保证胰岛素治疗效果的重要环节。

（2）使用胰岛素的注意事项

1）准确用药：熟悉各种胰岛素的名称、剂型及作用特点。准确执行医嘱，按时注射。对于每毫升 40U 和 100U 两种规格的胰岛素，使用时应注意注射器与胰岛素浓度的匹配。使用胰岛素笔时要注意笔与笔芯相互匹配，每次注射前确认笔内是否有足够剂量，药液是否变质等。

2）胰岛素的保存：未开封的胰岛素放于冰箱 2～8 ℃冷藏保存，正在使用的胰岛素在常温下（不超过 25～30 ℃）可使用 28～30 d，无须放入冰箱，但应避免过冷、过热、太阳直晒、剧烈晃动等，否则可因蛋白质凝固变性而失效。

3）注射部位的选择与轮换：胰岛素采用皮下注射时，宜选择皮下脂肪丰富部位，如上臂外侧、臀部外上侧、大腿外侧、腹部等。腹部吸收胰岛素最快，其次分别为上臂、大腿和臀部。如患者参加运动锻炼，不要选择在大腿、上臂等活动的部位注射胰岛素。注射部位要经常轮换，长期注射同一部位可能导致局部皮下脂肪萎缩或增生、局部硬结。尽量每天同一时间在同一部位注射，并进行腹部、上臂、大腿和臀部的"大轮换"，如餐时注射在腹部，晚上注射在上臂等；在同一部位注射时，也需要进行"小轮换"，即与每次注射点相距 1cm 以上，且选择无硬结、脂肪增生或萎缩的部位。

4）注射胰岛素的患者一般常规监测血糖每天 2～4 次，如发现血糖波动过大或持续高血糖，应及时通知医师。

5）注射胰岛素时应严格无菌操作，针头一次性使用，以预防感染。

（3）使用胰岛素泵的注意事项

1）适用的胰岛素为速效胰岛素类似物或短效人胰岛素，常规使用每毫升 100U 规格。

2）胰岛素泵系统包括泵主体、一次性储药器、一次性输注管路及相关配件。植入前，应评估植入部位，选择部位依次为腹部、上臂、大腿外侧、后腰、臀部，避开腹中线、瘢痕、皮下硬结、腰带位置、妊娠纹和脐周 5 cm 以内。新的植入部位至少离最近的一次植入部位 2～3 cm 以上。对于同时使用实时动态血糖监测的患者，管路植入部位距离 7.5 cm 以上。使用胰岛素泵时应 2～3 d 更换输注管路和注射部位以

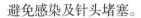

避免感染及针头堵塞。

3）当胰岛素泵出现蜂鸣或震动的报警，应立即查找原因并处理。仪器报警主要包括电池相关问题、低剩余液量、无输注报警、静电等。胰岛素泵切勿暴露在强辐射和强磁场（X线、CT、MRI、γ刀等）、高压环境和极端温度（气温 >42℃或 <1℃）

（4）胰岛素不良反应的观察及处理

1）低血糖反应，详见本节（十八）

2）过敏反应，表现为注射部位瘙痒或荨麻疹样皮疹，严重过敏反应罕见。自人胰岛素广泛在临床应用后，过敏反应发生减少。处理措施包括更换胰岛素制剂、使用抗组胺药和糖皮质激素以及脱敏疗法等。严重者需停止或暂时中断胰岛素治疗。

3）注射部位皮下脂肪萎缩或增生，采用多点、多部位皮下注射和针头一次性使用可预防其发生。若发生则停止该部位注射后可缓慢自然恢复。

4）水肿，胰岛素治疗初期可因水钠潴留而发生轻度水肿，可自行缓解。

5）视力模糊，部分患者出现，多为晶状体屈光改变，常于数周内自然恢复。

6.严密监测血糖、血脂、血压、体重，将其控制在理想范围，能显著减少糖尿病大血管病变和微血管病变发生的风险。

（五）营养失调：低于机体需要量　甲状腺功能亢进症

【目标】

患者能恢复并保持正常体重。

【护理措施】

1.测量体重，根据患者体重变化调整饮食计划。

2.患者处于高代谢状况，能量消耗大，应给予高热量、高蛋白、高维生素及矿物质丰富的饮食。

3.主食应足量，可以增加奶类、蛋类、瘦肉类等优质蛋白以纠正体内的负氮平衡，多摄取新鲜蔬菜和水果。

4.鼓励患者多饮水，每天饮水 2 000～3 000 ml 以补充出汗、腹泻、呼吸加快等所丢失的水分。

5.并发心脏疾病患者应避免大量饮水，防止因血容量增加而加重水肿和心力衰竭。

6.禁止摄入刺激性的食物及饮料，如浓茶、咖啡等，以免引起患者兴奋。

7.减少食物中粗纤维的摄入，以减少排便次数。

8.避免进食含碘丰富的食物，应食用无碘盐，忌食海带、海鱼、紫菜等，慎食卷心菜、甘蓝等易致甲状腺肿的食物。

9.指导患者正确用药，不可自行减量或停药，密切观察药物的不良反应，及时处理。抗甲状腺药物的常见不良反应及处理措施如下。

（1）粒细胞减少，多发生在用药后2～3个月，严重者可致粒细胞缺乏症，因此患者必须定期复查血象。如患者出现发热、咽痛等症状，外周血白细胞 $<3 \times 10^9/L$ 或中性粒细胞 $<1.5 \times 10^9/L$，应停药，并遵医嘱给予促进白细胞生成的药物。

（2）药疹，较常见，可用抗组胺药控制或换用另一种 ATD。如出现皮肤瘙痒、团块状严重皮疹等则应立即停药，以免发生剥脱性皮炎。

（3）其他，若发生中毒性肝炎、肝坏死、精神病、胆汁淤滞综合征、狼疮样综合征、味觉丧失等，应立即停药。哮喘或喘息型支气管炎患者禁用 β 受体拮抗药。

（六）活动无耐力：甲状腺功能亢进症

【目标】

患者能逐步增加活动量，活动时无明显不适。

【护理措施】

1.根据患者目前的活动量及生活习惯，与患者及其家属共同制订个体化活动计划，活动不宜疲劳。

2.适当增加休息时间，维持充足睡眠，防止病情加重。

3.有严重心力衰竭或感染的患者应卧床休息。

4.保持环境安静，避免噪声和强光刺激，相对集中时间进行治疗、护理。

5.甲亢患者因怕热、多汗，应安排通风良好的环境，室温维持20℃左右。

6.指导和协助患者完成日常的生活自理，如洗漱、进餐、如厕等。

7.对大量出汗的患者应加强皮肤护理，及时更换衣服及床单位。

（七）组织完整性受损：浸润性突眼

【目标】

能切实执行保护眼睛的措施，无感染发生，角膜无损伤。

【护理措施】

1.预防眼睛受到刺激和伤害。

2.外出戴深色眼镜，减少光线、灰尘和异物的侵害。

3. 以眼药水湿润眼睛，避免干燥。

4. 睡前涂抗生素眼膏，眼睑不能闭合患者用无菌纱布或眼罩覆盖双眼。

5. 指导患者当眼睛有异物感、刺痛或流泪时，勿用手直接揉眼睛，可用 1% 甲基纤维素或 0.5% 氢化可的松溶液滴眼，以减轻症状。

6. 睡眠或休息时抬高头部，以减轻球后水肿和眼睛胀痛。

7. 限制钠盐摄入，遵医嘱适量使用利尿药，以减轻组织充血、水肿。

8. 定期到眼科行角膜检查以防角膜溃疡造成失明，如有畏光、流泪、疼痛、视力改变等角膜炎、角膜溃疡先兆，应立即复诊。

（八）组织灌注无效：血管过度　收缩

【目标】

患者病情得到控制未发生组织灌注无效或发生时得到及时发现并处理。

【护理措施】

1. 急性发作时应绝对卧床休息，环境安静、光线偏暗，护理操作宜集中进行，避免刺激，不宜探视。

2. 给予高热量、高蛋白质、高维生素、易消化饮食，鼓励患者多饮水，避免饮含咖啡因的饮料或浓茶。

3. 密切观察血压变化，定时测量血压并做好记录。

4. 注意有无发生阵发性或持续性高血压，高血压和低血压交替出现，阵发性低血压，休克等病情变化。

5. 测量血压时应定血压计、定体位，并尽可能做到定人测量。

6. 观察有无头痛及头痛的程度、持续时间，是否有其他伴随症状。

7. 观察是否有诱发因素。

8. 监测患者水、电解质变化，准确记录 24 h 出入量。

9. 用药护理

（1）使用 α 受体拮抗药者要密切观察血压变化及药物不良反应。如酚苄明不良反应为直立性低血压、鼻黏膜充血、心动过速等；哌唑嗪有直立性低血压、低钠倾向等。用药后观察患者心率变化，指导患者预防跌倒，及时发现异常情况并处理。

（2）患者剧烈头痛，遵医嘱给予镇静药。

10. 因本病起病急，症状重，患者常常感到恐惧。护士要关心患者，主动介绍疾病有关知识、治疗方法及注意事项。

11. 患者症状发作时，护士及时到达床边处理并安抚，消除其恐惧和紧张心理。

（九）便秘：甲状腺功能减退症

【目标】

能积极避免可诱发便秘的因素，发生便秘时能得到及时救治。

【护理措施】

1. 给予高蛋白、高维生素、低钠、低脂饮食，细嚼慢咽，少食多餐。

2. 进食富含粗纤维食物，如蔬菜、水果或全麦制品，促进胃肠蠕动。

3. 桥本甲状腺炎所致甲状腺功能减退症患者应避免摄取含碘食物和药物，以免诱发严重黏液性水肿。

4. 指导患者每天定时排便，养成规律排便的习惯，为卧床患者创造良好的排便环境。

5. 教会患者促进便意的技巧，如适当按摩腹部、肛周按摩。

6. 鼓励患者每天进行适度的运动，如散步、快走等。

7. 用药护理：L–T$_4$ 每天服药 1 次，早餐前 30～60 min 服用，不应与干扰 L–T$_4$ 吸收的食物或药物同时服用；必要时遵医嘱给予轻泻药，观察大便的次数、性质和量，观察有无腹胀、腹痛等麻痹性肠梗阻的表现。

（十）有感染的危险：机体免疫力下降

【目标】

患者未发生感染或感染得到及时治疗。

【护理措施】

1. 密切观察体温变化，定期检查血常规是否出现淋巴细胞和自然杀伤细胞减少。注意有无感染征象，尤其是呼吸系统。

2. 保持病室环境清洁，室内温、湿度适宜；严格执行无菌操作，尽量减少侵入性治疗以降低感染及交叉感染的危险。

3. 教导患者和家属预防感染的知识，如保暖、减少或避免到公共场所、预防上呼吸道感染。

4. 协助患者做好个人卫生，避免皮肤擦伤和感染。

5. 长期卧床患者应定期翻身，注意保护骨突处，预防压力性损伤发生。

6. 重病患者做好口腔护理。

（十一）有感染的危险：糖尿病

【目标】

患者未发生感染或发生时能被及时发现和处理。

【护理措施】

1. 观察患者体温、脉搏等变化。

2. 预防上呼吸道感染，注意保暖，避免与肺炎、上呼吸道感染、肺结核等呼吸道感染者接触。

3. 预防泌尿系统感染，勤用温水清洗外阴部并擦干，防止和减少瘙痒和湿疹的发生。

4. 因自主神经功能紊乱造成的尿潴留，可采用膀胱区热敷、按摩和人工诱导等方法排尿。

5. 导尿时应严格执行无菌技术。如无禁忌，每天饮水量 ≥ 2 000 ml。

6. 保持皮肤的清洁，勤洗澡、勤换衣，洗澡时水温不可过热，香皂选用中性为宜，内衣以棉质、宽松、透气为好。洗衣服时内衣、袜子和其他衣物分开洗。

7. 皮肤瘙痒的患者嘱不要搔抓皮肤。

（十二）有受伤的危险：骨质疏松症

【目标】

1. 患者知晓疾病的诱发因素，能够积极预防并配合治疗。

2. 患者未发生受伤。

【护理措施】

1. 保持病房灯光明暗适宜和地面干燥，相关设施齐全，如楼梯有扶手，梯级有防滑边缘，病床有床挡。

2. 尽量将常用的私人物品放置在固定位置，保持走道通畅。

3. 患者离床活动时应有人陪同，选择合适的裤子并穿防滑鞋。

4. 行动不便患者，在他人的陪同下使用助行器或轮椅。

5. 睡觉时将床挡拉起，加强巡视。

6. 在洗漱及用餐时段，应加强对意外的预防。

7.当患者使用利尿药或镇静药时，严密防范患者因频繁如厕以及精神恍惚所产生的意外。

8.骨质疏松症患者由于疼痛、害怕骨折、发生骨折后限制活动等，容易出现焦虑等不良心理反应。护士要协助患者及其家属适应角色与责任，尽量减少对患者康复治疗不利的心理因素。

9.用药护理

（1）钙剂宜空腹服用，多饮水，以增加尿量，减少泌尿系结石形成的机会。同时服用维生素D时，不可与绿叶蔬菜一起服用，以免形成钙螯合物而减少钙的吸收。

（2）性激素必须在医师的指导下使用，剂量要准确，与钙剂、维生素D同时使用。服用雌激素应定期进行妇科和乳腺检查，阴道出血应减少用量，甚至停药。使用雄激素应定期监测肝功能。

（3）服用二膦酸盐应晨起空腹服用，同时饮白开水200～300 ml，服药后30 min内不能进食或喝饮料，也不能平卧，应采取立位或坐位，以减轻对食管的刺激。不能咀嚼或吮吸药片，以防发生口咽部溃疡。如出现咽下困难、吞咽痛或胸骨后疼痛，应警惕可能发生食管炎、食管溃疡和食管糜烂等情况，<u>应立即停止用药</u>。

（4）服用降钙素应注意观察不良反应，如食欲减退、恶心、颜面潮红等。

（十三）潜在并发症：甲状腺危象

【目标】

能积极避免可诱发甲状腺危象的因素，发生甲状腺危象能得到及时救治。

【护理措施】

1.避免感染、严重精神刺激、创伤等诱发因素。

2.观察生命体征和意识变化。

3.若原有甲状腺功能亢进症状加重，并出现发热（体温 >39 ℃）、严重乏力、烦躁、多汗、心悸、心率 >140 次 / 分、食欲减退、恶心、呕吐、腹泻、脱水等，应警惕甲状腺危象发生，立即报告医师并协助处理。

4.紧急处理配合

（1）立即吸氧，绝对卧床休息，呼吸困难时取半卧位。

（2）迅速建立静脉通道：遵医嘱使用 PTU、复方碘溶液、β 受体拮抗药、氢化可的松等药物。严格掌握碘剂的剂量并观察中毒或过敏反应；准备好抢救药物，如镇静药、血管活性药物、强心药等。

（3）定时测量生命体征，准确记录 24 h 出入量，观察意识状态的变化。

5.体温过高患者给予冰敷或乙醇擦浴降温。

6.躁动不安患者使用床挡保护患者安全。

7.昏迷者加强皮肤、口腔护理，定时翻身，防止压力性损伤、肺炎的发生。

8.腹泻严重者应注意肛周护理，预防肛周感染。

（十四）潜在并发症：肾上腺危象

【目标】

患者未发生肾上腺危象或发生时得到及时救治。

【护理措施】

1.积极控制感染，避免创伤、过度劳累和突然中断治疗。

2.手术和分娩时应做好充分的准备。

3.当患者出现恶心、呕吐、腹泻、大量出汗时应及时处理。

4.注意患者意识、生命体征的变化，定时监测血电解质及酸碱平衡情况，尤其是血钾、血钠及血糖情况，必要时记录 24 h 出入量。

5.迅速建立两条静脉通道并保持静脉输液通畅，遵医嘱补充生理盐水、葡萄糖液和糖皮质激素，注意观察用药疗效。

6.保持呼吸道通畅并吸氧。

7.危象缓解后，遵医嘱予以糖皮质激素和盐皮质激素口服。

（十五）潜在并发症：高血压危象

【目标】

患者未发生高血压危象或发生时被及时发现和处理。

【护理措施】

1.应避免外伤、情绪激动、体位突然改变、便秘、屏气动作等。

2.禁止灌肠、扪压肿瘤、腹膜后充气造影等操作。

3.指导患者正确应用药物及戒烟等。

4.观察患者有无剧烈头痛、面色苍白、大汗淋漓、恶心、呕吐、视物模糊、复视等高血压危象表现，有无心力衰竭、肾衰竭和高血压脑病的症状和体征。

5. 急救配合与护理

（1）吸氧，抬高床头以减轻脑水肿，卧床休息，加用床挡以防患者坠床。

（2）遵医嘱给予快速降压药物如酚妥拉明等。

（3）持续心电监护，每15分钟监测血压1次并记录。

（4）专人护理，及时安抚患者，告知头痛及其他不适症状在治疗后会逐渐缓解，避免情绪激动、焦虑加剧血压升高。

（5）患者若出现心律失常、心力衰竭、高血压脑病、脑卒中和肺部感染，应积极协助医师处理并给予相应的护理。

（十六）潜在并发症：糖尿病足

【目标】

1. 能采取有效措施预防糖尿病足的发生。

2. 未发生糖尿病足或发生糖尿病足时能得到有效处理。

【护理措施】

1. 评估患者有无足溃疡的危险因素

（1）既往有足溃疡史或截肢史。

（2）有神经病变的症状或体征（如下肢麻木，刺痛尤其是夜间的疼痛，触觉、痛觉减退或消失）和（或）缺血性血管病变的体征（如间歇性跛行、静息痛、足背动脉搏动减弱或消失）。

（3）足部皮肤暗红、发紫，温度明显降低，水肿，趾甲异常，胼胝，皮肤干燥，足趾间皮肤糜烂，严重的足、关节畸形。

（4）其他危险因素，如视力下降，膝、髋或脊柱关节炎，合并肾脏病变，鞋袜不合适，赤足行走等。

（5）个人因素，如社会经济条件差、老年人或独居生活、拒绝治疗和护理等。

2. 观察并检查双足，每天检查双足1次，了解足部有无感觉减退、麻木、刺痛感；观察足部皮肤有无颜色、温度改变及足部动脉搏动情况；注意检查趾甲、趾间、足底部皮肤有无胼胝、鸡眼、甲沟炎、甲癣，是否发生红肿、青紫、水疱、溃疡、坏死等。定期做足部保护性感觉的测试，及时了解足部感觉功能。常用尼龙单丝测验（Semmes-Weinsteinmonofilament test）。必要时可行多普勒超声踝肱动脉比值检查（ABI值）、感觉阈值测定、经皮氧分压检查、血管造影等。

3. 保持足部清洁，指导患者勤换鞋袜。每天清洗足部1次，不超过10 min，水温

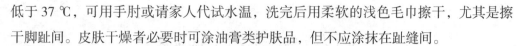

低于 37 ℃，可用手肘或请家人代试水温，洗完后用柔软的浅色毛巾擦干，尤其是擦干脚趾间。皮肤干燥者必要时可涂油膏类护肤品，但不应涂抹在趾缝间。

4. 预防外伤，指导患者不要赤脚走路，外出时不可穿拖鞋。应选择轻巧柔软、透气性好、前端宽大、圆头、有带或鞋祥的鞋子，鞋底要平、厚，最好是下午买鞋，需穿袜子试穿，新鞋第一次穿 20 ～ 30 min，之后再逐渐增加穿鞋时间。

5. 穿鞋前应检查鞋子，清除异物和保持里衬的平整。必要时可采用适合足部形状的治疗鞋或矫形器，适当减少足底压力。袜子选择以浅色、弹性好、吸汗、透气及散热性好的棉毛质地为佳，大小适中，不粗糙、无破洞，不穿过紧、有毛边的袜子或高过膝盖的袜子。

6. 应帮助视力不好的患者修剪趾甲，趾甲修剪与脚趾平齐，并锉圆边缘尖锐部分。

7. 避免自行修剪胼胝或用化学制剂进行处理，应及时寻求专业人员帮助。

8. 冬天禁用热水袋、电热毯或烤灯保暖，谨防烫伤，同时注意预防冻伤；夏天注意避免蚊虫叮咬。

9. 指导和协助患者采用多种方法促进肢体血液循环，如步行和腿部运动；避免盘腿坐或跷二郎腿。

10. 积极控制血糖，说服患者戒烟，发生足溃疡的危险性及足溃疡的发展均与血糖密切相关，足溃疡的预防教育应从早期指导患者控制和监测血糖开始。同时要说服患者戒烟，防止因吸烟导致局部血管收缩而进一步促进足溃疡的发生。

（十七）潜在并发症：黏液性水肿昏迷

【目标】

能积极避免可诱发便秘的因素，发生便秘时能得到及时救治。

【护理措施】

1. 避免寒冷、感染、手术、使用麻醉镇静药等诱发因素。

2. 观察生命体征、意识的变化及全身黏液性水肿情况，每天记录患者体重。

3. 患者若出现体温低于 35 ℃、呼吸浅慢、心动过缓、血压降低、嗜睡等表现，或出现口唇发绀、呼吸深长等症状，立即通知医师并配合抢救处理。

（1）建立静脉通道，遵医嘱给予急救药物。

（2）保持呼吸道通畅，吸氧，必要时配合医师行气管插管或气管切开。

（3）监测生命体征和动脉血气分析的变化，记录 24 h 出入量。

（4）注意保暖。

（十八）潜在并发症：低血糖

【目标】

1. 未发生糖尿病急性并发症和（或）低血糖。

2. 发生时能被及时发现和处理。

【护理措施】

1. 护士应充分了解患者使用的降糖药物，并告知患者和家属不能随意更改降糖药物及其剂量。

2. 活动量增加时，要减少胰岛素的用量并及时加餐。

3. 容易在后半夜及清晨发生低血糖的患者，晚餐适当增加主食或含蛋白质较高的食物。

4. 速效或短效胰岛素注射后应及时进餐；病情较重患者，可先进餐再注射胰岛素。

5. 初用各种降糖药时要从小剂量开始，然后根据血糖水平逐步调整药物剂量。

6. 观察患者有无低血糖的临床表现，尤其是服用胰岛素促泌剂和注射胰岛素的患者。

7. 老年患者常有神经功能紊乱而导致低血糖症状不明显，除应加强血糖监测外，对患者血糖不宜控制过严。

8. 强化治疗应做好血糖监测及记录，以便及时调整胰岛素或降糖药的用量。

9. 一旦确定患者发生低血糖，尽快按低血糖处理流程急救：给予 15 g 含糖类食物（4 片苏打饼干、一片面包 30 g、小碗燕麦粥 150 g、1 个苹果 120 g、12～15 颗葡萄 85 g、一个橙子 165 g）。

10. 了解低糖发生的诱因，给予健康指导，以避免再次发生。

（十九）潜在并发症：糖尿病酮症酸中毒、高渗高血糖综合征

【目标】

1. 未发生糖尿病急性并发症和（或）低血糖。

2. 发生时能被及时发现和处理。

【护理措施】

1. 定期监测血糖，在应激状况时每天监测。

2. 合理用药，不要随意减量或停用药物。

3.保证充足的水分摄入，特别是发生呕吐、腹泻、严重感染时。

4.严密观察和记录患者的生命体征、意识、瞳孔、24h 液体出入量等。遵医嘱定时监测电解质、酮体和渗透压等的变化。

5.急救配合与护理

（1）立即开放两条静脉通道，准确执行医嘱，确保液体和胰岛素的输入。

（2）绝对卧床休息，注意保暖，给予持续低流量吸氧。

（3）加强生活护理，特别注意皮肤、口腔护理，预防压力性损伤和继发性感染。

（4）昏迷者按昏迷常规护理。

（二十）潜在并发症：垂体危象

【目标】

患者未发生垂体危象或发生时及时得到救治。

【护理措施】

1.避免感染、呕吐、腹泻、手术、饥饿、寒冷、外伤及使用各种镇静药、催眠药等应激状况。

2.密切观察患者意识状态和生命体征的变化，注意有无低血糖、低血压和低体温等情况。

3.评估患者神经系统体征以及瞳孔大小、对光反射等变化。

4.患者一旦发生垂体危象，立即报告医师并协助抢救。主要措施如下。

（1）迅速建立两条静脉通道，补充适当的水分，保证激素类药物及时准确的使用。

（2）准确记录出入量，根据患者的各项指标正确调节补液量。

（3）给水肿患者行静脉穿刺时，注意保护静脉。

（4）保持呼吸道通畅，给予氧气吸入。

（5）低温患者应保暖，高热患者给予降温处理。

（6）做好口腔和皮肤护理，保持排尿通畅，防止尿路感染。

（二十一）潜在并发症：冠心病、脑卒中

【目标】

患者病情得到有效控制，未发生冠心病、脑卒中或者发生后得到及时救治。

【护理措施】

1. 对患者不良生活方式进行护理干预，达到均衡饮食及适量运动。根据患者病情、性别、年龄、体重、劳动强度、文化背景、饮食习惯等制订饮食计划。

2. 避免进食高脂、高胆固醇食物，如肥肉、禽肉皮、动物油脂、棕榈油、蛋黄、动物内脏、鱼子、鱿鱼、墨鱼等。摄入低热量饮食，如淀粉、玉米、鱼类、豆类、奶类、蔬菜、瓜果等，可减少总热量摄入，减少胆固醇合成。

3. 摄入高纤维饮食，如粗粮、杂粮、干豆类、蔬菜、水果等，以增加食物纤维含量，满足患者饱腹感，有利于减少热能的摄入，并提高食物纤维与胆汁酸的结合，增加胆盐在粪便中的排泄，降低血清胆固醇浓度。

4. 减少引起动脉粥样硬化的危险因素，如戒烟限酒，禁用烈性酒。

5. 根据患者病情、生活习惯、体重等制订科学的运动计划。

6. 提倡中、低强度的有氧运动方式，如快走、慢跑、游泳、太极拳等，运动频率为每周 5 次以上，运动时间为每次 30 min，运动强度以微汗、不疲劳为宜，做到循序渐进、持之以恒，有利于减轻体重、降低 TC 和 TG，升高 HDL-C。

7. 指导患者正确服用调血脂药物，观察和处理药物不良反应。

（1）他汀类药物：除阿托伐他汀和瑞舒伐他汀可在任何时间服药外，其余制剂均为每晚顿服。他汀类药物 LDL-C 降幅较好。少数患者可出现腹痛、便秘、肌肉疼痛、失眠、转氨酶升高，极少数严重者可引起横纹肌溶解而致急性肾损伤。他汀类与其他调节血脂药（如贝特类、烟酸等）合用时可增加药物不良反应，联合用药应慎重。他汀类不宜用于儿童、孕妇、哺乳期妇女及准备生育的妇女。

（2）胆酸螯合剂：主要不良反应为恶心、呕吐、腹胀、腹痛、便秘，也可干扰其他药物的吸收，如叶酸、地高辛、贝特类、他汀类、抗生素、甲状腺素、脂溶性维生素等，应在服用本类药物前 1～4 h 或 4 h 后服其他药物。

（3）贝特类药物：主要不良反应为胃肠道反应，少数出现一过性血清转氨酶升高，如明显异常应及时停药；还可见皮疹、血白细胞减少。肝肾功能不全者、儿童、孕妇、哺乳期妇女忌用。此类药可加强抗凝药作用，合用时抗凝药剂量宜减少。

（4）烟酸类药物：不良反应有面部潮红、瘙痒、高血糖、高尿酸及胃肠道症状，严重不良反应使消化性溃疡恶化，偶见肝功能损害，应在饭后服用。

（5）其他药物

1）依折麦布的常见不良反应为头痛和恶心，有可能引起转氨酶升高。

2）普罗布考的常见不良反应为恶心，偶见 QT 间期延长，是最严重的不良反应。

3）ω3 脂肪酸制剂的常见不良反应是恶心、腹部不适，有出血倾向者禁用。应在饭后服用上述药物。

（二十二）疼痛：关节痛

【目标】

1. 患者知晓疾病的诱发因素，能够积极配合治疗。

2. 患者病情得到有效控制，未发生疼痛或者发生疼痛后得到及时处理。

【护理措施】

1. 急性关节炎期，患者关节出现红、肿、热、痛和功能障碍，还伴有发热，应卧床休息，在病床上安放支架支托盖被，抬高患肢，避免受累关节负重。待关节肿痛缓解 72 h 后，方可下床活动。

2. 手、腕或肘关节受累时，可用夹板固定制动，也可给予冰敷或 25% 硫酸镁湿敷受累关节，减轻关节肿痛。

3. 痛风石严重时，可能导致局部皮肤溃疡发生，应做好皮肤护理，避免发生感染。

4. 每天进食总热量限制在 1200～1500kcal。蛋白质控制在 1 g/（kg·d）。避免进食高嘌呤食物，如动物内脏、鱼虾类、蛤、蟹、肉类、菠菜、蘑菇、豌豆、浓茶等。饮食宜清淡、易消化，忌辛辣和刺激性食物，严禁饮酒，尤其是啤酒和白酒。多进食碱性食物，如牛奶、鸡蛋、马铃薯、各类蔬菜、柑橘类水果，使尿液的 pH 在 7.0 或以上，减少尿酸盐结晶的沉积。

5. 病情观察

（1）观察疼痛的部位、性质、间隔时间，有无午夜因剧痛而苏醒等。

（2）受累关节有无红肿和功能障碍。

（3）有无过度疲劳、寒冷、潮湿、紧张、饮酒、饱餐、脚扭伤等诱发因素。

（4）有无痛风石的体征，了解结石的部位及有无症状。

（5）观察患者的体温变化，有无发热等。

（6）监测尿酸的变化。

6. 患者由于疼痛影响进食和睡眠，疾病反复发作导致关节畸形和肾功能损害，思想负担重，常表现出情绪低落、忧虑，护士向患者讲解痛风的有关知识、饮食与疾病的关系，并给予精神上的安慰和鼓励。

7. 指导患者正确用药，观察药物疗效，及时处理不良反应。

（1）苯溴马隆等可有皮疹、发热、胃肠道反应等不良反应。使用期间，嘱患者多饮水、口服碳酸氢钠等碱性药。

（2）使用别嘌醇者除有皮疹、发热、胃肠道反应外，还有肝损害、骨髓抑制等不良反应；肾功能不全者，宜减半量应用。

（3）秋水仙碱一般口服，但常有胃肠道反应。若患者一开始口服即出现恶心、呕吐、水样腹泻等严重胃肠道反应，应立即停药。

（4）应用 NSAID 时，注意观察有无活动性消化性溃疡或消化道出血发生。

（5）使用糖皮质激素时，应观察其疗效，密切注意有无症状的"反跳"现象。

（二十三）疼痛：骨痛

【目标】

1. 患者知晓缓解疼痛的方法，发生疼痛时能及时得到处理。

2. 患者了解疾病的诱发因素，能够积极预防并配合治疗。

【护理措施】

1. 硬板床卧床休息 1 周，可缓解疼痛。

2. 使用骨科辅助物。必要时使用背架、紧身衣等，以限制脊椎的活动度和给予脊椎支持，从而减轻疼痛。

3. 物理疗法：对疼痛部位给予湿热敷、按摩，超短波、低频及中频电疗法等，可缓解疼痛。

4. 正确评估疼痛的程度，按医嘱使用镇痛药。吲哚美辛、阿司匹林等应餐后服用，以减轻胃肠道反应。

（二十四）知识缺乏：糖尿病的预防和自我管理知识

【目标】

患者知晓糖尿病的预防知识和自我管理知识。

【护理措施】

1. 疾病预防指导：开展糖尿病社区预防，筛查出糖尿病前期人群，并进行干预性健康指导，倡导合理膳食、控制体重、适量运动、限盐、控烟、限酒、心理平衡的健康生活方式。18 岁以上成人中糖尿病的危险因素包括：有糖调节受损史（IGT、LFG或两者同时存在），年龄 ≥ 40 岁，超重或肥胖和（或）向心性肥胖，静坐生活方式，一级亲属中有 T2DM 家族史，有 GDM 病史，高血压或正在接受降压治疗，血脂异常或正在接受调脂治疗，动脉粥样硬化性心血管疾病患者，有一过性类固醇糖尿病病史者，多囊卵巢综合征患者或伴有与胰岛素抵抗相关的临床状态（如黑棘皮征等），长期接受抗精神病药物和（或）抗抑郁症药物治疗和他汀类药物治疗的患者等。30～40岁以上人群健康体检或因各种疾病、手术住院时应常规排除糖尿病。

2.疾病知识指导：采取多种健康教育方法，包括大课堂教育、小组教育、个体教育和远程教育等，让患者和家属了解糖尿病的病因、临床表现、诊断与治疗方法，提高患者对治疗的依从性。教导患者外出时携带识别卡，以便发生紧急情况时及时处理。

3.病情监测指导：指导患者每3～6个月复查HbAlc。血脂异常者每1～2个月监测1次，如无异常每6～12个月监测1次。每年全面体检1～2次，以尽早防治慢性并发症。指导患者学习和掌握监测血糖、血压、体重指数的方法，了解糖尿病的控制目标。

4.用药与自我护理指导

（1）告知患者口服降糖药及胰岛素的名称、剂量、给药时间和方法，教会其观察药物疗效和不良反应。使用胰岛素者，应教会患者或家属掌握正确的注射方法，开始治疗后还需进行随访。

（2）指导患者掌握饮食、运动治疗具体实施及调整的原则和方法，生活应规律，戒烟酒，注意个人卫生。

（3）指导患者及其家属掌握糖尿病常见急性并发症的主要临床表现、观察方法及处理措施。

（4）掌握糖尿病足的预防和护理知识。

（5）指导患者正确处理疾病所致的生活压力，树立战胜疾病的信心。

胰岛素种类及开启后有效期见表1。

表1　胰岛素种类及开启后有效期（依据说明书汇总）

作用特点	胰岛素类型	通用名	商品名	开启后储藏	开启后效期
速效	胰岛素类似物	门冬胰岛素注射液	诺和锐	不高于30℃	4周
		赖脯胰岛素注射液	优泌乐	不高于30℃	28 d
			速秀霖		30 d
		谷赖胰岛素注射液	艾倍得	不高于25℃	4周
短效	动物胰岛素	胰岛素注射液	万苏林	不高于25℃	4周
	人胰岛素	人胰岛素注射液	诺和灵R	不高于30℃	6周
		人胰岛素注射液（含笔芯）	天麦霖	不高于25℃	28 d

（续表）

作用特点	胰岛素类型	通用名	商品名	开启后储藏	开启后效期
中效	动物胰岛素	\	\	\	\
	人胰岛素	精蛋白人胰岛素注射液	诺和灵 N	不高于 30 ℃	6 周
长效	动物胰岛素	\	\	\	\
	胰岛素类似物	甘精胰岛素注射液	来优时	不高于 30 ℃	6 周
		甘精胰岛素注射液	长秀霖	不高于 25 ℃	28 d
		地特胰岛素注射液	诺和平	不高于 30 ℃	6 周
		德谷胰岛素注射液	诺和达	不高于 30 ℃	8 周
预混	动物胰岛素	\	\	\	\
	人胰岛素	精蛋白人胰岛素混合注射液（30R）	优泌林 70/30	不高于 25 ℃	28 d
			天麦霖		1 个月
		精蛋白人胰岛素混合注射液（30R）	诺和灵 30R	不高于 30 ℃	6 周
		精蛋白人胰混合素注射液（50R）	诺和灵 50R		
		精蛋白人胰岛素混合注射液（30R）	优思灵 30R	不高于 30 ℃	4 周
		精蛋白人胰岛素混合注射液（30R）	重和林 M30	不高于 25 ℃	28 d
	胰岛素类似物	门冬胰岛素 30 注射液	诺和锐 30	不高于 30 ℃	4 周
			锐秀霖 30		
		门冬胰岛素 50 注射液	诺和锐 50		
		精蛋白锌重组赖脯胰岛素混合注射液（25R）	优泌乐 25	不高于 30 ℃	28 d
			速秀霖 25		
		精蛋白锌重组赖脯胰岛素	优泌乐 50		
双胰岛素	胰岛素类似物	德谷门冬双胰岛素注射液	诺和佳	不高于 30 ℃	4 周

（续表）

作用特点	胰岛素类型	通用名	商品名	开启后储藏	开启后效期
GLP-1类似物胰岛素类似物		德谷胰岛素利拉鲁肽注射液	诺和益	不高于30℃	3周
				不高于25℃	4周
GLP-1类似物		利拉鲁肽注射液	诺合力	不高于30℃	1个月
		司美格鲁肽	诺和泰	不高于30℃	6周

备注：上述胰岛素均避免冷冻，冷冻后禁止使用；有不在此目录之内的，请查看说明书。

（李孟童）

七、风湿性疾病

（一）焦虑：系统性红斑狼疮

【目标】

焦虑程度减轻，生理和心理上舒适感有所增加。

【护理措施】

1.鼓励患者说出自身感受，分析原因，并评估其焦虑程度。

2.协助患者认识自身焦虑表现的同时，向患者委婉说明焦虑对身体状况可能产生的不良影响。

3.帮助患者提高解决问题的能力，重点强调出现焦虑时应采取积极的应对措施。

4.劝导患者家属多给予关心、理解及心理支持。

5.介绍成功病例及治疗进展，鼓励患者树立战胜疾病的信心。

6.教会患者及其家属使用减轻焦虑的措施，如音乐疗法、放松训练、按摩等。

7.观察患者的精神状态是否正常；情绪不稳定、精神障碍或意识不清患者，应做好安全防护和急救准备，防止发生自伤和意外受伤等。

（二）悲伤：类风湿关节炎

【目标】

1. 患者情绪稳定。

2. 患者能正确认识疾病。

3. 患者能积极配合治疗。

4. 患者能生活自理或参加力所能及的工作。

【护理措施】

1. 患者因病情反复发作、顽固的关节疼痛、疗效不佳等原因，常表现出情绪低落、忧虑、孤独，对生活失去信心。

2. 与患者接触时应态度和蔼，采取疏导、解释、安慰、鼓励等方法做好心理护理。

3. 认识和疏导负性情绪，重视患者的每一个反应，如否认、孤独、抑郁、愤怒、恐惧等。

4. 提供合适的环境使患者表达悲哀，尽量减少外界刺激。

5. 帮助患者认识到负性情绪不利于疾病的康复，长期的情绪低落会造成体内环境失衡，引起食欲减退、失眠等症状，进而加重病情。

6. 与患者一起制订康复目标，激发患者对家庭、社会的责任感，鼓励自强，积极配合治疗。

7. 有关节功能残障的患者，要鼓励发挥健肢的作用，力求生活自理或参加力所能及的工作，体现生存价值。

8. 组织患者集体学习疾病相关知识，鼓励患者参加集体娱乐活动，充实生活。

9. 嘱家属亲友给予患者支持和鼓励，亲人的关心会使患者情绪稳定从而增强战胜疾病的信心。

（三）疼痛：慢性关节痛

【目标】

1. 患者学会应用减轻疼痛的技术和方法。

2. 关节疼痛减轻或消失。

【护理措施】

1. 根据患者的全身情况和受累关节的病变程度，选择不同的休息方式与体位。

2.急性期伴发热、倦怠等症状时，应卧床休息。

3.帮助患者采取舒适体位，尽可能保持关节的功能位置。

4.休息时间过久易发生并发症，应根据患者的病情调整休息时间，必要时应用适当的运动疗法。

5.为患者创造适宜的环境，避免嘈杂、吵闹或过于寂静。

6.遵医嘱合理应用非药物性止痛措施：如松弛术、皮肤刺激疗法，以分散注意力。

7.遵医嘱使用物理治疗方法缓解疼痛，防治肌肉挛缩和关节活动障碍。

8.遵医嘱用药，告诉患者按医嘱服药的重要性和有关药物的不良反应。

（四）躯体移动障碍：关节疼痛与肿胀

【目标】

1.关节疼痛减轻或消失。

2.最大程度保持躯体活动水平。

【护理措施】

1.向患者及其家属讲解活动对恢复和维持关节功能的作用，鼓励缓解期患者参与各种力所能及的活动。

2.指导患者有规律地进行针对性功能锻炼，注意配合日常居家生活活动需要进行锻炼。

3.运动须循序渐进，先使用适当方法减轻关节疼痛，逐渐增进关节活动度，然后做肌力训练，最后加强耐力训练。

4.活动中患者感到短时间疼痛属正常反应；若活动后疼痛持续数小时，说明活动过量，应调整活动量。

5.鼓励患者生活自理。

6.根据日常生活活动需要选择适宜的锻炼方式；由易到难，循序渐进，突出重点。

7.锻炼时间以不影响正常作息为宜。

（五）躯体移动障碍：强直性脊柱炎

【目标】

1.患者不适症状和炎症得到控制。

2.患者生活质量提高。

3. 患者关节畸形进展减缓或无关节畸形。

4. 患者能维持日常生活和工作能力。

【护理措施】

1. 指导患者睡硬板床、低枕,避免过度负重和剧烈运动。

2. 冬季寒冷地区患者可适当服用姜汤用以驱寒祛湿;多食用含有丰富植物蛋白和微量元素的食物。

3. 观察评估晨僵及腰背痛等症状的程度及持续时间、活动受限的部位、范围;是否伴有发热、咳喘、呼吸困难等症状,如果发现应警惕脏器受累。

4. 除急性期剧烈疼痛外,应坚持进行姿势矫正和关节功能锻炼,保持脊柱及关节的活动度和灵活性,防止关节挛缩畸形。

5. 行走和站立均应保持正确姿势,坐姿要正,站立要直;进行深呼吸、扩胸和下蹲运动锻炼。

6. 每天进行颈椎、胸椎、腰椎的前屈、后伸、侧弯和转动等锻炼及髋关节的屈曲与伸展锻炼。

7. 鼓励患者根据体能状况和关节疼痛程度,适当进行活动锻炼,劳逸结合。

8. 每次活动量以不引起第二天关节症状加重为限,活动前应先按摩松解椎旁肌肉,可减轻疼痛,防止肌肉损伤。

(六)躯体移动障碍:关节僵硬与活动受限

【目标】

1. 患者关节僵硬和活动受限程度减轻。

2. 能进行基本的日常生活活动和工作。

【护理措施】

1. 根据患者活动受限的程度,协助患者洗漱、进食、如厕及整理个人卫生等。

2. 夜间睡眠时注意对病变关节保暖,预防晨僵,关节肿痛时,限制活动。

3. 急性期后,鼓励患者坚持每天定时进行被动和主动的全关节活动及功能锻炼。

4. 活动量以患者能够忍受为度,如活动后出现疼痛或不适持续 2 h 以上,应减少活动量。

5. 必要时给予帮助或提供适当的辅助工具,并教给患者个人安全的注意事项。

6. 帮助患者接受活动受限的事实,重视发挥自身残存的活动能力。

7. 鼓励患者表达自己的感受,注意疏导、理解、支持和关心患者。

8.评估患者的营养状况；严密观察患病肢体的情况。

9.对于卧床患者应鼓励进行有效咳嗽和深呼吸，防止肺部感染。

10.加强保护措施，保持肢体功能位，用枕头、沙袋或夹板保持足背屈曲，防止足下垂。

11.协助患者定时翻身、适当使用气垫等抗压力器材，以预防压力性损伤。

12.采取预防便秘的措施保证足够的液体入量，适当活动，必要时给予缓泻药。

（七）躯体移动障碍：特发性炎症性肌病

【目标】

1.肌力较前好转，不适症状和炎症得到缓解。

2.肌肉萎缩减轻。

【护理措施】

1.急性期有肌痛、肌肉肿胀和关节疼痛者，应绝对卧床休息，以减轻肌肉负荷和损伤。

2.对肌无力的肢体应协助早期进行被动运动和功能训练。

3.随病情逐渐稳定，应有计划地进行锻炼，活动量由小到大，以促进肌力恢复。

4.对吞咽困难患者给予半流质或流质饮食，少量缓慢进食，以免呛咳或引起吸入性肺炎，必要时给予鼻饲。

5.IIM 主要累及肌肉组织，应注意评估患者的肌力情况。

6.注意观察疼痛肌肉的部位、关节症状，是否伴有发热、呼吸困难、心律失常等，若有明显异常应做好急救准备。

（八）口腔黏膜完整性受损：系统性红斑狼疮、白塞病

【目标】

口腔黏膜溃疡逐步愈合。

【护理措施】

1.在营养师的指导下，维持患者良好的饮食平衡。

2.鼓励进食高糖、高蛋白和高维生素饮食，少食多餐，宜软食，忌食芹菜、无花果、蘑菇、烟熏食物及辛辣等刺激性食物。

3.保持口腔清洁，有口腔黏膜破损时，每天晨起、睡前和进餐前后用漱口液漱口。

4.有口腔溃疡患者在漱口后用中药冰硼散或锡类散涂敷溃疡部，可促进愈合；对有口腔感染病灶患者，遵医嘱局部使用抗生素。

（九）皮肤完整性受损：系统性红斑狼疮、白塞病、皮肌炎、血管炎

【目标】

患者皮肤受损减轻或修复。

【护理措施】

1.鼓励患者摄入足够的蛋白质、维生素和水分，以维持正氮平衡，满足组织修复的需要。

2.做好常规的皮肤护理、预防压力性损伤。

3.强调按医嘱服药的必要性，服药期间，不能自行停药或减量过快，以免引起"反跳"现象。

4.定期测量血压，监测血糖、尿糖的变化。

5.鼓励患者多饮水，观察尿液颜色，及早发现出血性膀胱炎。

6.育龄女性服药期间应避孕。

7.有脱发患者，建议患者戴假发，以增强自尊，并做好心理护理。

8.远期疗效仍有待评估。应注意筛查感染，尤其是乙肝和结核，以免出现严重不良反应。

（十）皮肤完整性受损：特发性炎症性肌病

【目标】

患者受损皮肤面积缩小或完全修复。

【护理措施】

1.鼓励患者摄入足够的蛋白质、维生素和水分，以维持正氮平衡，满足组织修复的需要。

2.做好常规的皮肤护理、预防压力性损伤，避免阳光直接照射皮肤，忌日光浴，避免接触刺激性物品。

3.急性期患者保持皮肤清洁干燥，避免擦伤；有水疱时涂用炉甘石洗剂；有渗出时用3%硼酸溶液湿敷。

4.遵医嘱使用抗生素治疗的同时，做好局部清创换药处理。

5. 做好用药护理，长期服用药物期间应严密观察有无不良反应，指导患者饭后服药。

6. 服用糖皮质激素期间，强调按医嘱服药的必要性，不能自行停药或减量过快，以免引起"反跳"现象。

7. 服用糖皮质激素期间，给予低盐、高蛋白、高钾、高钙饮食，补充钙剂和维生素 D。

8. 服用糖皮质激素期间，定期测量血压、血糖、尿糖的变化；做好口腔黏膜的护理。

9. 抗风湿药的主要不良反应有白细胞减少；育龄女性服药期间应避孕。

10. 鼓励患者多饮水，观察尿液颜色，及早发现出血性膀胱炎。

11. 有脱发者，建议患者戴假发，以增强自尊，并做好心理护理。

12. 远期疗效仍有待评估；应注意筛查感染，尤其是乙肝和结核，以免出现严重不良反应。

（十一）潜在并发症：慢性肾衰竭

【目标】

学会避免加重肾损害的自我护理方法。

【护理措施】

1. 急性活动期应卧床休息，以减少消耗，保护脏器功能，预防并发症发生。

2. 肾功能不全患者，给予低盐、优质低蛋白饮食，限制水钠摄入。

3. 意识障碍患者，鼻饲流质饮食；必要时遵医嘱给予静脉补充足够的营养。

4. 定时测量生命体征、体重，观察水肿的程度、尿量、尿色、尿液检查结果的变化。

5. 应用激素的护理详见本节（十）"皮肤完整性受损"的护理。

6. 遵医嘱给予药物治疗，密切观察药物疗效及不良反应。

（十二）有失用综合征的危险：类风湿关节炎、强直性脊柱炎、痛风性关节炎

【目标】

1. 保护关节功能，延缓功能损害的进程。

2. 患者能维持关节正常功能。

3. 患者能维持正常的行走。

【护理措施】

1. 急性活动期应卧床休息，以减少体力消耗，保护关节功能，避免脏器受损，但不宜绝对卧床。

2. 了解关节疼痛的部位，患者对疼痛性质的描述，以判断病情。

3. 鼓励患者晨起后行温水浴，或用热水浸泡僵硬的关节，而后活动关节。

4. 夜间睡眠戴弹力手套保暖，可减轻晨僵程度。

5. 预防关节失用，为保持关节功能，防止关节畸形和肌肉萎缩，应指导患者锻炼。

6. 在症状基本控制后，鼓励患者及早下床活动，必要时提供辅助工具（如滑轮、弹簧、沙袋等）。

7. 训练手的灵活性、协调性，加强日常生活活动训练，提高熟练度和技巧性。

8. 肢体锻炼如摸高、伸腰、踢腿及其他全身性伸展运动等。

9. 配合理疗、按摩，以增加局部血液循环，松弛肌肉，活络关节，防止关节失用。

10. 活动强度应以患者能承受为限。

（十三）组织灌注无效：皮肤损害

【目标】

外周血管灌注量得到改善，手指和足趾颜色正常。

【护理措施】

1. 避免诱因

（1）寒冷天气注意保暖，尽量减少户外活动或工作，避免皮肤在寒冷空气中暴露时间过长；外出时需穿保暖衣服，注意保持肢体末梢的温度，指导患者戴帽子、口罩、手套和穿保暖袜子等。

（2）需要洗涤时宜用温水，勿用冷水洗手、洗脚。

（3）避免吸烟、饮咖啡，以免引起交感神经兴奋，病变小血管痉挛，加重组织缺血、缺氧。

（4）保持良好的心态，避免情绪激动和劳累而诱发血管痉挛。

2. 用药护理

（1）针对微循环异常可遵医嘱给予血管扩张药和抑制血小板聚集的药物，如硝苯地平、阿司匹林、前列环素类似物等。

（2）肢端血管痉挛引起皮肤苍白、疼痛时，可局部涂硝酸甘油膏，以扩张血管，改善血液循环，缓解症状。

（十四）吞咽障碍：特发性炎症性肌病

【目标】

吞咽困难减轻，未有呛咳发生。

【护理措施】

饮食护理：对吞咽困难者给予半流质或流质饮食，少量缓慢进食，以免呛咳或引起吸入性肺炎，必要时给予鼻饲。

（闫玉花）

八、感染性疾病

（一）体温过高：发热、登革出血热、流行性乙型脑炎、细菌性痢疾、细菌性食物中毒、鼠疫、流行性脑脊髓膜炎、肝阿米巴病

【目标】

患者体温逐渐恢复正常。

【护理措施】

1.严密监测生命体征，重点观察体温的变化；观察发热的过程、热型、持续时间、伴随症状。

2.根据病情确定体温测量的间隔时间。

3.通常应用物理降温方法，如用冰帽、冰袋冷敷头部或大动脉走行处，可有效降低头部温度，适用于中枢神经系统传染性疾病。

4.对高热、烦躁的患者可用 25%～50% 乙醇擦浴；对高热伴寒战、四肢肢端厥冷的患者采用 32～35 ℃温水擦浴。

5.冷（温）盐水灌肠适用于中毒性痢疾患者。

6.高热惊厥患者遵医嘱采用冬眠疗法或亚冬眠疗法。

7. 冷敷时，避免持续冰敷同一部位，以防局部冻伤。

8. 注意周围循环情况，脉搏细速、面色苍白、四肢厥冷的患者，禁用冷敷和乙醇擦浴。

9. 全身发疹或有出血倾向的患者禁忌乙醇擦浴。

10. 应用药物降温时，注意不可在短时间内将体温降得过低，以免大汗导致虚脱。

11. 应用冬眠疗法降温前，先补充血容量，避免搬动患者，观察生命体征，保持呼吸道通畅。

12. 发热患者绝对卧床休息，减少耗氧量；保持病室适宜的温、湿度，定期通风换气。

13. 每天保证足够的热量，给予高热量、高蛋白、高维生素、易消化的流质或半流质食物。

14. 保证 2 000 ml/d 液体摄入，以维持水、电解质平衡；必要时遵医嘱静脉输液，以补充水分。

15. 发热患者易并发口腔感染，指导并协助患者在餐前、餐后、睡前漱口。

16. 病情严重或昏迷患者，给予口腔护理、协助改变体位，防止压力性损伤的发生。

17. 高热患者大量出汗后，及时用温水擦拭，更换浸湿的床单、被褥和衣裤，以保持皮肤的清洁、干燥，使患者舒适，防止皮肤继发感染。

（二）体温过高：伤寒

【目标】

1. 体温下降，恢复到正常水平。

2. 抗生素治疗有效，感染得到控制。

【护理措施】

1. 监测患者的生命体征，观察发热程度及持续时间，体温升降特点，判断热型，为诊断提供依据。

2. 对症护理参见本节（一）"体温过高"的护理。注意擦浴时避免在腹部加压用力，以免引起肠出血或肠穿孔。

3. 发热期间患者必须卧床休息至热退后 1 周，避免肠道并发症的发生；恢复期可逐渐增加活动量。

4. 保证充足的液体入量，以补充发热期间消耗的水分，促使尿量增加，有利于伤寒杆菌内毒素的排出。

5. 鼓励患者少量、多次饮水，避免一次大量饮水造成肠道内压力过大，导致肠道并发症的发生。

6. 遵医嘱使用抗生素，观察用药后疗效及不良反应。

7. 执行接触隔离措施，尤其预防经消化道途径的传播。

（三）体温过高：传染性非典型肺炎

【目标】

1. 体温下降，恢复到正常水平。

2. 病毒感染控制。

【护理措施】

1. 按呼吸道隔离要求，隔离患者 1 周或至主要症状消失；隔离期患者应避免外出，如外出需戴口罩。

2. 严格按要求做好标本的采集及运送工作。

3. 具体护理措施参见本节（一）"体温过高"的护理。

（四）体温过高：疟疾

【目标】

1. 患者体温下降，恢复到正常水平。

2. 抗疟原虫治疗有效，感染控制。

【护理措施】

1. 病室应防蚊、灭蚊。

2. 严密监测生命体征，尤其注意热型、定时记录体温的变化。

3. 发作期卧床休息；能进食者给予高热量的流质或半流质饮食。

4. 遵医嘱使用抗疟药，观察药物疗效及不良反应。

5. 出现严重毒性反应，立即报告医师停药，嘱患者多饮水或静脉补液。

6. 注射用青蒿琥酯溶解后应及时注射，如出现混浊不可使用，静脉注射应缓慢，以每分钟 3～4 ml 为宜，按医嘱要求配制药物。

7. 其他护理措施参见本节（一）"体温过高"的护理。

（五）体温过高：钩端螺旋体病

【目标】

体温下降，恢复到正常水平。

【护理措施】

1. 各型钩体病患者均应卧床休息，不宜搬动患者，以免加重疼痛，诱发大出血。

2. 病情重者亦不宜过早活动，直至临床症状与体征完全消失后再下床活动，注意逐渐增加活动量和延长活动时间。

3. 首剂使用抗菌药物后，必须严密观察患者体温、脉搏及血压变化，用药 6 h 内加强监护。

4. 一旦发生赫氏反应，积极配合医师抢救，可遵医嘱静脉滴注或静脉注射氢化可的松，以降低机体的应激反应。

5. 钩体病一般不用退热药，因服用退热药后，可使体温骤降，易引起周围循环衰竭。

6. 高热时可予以冰敷和温水擦浴，如有皮肤出血倾向时，避免乙醇擦浴。

7. 其他护理措施参见本节（一）"体温过高"的护理。

（六）体温过高：恙虫病

【目标】

体温下降，恢复到正常水平

【护理措施】

1. 观察生命体征变化，发现问题，及时通知医师，配合处理。

2. 发病初期应卧床休息，防止并发症的发生；待病情逐渐好转，全身症状缓解后可适当下床活动。

3. 患者不必隔离，接触者不检疫。

4. 进食易消化、富含维生素、足够热量及蛋白质的流质或软食，少食多餐，以补充机体营养需求。

5. 嘱患者多饮水；昏迷患者鼻饲饮食。

6. 遵医嘱使用氯霉素或四环素族药物，注意观察药物不良反应。

7. 四环素族药物易与牛奶，钙、镁、铁、铝、铋等生成不溶性的络合物，故不宜同服。

8. 四环素族药物影响婴幼儿骨骼生长、牙齿釉质发育不良、致畸，故孕妇及 7 岁以下儿童禁用。

9. 对症护理参见本节（一）"体温过高"的护理。

（七）体温过高：布鲁菌病

【目标】

1. 体温下降，恢复到正常水平。

2. 布鲁菌感染得到有效控制。

【护理措施】

1. 观察热型、体温升降方式，每天发热、退热时间，持续时间及伴随症状等，为诊断提供依据。

2. 不主张大幅度降温，若需降温可采用冷敷或擦浴等物理降温方法。

3. 鼓励患者多饮水，大汗之后静卧休息，避免出现大汗后的虚脱或脱水现象。

4. 其余护理措施参见本节（一）"体温过高"的护理。

（八）气体交换障碍：流行性感冒

【目标】

1. 病毒感染控制。

2. 患者未发生气体交换障碍或发生时及时发现并处理。

【护理措施】

1. 观察患者的生命体征，有无高热不退、呼吸急促、发绀、血氧饱和度下降。

2. 观察有无咳嗽、咳痰，咳嗽的性质、时间、诱因、节律、音色；痰液的性状、量等。

3. 协助采集血液、痰液或呼吸道分泌物标本，以明确诊断或发现继发性细菌感染。

4. 急性期应卧床休息，协助患者做好生活护理。

5. 发热期应多饮水，给予易消化、营养丰富的富含维生素的流质或半流质饮食。伴呕吐或腹泻严重患者，适当增加静脉营养的供给。

6. 患者有咳嗽、咳痰、胸闷、气急、发绀等肺炎症状时，协助患者取半卧位，给予吸氧，必要时吸痰，并报告医师及时处理。必要时，予以呼吸机辅助呼吸。

（九）气体交换障碍：传染性非典型肺炎

【目标】

患者未发生气体交换障碍或发生时及时发现并处理。

【护理措施】

1. 休息与饮食护理：参见本节（八）"气体交换障碍"的护理。

2. 病情观察：多数患者在起病后的14 d内都属于进展期，故应密切监测患者体温、呼吸频率、呼吸道有无阻塞，以及血气分析、血常规，心、肝、肾功能等情况。定期复查胸片，早期复查间隔时间不超过 3 d。

3. 对症护理

（1）及时吸氧，保持呼吸道通畅。

（2）咳痰者给予祛痰药，鼓励患者咳出痰液。必要时给予雾化吸入。

（3）呼吸困难患者应根据病情及耐受情况，选择氧疗和无创伤正压机械通气。

（4）必要时，予以气管插管或切开，呼吸机给氧。

（5）在气管插管和气管切开的护理过程中，极易引起医护人员被病毒感染，应注意医护人员的防护。

（十）活动无耐力：肝衰竭、肝炎急性期、病毒性肝炎

【目标】

患者病情得到及时治疗，肝功能恢复正常。

【护理措施】

1. 休息与活动

（1）急性肝炎、慢性肝炎活动期、肝衰竭患者应卧床休息，以降低机体代谢率，增加肝脏的血流量，有利于肝细胞修复。

（2）患者症状好转、黄疸减轻、肝功能改善后，逐渐增加活动量，以不感疲劳为度。

（3）肝功能正常 1～3 个月后可恢复日常活动及工作，应避免过度劳累和重体力劳动。

2. 生活护理：病情严重者需协助患者做好进餐、沐浴、如厕等生活护理。

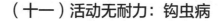

（十一）活动无耐力：钩虫病

【目标】

1. 患者体力恢复。

2. 患者活动能力较前增加。

3. 患者可独立进行各种活动。

【护理措施】

1. 贫血程度较重者，应卧床休息。

2. 增加营养，纠正贫血，以增强机体抵抗能力；给予高蛋白、高热量、高维生素、含铁丰富的食物。

3. 驱虫期间宜给予半流质饮食，忌食油腻及粗纤维食物。

4. 观察有无咳嗽、咳痰、咽部发痒、有无消化不良、腹泻、消化道出血等症状。

5. 观察贫血所致的症状，严重贫血者应注意心功能；儿童有无生长发育迟缓和智力发育障碍。

6. 观察局部如指（趾）间、足缘、手或臀部等是否产生红色点状丘疱疹；是否奇痒。

7. 遵医嘱给予服药治疗，以睡前顿服为宜，不必服泻药。

8. 对严重贫血患者应先纠正贫血，再驱虫治疗，以免加重不适。

9. 向患者说明服用铁剂的目的。

（十二）营养失调：低于机体需要量　肝衰竭、肝炎急性期、病毒性肝炎

【目标】

1. 患者或家属能了解造成营养不足的原因。

2. 患者食欲改善，食量增加。

【护理措施】

1. 向患者及其家属介绍合理饮食的重要性。

2. 肝炎急性期，进食流食，进食量太少时，遵医嘱静脉补液。

3. 黄疸消退期，食欲好转后，逐渐增加饮食。

4. 肝炎患者，尤其有糖尿病倾向和肥胖者，不宜长期摄入高糖、高热量饮食。

5. 腹胀者减少产气食品的摄入；各型肝炎患者均应禁饮酒。

6. 观察患者的食欲，消化道症状，及时对饮食进行调整。

7. 如果患者消化道症状较重并伴有中毒性肠麻痹所致的腹胀，则提示病情重。

8. 每周测量体重，维持体重在生病前水平或略有增加、防止肥胖和脂肪肝。

9. 脂肪可延缓胃的排空，尽量少用。

10. 肝衰竭血氨偏高时给予高热量饮食。

11. 急性期首日禁蛋白饮食，给予葡萄糖保证能量供应，昏迷患者可鼻饲饮食。

12. 慢性肝性脑病患者无禁食蛋白质必要。

13. 每天入液总量以不超过 2 500 ml 为宜；肝硬化腹水患者一般以每天 1 000 ml 左右为标准，控制入液量。

（十三）营养失调：低于机体需要量　肝硬化腹水

【目标】

患者能描述营养不足的原因，遵循饮食计划，保证各种营养物质的摄入。

【护理措施】

1. 保证饮食营养，遵守必要的饮食限制是改善肝功能、延缓病情进展的基本措施。

2. 与患者及其家属共同制订既符合治疗需要而又能被患者接受的饮食计划。

3. 蛋白质是肝细胞修复和维持血浆清蛋白正常水平的重要物质基础，应保证摄入量。

4. 血氨升高时应限制或禁食蛋白质，病情好转后再逐渐增加摄入量，选择植物蛋白。

5. 新鲜蔬菜和水果含有丰富的维生素，日常食用以保证维生素的摄取。

6. 评估患者有无不恰当的饮食习惯而加重水钠潴留，切实控制钠和水的摄入量。

7. 腹水患者限制摄入钠盐 500～800 mg/d（氯化钠 1.2～2.0 g/d）；如有低钠血症，应限制在 500 ml/d 左右。

8. 避免损伤曲张静脉，以防导致出血。

9. 遵医嘱给予静脉补充营养，如高渗葡萄糖液、复方氨基酸、白蛋白或新鲜血等。

10. 评估患者的饮食和营养状况，包括每天的食品和进食量，体重和实验室检查有关指标的变化。

（十四）营养失调：低于机体需要量　伤寒

【目标】

能说出营养失调发生的原因和饮食管理对本病的重要性，切实执行各项饮食措施，营养状况逐步改善。

【护理措施】

1. 在疾病进展期，避免诱发肠道并发症。

2. 极期患者应给予营养丰富、清淡的流质饮食，避免过饱。

3. 有肠出血时应禁食，静脉补充营养。

4. 缓解期，给予易消化的少渣或无渣的流质或半流饮食，避免刺激性和产气的食物。

5. 热退后2周患者食欲好转，可由流质、半流质少渣饮食逐渐恢复至正常软食。

6. 腹胀患者给予少糖低脂食物，禁食牛奶，注意补充钾盐。

7. 定期监测体重、血红蛋白、血清白蛋白的变化。

（十五）营养失调：低于机体需要量　艾滋病

【目标】

1. 患者或家属能了解造成营养不足的原因。

2. 患者食欲改善，食量增加。

3. 患者腹泻症状好转或痊愈。

4. 患者未发生感染或感染控制。

【护理措施】

1. 评估患者的营养状况，食欲，了解饮食习惯、进食能力等。

2. 给予高热量、高蛋白、高维生素、易消化饮食，保证营养供给，增强机体抗病能力。

3. 根据患者的饮食习惯，注意食物的色香味，少食多餐，设法促进患者食欲。

4. 患者若有呕吐，在饭前30 min给止吐药。

5. 患者若有腹泻，能进食患者应给予少渣、少纤维素、高蛋白、高热量、易消化的流食或半流食。

6. 鼓励患者多饮水或给肉汁、果汁等。

7. 忌食生冷及刺激性食物。

8. 不能进食、吞咽困难患者给予鼻饲，必要时静脉补充所需营养和水分。

（十六）有感染的危险：艾滋病

【目标】

1. 患者免疫功能未受损或受损得到控制。

2. 患者未发生感染或发生感染得到有效控制。

【护理措施】

1. 在标准预防的基础上，采取接触隔离。

2. 患者出现明显的腹泻，医务工作者应戴手套和穿隔离衣。

3. 预防艾滋病病毒感染的防护措施，尤其要预防污染的针头及其他锐器刺破皮肤。

4. 艾滋病期患者由于免疫缺陷，应实施保护性隔离。

5. 密切观察有无肺部、胃肠道、中枢神经系统、皮肤黏膜等机会性感染的发生。

6. 急性感染期和艾滋病期应卧床休息，以减轻症状。

7. 加强口腔护理和皮肤清洁，防止继发感染，减轻口腔、外阴真菌、病毒等感染引起的不适。

8. 遵医嘱应用抗病毒药物，对使用抗病毒治疗的患者应进行用药依从性的教育。

9. 患者知晓抗病毒治疗需终身服药，并应按时、足量、按医嘱服用，否则会降低疗效及产生耐药性。

（十七）有皮肤完整性受损的危险：流行性脑脊髓膜炎

【目标】

患者未发生皮肤受损或发生时及时发现并处理。

【护理措施】

1. 注意全身皮肤有无瘀点、瘀斑，其部位、范围、程度、进展或好转情况。

2. 当患者皮肤瘀点迅速增多或有鼻出血、消化道出血等症状时，要考虑 DIC 的可能，应及时处理。

3. 重点保护出现瘀点、瘀斑的部位，病变局部不宜穿刺。

4. 水疱发生溃破时，可用无菌生理盐水清洗，涂以抗生素软膏保护，以防止继发感染。

5. 瘀点、瘀斑在吸收过程中常有刺痒感，应修剪并包裹患者指甲，避免抓破皮肤。

6. 昏迷患者应定时翻身、拍背，翻身时避免推、拉、拽等动作，防止擦伤皮肤。

7. 定时热敷并按摩受压部位，以防压力性损伤发生，也可用气垫、空心圈等加以保护。

8. 床褥保持清洁、平整，内衣裤应柔软、宽松、勤换洗，防止大小便后浸渍。

（十八）有受伤的危险：狂犬病

【目标】

患者未发生受伤或发生受伤被及时发现并处理。

【护理措施】

1. 注意患者有无高度兴奋、恐水、怕风表现，痉挛发作的部位、持续时间，发作时有无出现幻觉、精神异常。

2. 将患者安置于安静、避光的单人房间，患者应卧床休息并在标准预防的基础上实施接触隔离，防止唾液污染。

3. 狂躁、恐怖、激动或幻视、幻听患者，加床挡保护或适当约束，防止坠床或外伤。

4. 有计划地安排并简化医疗、护理操作，集中在使用镇静药后进行，动作要轻快。

5. 避免一切不必要的刺激，如水、光、声、风、触动等，尤其与水有关的刺激。

6. 避免让患者闻及水声，病房内避免放置盛水容器，避免提及"水"字，适当遮蔽输液装置等。

7. 向家属解释兴奋、狂躁的原因，嘱其避免刺激患者。

（十九）有窒息的危险：狂犬病

【目标】

患者未发生窒息或发生时得到及时救治。

【护理措施】

1. 严密观察呼吸、脉搏、心率、心律、体温、意识及瞳孔变化，尤其是呼吸频率、节律的改变，注意有无呼吸困难、发绀，记录抽搐部位、发作次数和持续时间。

2. 注意有无水、电解质、酸碱平衡紊乱，及时遵医嘱留取标本，记录出入量。

3. 保持呼吸道通畅及吸氧，及时清除唾液及口鼻分泌物，保持呼吸道通畅。

4. 咽喉肌或呼吸肌频发痉挛时，给予氧气吸入和镇静止痉药。

5. 备好各种急救药品及器械，患者若有严重呼吸衰竭、不能自主呼吸，应配合医师行气管插管、气管切开或使用人工呼吸机辅助呼吸。

6. 多数患者神志清醒，可因恐水、怕风、担心病情而异常痛苦，恐惧不安，应给予患者关心与心理支持。

（二十）有体液不足的危险：细菌性食物中毒

【目标】

1. 患者中毒症状减轻，呕吐、腹泻症状消失。

2. 患者未发生大量体液丢失。

【护理措施】

1. 急性期卧床休息，以减少体力消耗。

2. 严密监测患者生命体征，及时识别周围循环衰竭的征象。

3. 严密观察呕吐和腹泻次数、性质、量，及时协助将呕吐物和粪便送检。

4. 注意观察伴随症状，如畏寒、发热，腹痛的部位及性质。

5. 严格记录出入量和血液生化检查结果，及时发现脱水、酸中毒、周围循环衰竭等征象以配合处理。

6. 因呕吐有助于清除胃肠道内残留的毒素，故呕吐者一般不予止吐处理。

7. 呕吐严重者应暂时禁食，待呕吐停止后给予易消化、清淡流质或半流质饮食。

8. 腹痛者应注意腹部保暖，禁食冷饮；剧烈吐泻、腹痛者遵医嘱给药，以缓解疼痛。

9. 腹泻有助于清除胃肠道内毒素，故早期不用止泻药。

10. 鼓励患者多饮水或饮淡盐水，以补充丢失的水分、电解质。呕吐明显者应少量多次饮水，有脱水者应及时口服补液盐（ORS），或遵医嘱静脉滴注生理盐水和葡萄糖生理盐水。休克者迅速协助抗休克处理。

11. 使用敏感抗生素者，要注意观察疗效和不良反应。

（二十一）皮肤完整性受损：恙虫病

【目标】

1. 患者皮疹消退，受损组织恢复正常。

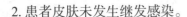

2. 患者皮肤未发生继发感染。

【护理措施】

1. 对疑诊恙虫病的患者应仔细观察皮肤有无皮疹或溃疡，注意焦痂和溃疡的部位。

2. 观察皮疹的性质、形态、分布及消长情况。

3. 保持局部皮肤清洁，防止继发感染是焦痂、溃疡护理的关键。

4. 用 75% 乙醇涂擦溃疡周围皮肤，用过氧化氢溶液、生理盐水涂擦溃疡面，然后用庆大霉素注射液湿敷创面，每天 3 次，直至痊愈。

（二十二）皮肤完整性受损：水痘、风疹、猩红热、麻疹、斑疹伤寒、伤寒、登革出血热

【目标】

患者皮疹消退，受损组织恢复正常，未发生继发感染。

【护理措施】

1. 注意皮疹的进展和消退情况，有无脱屑、脱皮、结痂、色素沉着等变化。

2. 患者尽量卧床休息，避免强光刺激及对流风直吹。

3. 保持皮肤清洁干燥，禁用碱性清洁剂、乙醇等擦洗；衣被勤换洗。

4. 翻身时动作轻柔，避免拖、拉、扯、拽等动作，患者的指甲剪短，婴幼儿可包裹手部。

5. 脱皮不完全时，可用消毒剪刀修剪。

6. 患者局部皮肤瘙痒较重，应用炉甘石洗剂涂擦患处。

7. 对出现大面积瘀斑、坏死的皮肤，局部用海绵垫、气垫圈。

8. 瘀斑破溃后，用无菌生理盐水清洗局部，辅以红外线灯照射，还可涂抗生素软膏，再覆盖无菌敷料。

9. 每天常规用温水或复方硼砂溶液（朵贝尔）液漱口，进食后用清水漱口。

10. 患者出现溃疡，应用 3% 过氧化氢溶液清洗口腔后，涂以冰硼散。

11. 观察有无结膜充血、水肿。

（二十三）腹泻：细菌性食物中毒、细菌性痢疾、细菌感染、霍乱

【目标】

1. 患者腹泻症状好转或痊愈。

2.患者恢复正常饮食。

3.患者未发生水、电解质失衡。

【护理措施】

1.严格执行接触隔离措施，注意粪便、便器和尿布的消毒处理。

2.密切观察患者腹泻情况，急性期患者应卧床休息。

3.频繁腹泻患者应协助床边排便；每次排便后清洗肛周，并涂润滑剂。

4.患者里急后重，嘱排便时不要过度用力。

5.一旦发生脱肛，戴橡胶手套回纳。

6.严重腹泻伴呕吐患者可暂禁食，静脉补充所需营养。

7.少量多餐，清淡流质或半流饮食为原则，避免生冷，可饮糖盐水。

8.准确评估腹泻液量，记录24 h出入量，遵医嘱补充水及电解质。

9.遵医嘱使用有效抗菌药物，注意观察不良反应。

（二十四）腹泻：阿米巴病、肠阿米巴病、急性阿米巴痢疾、慢性阿米巴痢疾

【目标】

1.患者腹泻症状好转或者痊愈。

2.抗病原治疗有效，患者病情逐渐恢复。

【护理措施】

1.观察生命体征的变化，注意每天排便情况。

2.急性期卧床休息。

3.以高蛋白、高碳水化合物、高维生素、少渣流质或半流质饮食为主，减少粗纤维食物的摄入。

4.频繁腹泻伴明显腹痛者，遵医嘱予解痉药，亦可使用腹部热敷等方法以缓解不适。

5.为提高粪便检查阳性率，应及时采集粪便标本送检。

6.向患者讲解药物的使用方法、疗程及不良反应；注意识别长期口服引起的二重感染。

7.每次排便后清洗肛周，并涂润滑剂；每天用温水或1：5 000高锰酸钾溶液坐浴，防止感染。

8.伴里急后重者，嘱患者排便时不要过度用力，以免脱肛；发生脱肛时，可戴橡

胶手套助其回纳。

（二十五）组织灌注无效：细菌性痢疾、流行性脑脊髓膜炎

【目标】

1. 患者面色转红、发绀消失、肢端转暖、心率减慢、血压渐上升。

2. 收缩压维持在 80 mmHg 以上、脉压 >30 mmHg，脉搏 <100 次 /min 且充盈有力，尿量 >30 ml/h。

【护理措施】

1. 对休克型患者应严密监测休克征象，发现异常及时通知医师并配合抢救。

2. 患者绝对卧床休息，专人监护，小儿去枕平卧，头偏向一侧。

3. 循环衰竭患者注意保暖，减少暴露部位。

4. 经鼻导管给氧期间持续监测脉搏血氧饱和度，同时判断氧疗效果。

5. 迅速建立静脉通道，遵医嘱予以扩容、纠正酸中毒等抗休克治疗。

6. 观察药物的疗效和不良反应。

7. 注意观察抗休克治疗的有效指征。

（二十六）组织灌注：无效霍乱

【目标】

1. 患者不适症状消失。

2. 患者体温、脉搏、血压恢复正常。

3. 患者尿量增加。

4. 患者体力恢复。

5. 患者皮肤弹性好。

【护理措施】

1. 密切观察生命体征和神志的变化，每 0.5～1 h 测量及记录 1 次。

2. 遵医嘱进行补液治疗，是抢救霍乱患者的关键。

3. 剧烈泻吐时，暂时禁食；当临床症状逐渐好转，给予少量多次饮水。

4. 病情控制后逐步过渡到温热低脂流质饮食。

5. 避免饮用牛奶、豆浆等易引起肠胀气的食物。

6. 协助床边排便，减少患者往返如厕对体力的消耗。

7. 加强臀部皮肤护理，卧床患者注意预防压力性损伤。

8. 呕吐时取头侧位；呕吐后协助患者用温水漱口；患者的泻吐物应严格消毒。

9. 遵医嘱使用敏感抗菌药物，注意观察不良反应。

（二十七）组织灌注无效：肾综合征出血热

【目标】

1. 血浆外渗减少或者无外渗。

2. 全身广泛小血管损伤减轻并逐渐恢复正常。

【护理措施】

1. 早期绝对卧床休息，过多活动可加重血浆外渗和组织脏器的出血。

2. 密切观察生命体征及意识状态的变化，注意体温及血压的变化。

3. 观察充血、渗出及出血的表现、有无"三红""三痛"的表现、皮肤瘀斑的分布、范围及有无破溃出血。

4. 有无咯血、呕血、便血。

5. 观察有无休克的表现。

6. 了解化验结果，若有血小板减少，凝血酶原时间延长，常预示患者出现 DIC，多预后不良。

7. 记录 24 h 出入量。

8. 血压明显下降，有效循环血容量不足患者，迅速建立静脉通道，快速补充血容量。

9. 遵医嘱补充碱，纠正酸中毒并使用血管活性药，以迅速纠正休克。

10. 快速扩容时，注意观察心功能，有无急性肺水肿的临床表现。

11. 给予吸氧，注意保暖。

（二十八）疼痛：布鲁菌病

【目标】

1. 布鲁氏菌感染得到有效控制。

2. 患者未发生疼痛或发生时及时发现并处理。

【护理措施】

1. 疼痛评估

（1）评估疼痛部位、性质、程度、发生时间、持续时间。

（2）评估关节有无红、肿、热、痛及局部疼痛是否具有游走性的特点，有无关节变形或畸形。

（3）评估肌力和感觉，当出现腰部、下肢、胸部剧烈疼痛等神经痛表现时，提示有神经干或神经根受累。

（4）出现肌力减退、感觉障碍，提示布鲁氏菌性脊柱炎的发生。

（5）出现睾丸炎或附睾炎时，提示生殖系统受到侵犯。

2. 休息和体位

（1）急性期患者疼痛明显时应卧床休息，减少活动，注意保暖。

（2）帮助患者采取舒适体位，保持关节的功能位置。

（3）关节肿胀严重时，嘱患者行动缓慢，避免肌肉及关节损伤。

（4）卧床休息时，可使用床支架支撑盖被，避免关节受压。

（5）缓解期可酌情进行锻炼，如床上抬腿、散步等。

3. 疼痛的护理

（1）局部用 5%～10% 硫酸镁热敷，每天 2～3 次。也可用短波透热疗法、水浴疗法等以减轻疼痛。放置支架，避免关节和腰部受压，减轻疼痛。

（2）协助按摩、肢体被动运动或采用针刺疗法等，以防止关节强直、肌肉萎缩、关节活动障碍。

（3）神经痛明显者，遵医嘱使用抗炎止痛药或采用 0.25%～0.5% 普鲁卡因 20～40 ml 部封闭。对睾丸胀痛不适者，可用"十"字吊带托。

（4）并发关节腔积液者，配合医师行关节腔穿刺，抽出积液。

（5）医务人员行各项治疗和护理操作时，应技术熟练，动作轻柔，避免加重患者的痛苦。

（6）对慢性期患者，教会其使用放松术，如深呼吸、听音乐、肌肉放松等方法，以缓解疼痛。

4. 菌苗疗法的护理

（1）菌苗疗法的主要作用是降低机体的敏感性，使用时注意。

（2）剂量准确，方法正确。一般以静注效果较好，但全身反应较重，常有心、肝、肾功能损害，孕妇不宜使用。

（3）使用菌苗治疗后，应加强病情观察，重点观察寒战、高热、大汗淋漓、全身关节肌肉疼痛加剧等现象，及时配合医师处理。

（4）指导患者卧床休息，以减轻用药过程中的不适。

5.用药护理

（1）对高热伴明显毒血症、睾丸肿胀、脑膜脑炎者，遵医嘱使用糖皮质激素治疗，注意观察用药效果及不良反应。

（2）向患者介绍治疗本病的常用抗生素及其作用、疗程、使用方法，长期和联合用药的重要意义。

（二十九）潜在并发症：惊厥、脑疝、呼吸衰竭

【目标】

1.患者未发生惊厥、脑疝、呼吸衰竭。

2.及时发现患者有无惊厥、脑疝、呼吸衰竭并处理。

【护理措施】

1.严密监测生命体征、发现惊厥、脑疝征兆时及时通知医师并配合抢救。

2.患者绝对卧床休息，治疗护理操作要集中进行，尽量减少搬动患者，避免诱发惊厥。

3.及时吸痰；给予吸氧，准备好抢救物品和药品。

4.遵医嘱应用抗生素，观察用药后的反应。

5.应用甘露醇等脱水药时，要求快速静脉滴入，注意监测电解质平衡状况。

6.颅内高压者行腰椎穿刺前应先脱水治疗，以免诱发脑疝。

7.使用强心药时，严格掌握给药方法、剂量、间隔时间，观察心率、心律的变化。

8.应用肝素治疗 DIC 时，观察有无过敏反应及出血情况。

9.意识障碍者，使其头偏向一侧，昏迷患者应注意有无尿潴留。

10.烦躁不安者，加床挡或约束四肢，必要时遵医嘱给予镇静药。

（三十）潜在并发症：肠出血、肠穿孔

【目标】

1.患者了解肠出血、肠穿孔诱因。

2.患者未发生肠出血、肠穿孔。

【护理措施】

1.避免诱因。

2.密切监测生命体征，发现异常，及时通知医师并配合处理。

3. 观察患者有无肠穿孔的症状，注意及时识别。

4. 肠出血患者应绝对卧床休息，保持安静，遵医嘱给予镇静药。

5. 遵医嘱给予止血药物及静脉输液。

6. 出血时禁食，严禁灌肠治疗。

7. 肠穿孔时给予胃肠减压。

（三十一）潜在并发症：出血

【目标】

1. 患者未发生出血。

2. 患者出血得到及时控制。

【护理措施】

1. 密切观察患者的生命体征，注意有无出血性休克的表现。

2. 观察皮肤、黏膜有无出血点及瘀斑，有无肺出血症状，及时通知医师。

3. 患者绝对静卧，遵医嘱给予哌替啶、苯巴比妥钠等镇静药。

4. 保持呼吸道通畅、给予氧气吸入、备好急救药物及抢救器械。

5. 遵医嘱使用止血药、氢化可的松等。

6. 静脉补液时速度不宜过快，以免增加心脏负担及诱发出血。

7. 如出血严重或有失血性休克时，及时配血，补足血容量，纠正循环衰竭。

8. 做好患者及其家属的心理护理，使其减轻紧张、焦虑情绪。

（三十二）潜在并发症：惊厥、脑疝

【目标】

1. 患者未发生惊厥、脑疝。

2. 及时发现患者有无惊厥、脑疝。

【护理措施】

1. 对初次进入疟区受感染患病的人员、年龄较小的恶性疟患者应予以重点观察，监测体温等生命体征。

2. 严密监测生命体征、意识状态，瞳孔是否等大等圆，对光反射是否存在，有无抽搐、惊厥先兆。

3. 记录 24 h 出入量。

4. 患者应绝对卧床休息，治疗护理操作要集中进行，尽量减少搬动患者，避免诱发惊厥。

5. 颅内高压的患者需抬高头部；行腰椎穿刺前应先脱水治疗，以免诱发脑疝。

6. 腰椎穿刺后，协助患者去枕平卧 4～6 h。

7. 保持呼吸道通畅，遵医嘱给予吸氧，准备好抢救物品和药品，做好抢救准备。

8. 遵医嘱应用抗生素，严密观察药物的不良反应。

9. 应用磺胺类药，应鼓励患者多饮水，或遵医嘱使用碱性药物，定期复查尿常规。

10. 应用脱水药时，注意观察呼吸、心率、血压、瞳孔的变化；颅内高压、脑膜刺激征表现有无改善。

11. 应用肝素治疗 DIC 时，要注意用药剂量、用法、间隔时间，观察有无过敏反应及出血情况。

12. 使用强心药时，严格掌握给药方法、剂量、间隔时间，观察心率、心律的变化。

13. 意识障碍者，应使其头偏向一侧；昏迷患者应注意有无尿潴留；烦躁不安者，应加床挡或约束四肢，必要时遵医嘱给予镇静药。

（三十三）意识障碍：肝性脑病

【目标】

患者病情好转，意识转清。

【护理措施】

1. 密切注意肝性脑病的早期征象；监测并记录患者的生命体征及瞳孔变化。

2. 清除胃肠道内积血，用生理盐水或弱酸性溶液灌肠，忌用肥皂水。

3. 避免快速利尿和大量放腹水，在放腹水的同时补充血浆白蛋白。

4. 避免应用催眠镇静药、麻醉药等，必要时遵医嘱减量使用并减少给药次数。

5. 发生感染时，遵医嘱及时、准确地应用抗生素。

6. 保持排便通畅，防止便秘。

7. 尽量安排专人护理，患者以卧床休息为主。

8. 对曾经发生过肝性脑病而目前意识尚清楚的患者，应加强巡视，及早发现异常情况。

9. 对烦躁患者应注意保护，防止发生坠床及撞伤等意外。

10. 患者尿少时少用钾剂，明显腹水和水肿时慎用钠剂。

11. 大量输注葡萄糖的过程中，必须警惕低钾血症、心力衰竭。

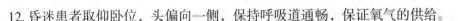

12. 昏迷患者取仰卧位，头偏向一侧，保持呼吸道通畅，保证氧气的供给。

13. 眼睑闭合不全的患者用生理盐水纱布覆盖眼部。

14. 尿潴留患者给予留置导尿，并详细记录尿量、颜色、气味。

15. 给患者做肢体的被动运动，防止静脉血栓形成及肌肉萎缩。

（三十四）意识障碍：狂犬病

【目标】

1. 伤口无感染发生或者感染得到控制。

2. 受损皮肤恢复正常。

【护理措施】

1. 咬伤后迅速彻底清洗伤口。

2. 被猫、犬抓伤、咬伤或皮肤破损处被狂犬或狂犬病患者的唾液沾染后，均应在 2 d 内进行疫苗接种。

3. 国内多采用地鼠肾细胞疫苗 5 针免疫方案，即咬伤后 0、3、7、14 和 28 d 各肌内注射 1 次，每次 2 ml。

4. 严重咬伤患者，疫苗可加至全程 10 针，即当天至第 6 天每天 1 针，然后于 10、14、30、90 d 各注射 1 针。

5. 成人必须注射于上臂三角肌，切勿注射臀部；小儿注射于大腿肌肉前外侧区。

6. 部分非洲绿猴肾传代细胞（Vero 细胞）疫苗可应用 2－1－1 免疫程序：于 0 d 在左右上臂三角肌肌内各注射 1 剂（共两剂），幼儿可在左右大腿前外侧区肌内各注射 1 剂（共两剂）7 d、21 d 各注射本疫苗 1 剂，全程共 4 剂。

7. 观察患者愈合的伤口及其相应的神经支配区有无异样感觉，若有，应及时入院诊治。

（三十五）意识障碍：流行性乙型脑炎

【目标】

患者未发生意识障碍或发生意识障碍能及时被发现并处理。

【护理措施】

1. 患者卧床休息，病房有防蚊设备和灭蚊措施、防止声音和强光刺激。

2. 观察患者的意识状态，瞳孔大小、对光反射。

3. 根据意识障碍不同的原因，给予相应的护理。

4. 做好眼、鼻、口腔的清洁护理。

5. 定时翻身、拍背，骶尾部等受压处使用减压贴，防止压力性损伤形成。

6. 有吞咽困难或昏迷患者，遵医嘱鼻饲或静脉补充水分和营养。

7. 注意患者安全，防止坠床，必要时用床挡或约束带约束。

（三十六）焦虑：布鲁菌病

【目标】

1. 抗布鲁菌感染得到有效控制。

2. 患者病情逐渐好转并趋于稳定未发生焦虑情绪。

【护理措施】

1. 评估患者的心理反应和心理状态。

2. 与患者进行有效交流，鼓励患者说出自身的感受，和患者一起分析产生焦虑的原因，判断焦虑的程度，以采取有效的应对措施。

3. 护士应关心和巡视患者，向患者解释本病产生的原因、临床表现及主要治疗方法和预后，使患者能主动配合治疗和护理。

4. 理解、同情患者，耐心听取患者的诉说，建立良好的护患关系，使患者产生安全感、信任感。

5. 教会患者处理高热、疼痛的方法，解除患者的顾虑，帮助患者树立战胜疾病的信心。

6. 用药护理：对于过度焦虑的患者，可以按医嘱应用镇静药以缓解之。

（三十七）恐惧：艾滋病

【目标】

1. 患者及其家属正确认识疾病。

2. 规范治疗，防止疾病进展。

【护理措施】

1. 多与患者沟通，了解患者的心理状态。

2. 注意保护患者的隐私。

3. 艾滋病缺乏特效治疗，预后不良，部分患者可出现报复、自杀等行为，护士要关心体谅患者。

4.鼓励亲属、朋友给患者提供生活上和精神上的帮助，解除患者孤独、恐惧感。

5.鼓励患者珍爱生命，充分利用可及的社会资源及信息，积极融入社会。

（张远芳）

九、神经系统

（一）疼痛：头痛

【目标】

1.患者能叙述诱发或加重头痛的因素，并能设法避免。

2.能正确运用缓解头痛的方法，头痛发作的次数减少或程度减轻。

【护理措施】

1.病情观察：密切观察头痛部位、性质和程度，以及意识、瞳孔和生命体征的变化。是否伴有头晕、恶心、呕吐、复视、耳鸣、失语等先兆或伴随症状。

2.对症护理：根据不同病因采用不同的缓解疼痛方法。如偏头痛患者采用松弛疗法，如局部按摩、热水浴、局部热疗、针灸、生物反馈训练等；三叉神经痛患者洗脸、刷牙、剃须、咀嚼时动作要轻柔，吃软食小口咽，以免诱发疼痛；蛛网膜下腔出血头痛患者给予镇痛药，过度烦躁不安的患者可适量用镇静药；高颅压性头痛患者绝对卧床休息，床头抬高 15° ～ 30°，有利于颅内静脉血液的回流，以减轻脑水肿，降低颅内压；避免咳嗽、打喷嚏，以免加重颅内压升高。低颅压性头痛者应卧床休息，避免因立位而加重头痛。

3.避免诱因：告知患者可能诱发或加重头痛的因素，如情绪紧张、进食巧克力或奶酪等某些食物、饮酒、频繁使用镇痛药物等；保持环境安静、舒适、光线柔和。

4.心理护理：长期反复发作的头痛，患者可能出现焦虑、紧张心理，要理解、同情患者的痛苦，耐心解释，适当诱导，解除其思想顾虑，训练身心放松，鼓励患者树立信心，积极配合治疗。

5.用药护理：指导患者遵医嘱正确服药，告知镇痛药物的作用与不良反应，让患者了解药物依赖性或成瘾性的特点。

（二）舒适度减弱：眩晕

【目标】

患者眩晕、恶心、呕吐次数减少或缓解，患者舒适感增强。

【护理措施】

1. 病情观察：密切观察患者眩晕发作的特点、持续时间与伴随症状；注意与头晕相鉴别，询问患者有无恶心、呕吐、出汗、耳鸣和听力减退、心慌、血压和脉搏的改变，观察患者眩晕发作的诱因、眩晕与体位的关系等

2. 心理支持：眩晕发作时应陪伴、安慰和鼓励患者，保持环境安静，如避免强光和强声刺激。

3. 协助做好生活护理：协助恶心、呕吐患者漱口，同时协助饮水、进食，注意水分和营养的补充，做好卧床患者的大小便护理。

4. 指导位置性眩晕患者正确变换体位。

（三）意识障碍

【目标】

1. 患者意识障碍无加重、意识障碍程度减轻或意识清楚。

2. 未发生与意识障碍、长期卧床有关的各种并发症。

【护理措施】

1. 卧气垫床或按摩床，加保护性床挡；保持床单位整洁、干燥，减少对皮肤的机械性刺激。

2. 保持肢体功能位，定时给予翻身、拍背，预防压力性损伤。

3. 做好大小便护理，保持外阴部皮肤清洁、干燥、防止尿路感染。

4. 注意口腔卫生，不能经口进食者应每天口腔护理 2～3 次，预防口腔感染。

5. 意识障碍患者应进行意识水平、营养风险、吞咽能力、并发症风险及预期持续时间的综合评估，合理选择饮食或营养方式。

6. 给予高维生素、高热量饮食；遵医嘱鼻饲流质时应定时喂食，保证足够的的水分和营养的供给。进食时至进食后 30 min 抬高床头，防止食物反流。

7. 保持呼吸道通畅，平卧头侧位或侧卧位，开放气道，防止舌根后坠、窒息、误

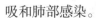

吸和肺部感染。

8. 严密监测并记录生命体征及意识、瞳孔变化；观察有无恶心、呕吐及呕吐物的性状与量。

9. 观察有无消化道出血和脑疝的早期表现。

10. 预防并发症：预防压力性损伤、尿路感染、口腔感染和肺部感染；谵妄躁动者给予适当约束并告知家属或照顾者，防止患者坠床、自伤或伤人；长期卧床者每天定时进行肢体被动运动，预防下肢深静脉血栓形成。准确记录出入量，预防营养失调和水、电解质平衡紊乱。

（四）言语沟通障碍

【目标】

1. 患者及其家属对言语沟通障碍的相关知识有一定的了解。

2. 能最大限度地保持沟通和表达能力，采取有效方式表达自己的需要。

3. 能配合语言训练，语言功能逐渐恢复正常。

【护理措施】

1. 心理护理：提供有关疾病治疗和预后的可靠信息，加强与患者交流，尤其对失语患者，应鼓励并指导患者用非语言方式来表达自己的需求及情感；指导家庭成员积极参与患者的康复训练；鼓励或组织病友之间康复训练的经验交流；指导患者正确面对疾病，避免过分依赖，帮助患者树立信心，积极配合治疗。

2. 鼓励患者采取任何方式向医护人员或家属表达自己的需要：借助符号、图片等各种工具，PACE 技术（利用更接近使用交流环境的图片及其不同的表达方式，使患者尽量调动自己的残存能力，已获得实用化的交流技能，是目前国际公认的实用交流训练法。）

3. 与感觉性失语患者沟通时，应减少外来干扰，除去患者视野中不必要的物品，避免患者精神分散。

4. 对于运动性失语的患者应尽量提出一些简单的问题，让患者回答"是""否"或用点头、摇头示意。

5. 与患者沟通时说话速度要慢，应给予足够的时间做出反应。

6. 听力障碍的患者可利用实物图片法交流，文字书写法适用于有一定文化素质、无书写障碍的患者。

7. 语言康复训练：由语言康复治疗师为患者制订个体化的语言康复计划，护士协助组织实施。康复训练遵循由易到难的原则，当患者进行尝试和获得成功时给予肯定和表扬，鼓励坚持训练。对于 Broca 失语者，侧重于训练口语表达；对于 Wernicke 失语者，侧重于训练理解、会话、复述等；对于构音障碍者，侧重于训练发音。具体方法有以下几种。

（1）肌群运动训练：指进行唇、舌、齿、软腭、咽、喉与颌部肌群运动。包括缩唇、叩齿、伸舌、卷舌、鼓腮、吹气、咳嗽等活动。

（2）发音训练：循序渐进训练张口诱发唇音（a、o、u）、唇齿音（b、p、m）、舌音，发单音节音（pa、da、ka），当能够完成单音节发音后，让患者复诵简单句。如早～早上～早上好。

（3）复述训练：复述单词和词汇，可出示与需要复诵内容相一致的图片，让患者每次复述 3～5 遍，轮回训练，巩固效果。

（4）命名训练：让患者指出常用物品的名称及说出家人的姓名等。

（5）刺激法训练：采用患者所熟悉的、常用的、有意义的内容进行刺激，要求语速、语调和词汇长短调整合适；刺激后应诱导而不是强迫患者应答；多次反复给予刺激，且不宜过早纠正错误；可利用相关刺激和环境刺激法等，如听语指图、指物和指字。

（五）感知觉紊乱

【目标】

1. 患者不发生跌倒、烫伤等意外事件。

2. 感觉障碍减轻或逐渐消失。

3. 日常生活需要得到满足，安全得到保障。

【护理措施】

1. 做好日常生活护理，防止身体部位受压、避免不必要的刺激。

2. 慎用热水袋或冰袋，防止烫伤、冻伤。

3. 深感觉异常、步态不稳者，下床活动时给予搀扶，以防跌撞受伤。

4. 进行肢体的拍打、按摩、理疗、针灸、被动运动和各种冷、热、电的刺激。

5. 每天用温水擦洗感觉障碍的身体部位，以促进血液循环。

6. 被动活动关节时，让患者注视患肢并认真体会其位置、方向及运动感觉。

7. 让患者闭目寻找停滞在不同位置的患肢的不同部位，多次重复直至找准，促进患者本体感觉的恢复。

8. 上肢运动感觉功能的训练可通过各种材料对患者肢体末梢的感觉刺激，提高中枢神经的感知能力。

9. 通过患侧上肢的负重训练改善上肢的感觉和运动功能。

10. 心理护理：感觉障碍常使患者缺乏正确的判断而产生紧张、恐惧心理或烦躁情绪，严重影响患者的运动能力和兴趣，应关心、体贴患者，主动协助日常生活活动；多与患者沟通，取得患者信任，使其正确面对，积极配合治疗和训练。

（六）躯体移动障碍

【目标】

患者病情得到及时控制，躯体活动障碍较轻或者无进展。

【护理措施】

1. 生活护理：可根据 Barthel 指数评分确定患者的日常生活活动能力，并根据自理程度给予相应的协助。

（1）卧床及瘫痪患者应保持床单位整洁、干燥、无渣屑，减少对皮肤的机械性刺激。

（2）瘫痪患者用气垫床或按摩床，抬高患肢并协助被动运动，必要时对骶尾部及足跟等部位给予减压贴保护，预防压力性损伤。

（3）指导下肢踝泵运动，观察有无下肢肿胀及疼痛，积极预防下肢静脉血栓形成。

（4）帮助患者建立舒适卧位，协助定时翻身、拍背。

（5）患者需在床上大、小便时，为其提供方便的条件、隐蔽的环境和充足的时间。

（6）指导患者学会和配合使用便器，使用时注意勿拖拉和用力过猛，以免损伤皮肤。

（7）鼓励和帮助患者摄取充足的水分和均衡的饮食，养成定时排便的习惯，便秘者可适当运动和按摩下腹部，促进肠蠕动保持大便通畅。

（8）每天口腔护理 2～3 次，保持口腔清洁。

（9）提供特殊的餐具、牙刷、衣服等，方便和协助患者洗漱、进食、如厕、沐浴和穿脱衣服等，增进舒适感和满足患者基本生活需求。

2. 安全护理：重点是防止坠床和跌倒，确保安全。

（1）床铺高度适中，应有保护性床挡。

（2）呼叫器和经常使用的物品应置于床头患者伸手可及之处。

（3）运动场所宽敞、明亮，无障碍物阻挡，建立"无障碍通道"。

（4）走廊、厕所安装扶手，以方便患者起坐、扶行。

（5）地面保持平整干燥，防湿、防滑，去除门槛。

（6）患者最好穿防滑软橡胶底鞋，穿棉布衣服，衣着应宽松。

（7）不要与患者在行走时擦身而过或在其面前穿过，同时避免突然呼唤患者，以免分散其注意力。

（8）上肢肌力下降的患者不要自行打开水或用热水瓶倒水，防止烫伤。

（9）行走不稳或步态不稳者，选用三角手杖等合适的辅助具，并有人陪伴，防止受伤。

3. 心理护理

（1）给患者提供有关疾病、治疗及预后的可靠信息。

（2）关心、尊重患者，多与患者交谈，鼓励患者表达自己的感受，指导克服焦躁、悲观情绪，适应患者角色的转变。

（3）避免任何不良刺激和伤害患者自尊的言行，尤其在协助患者进食、洗漱和如厕时不要流露出厌烦情绪。

（4）正确对待康复训练过程中患者所出现的诸如注意力不集中、缺乏主动性、畏难、悲观及急于求成心理等现象，鼓励患者克服困难，摆脱对照顾者的依赖心理，增强自我照顾能力与自信心。

（5）营造和谐的亲情氛围和舒适的休养环境，建立医院、家庭、社区协助支持系统。

（七）躯体移动障碍：脑梗死

【目标】

患者能掌握肢体功能锻炼的方法并主动配合进行肢体功能的康复训练，躯体活动能力逐步增强。

【护理措施】

1. 生活护理、安全护理及心理护理：参见本节（六）"躯体移动障碍"的护理。

2. 用药护理

（1）溶栓药物：应遵循患者进入医院到溶栓给药时间不超过 60 min 的原则，快速完成用药前准备，建立单独静脉通道输注溶栓药物，遵医嘱给药。

1）密切观察病情，如出现严重头痛、血压骤升、恶心、呕吐，或意识水平、言语、肌力等神经功能恶化表现，应立即询问医师是否停用溶栓药物，并做好再次行 CT 检查的准备。

2）观察有无口鼻腔、呼吸道、消化道、皮肤、黏膜出血等表现，发现异常应及时报告医师处理。

（2）20% 甘露醇：选择较粗大的静脉给药。

1）保证药物能快速静滴（125～250 ml 在 15～30 min 滴完），注意观察用药后患者的尿量和尿液颜色，准确记录 24 h 出入量。

2）定时复查尿常规、血生化和肾功能，观察有无药物结晶阻塞肾小管所致少尿、血尿、蛋白尿及血尿素氮升高等急性肾损伤的表现。

3）观察有无脱水速度过快所致头痛、呕吐、意识障碍等低颅压综合征的表现，并注意与高颅压进行鉴别。

（八）潜在并发症：脑卒中

【目标】

1.患者未发生并发症或发生并发症能及时发现或处理。

2.患者或家属掌握并发症发生原因及预防措施。

【护理措施】

1.评估患者及其家属对疾病认知程度并介绍疾病发生病因、危险因素、症状等。

2.选择低盐、低脂、足量蛋白质和丰富维生素饮食，忌食辛辣、油炸食物，避免暴饮暴食，戒烟限酒。

3.注意劳逸结合，保持心态平衡、情绪稳定。

4.积极治疗原发疾病，遵医嘱用药，注意观察药物疗效及不良反应。

5.严密观察患者病情变化，出现肢体麻木、无力、眩晕、复视等立即汇报医师，及时处理。

（九）潜在并发症：脑疝

【目标】

配合药物治疗，预防脑疝发生，发生脑疝时能及时识别。

【护理措施】

1.密切观察瞳孔、意识、体温、脉搏、呼吸、血压等生命体征。

2.患者出现剧烈头痛、喷射性呕吐、烦躁不安、血压升高、脉搏减慢、意识障碍进行性加重、双侧瞳孔不等大、呼吸不规则等脑疝的先兆表现时，应立即报告医师。

3. 为患者吸氧并迅速建立静脉通道。

4. 遵医嘱快速静脉滴注 20% 甘露醇或静脉注射呋塞米，20% 甘露醇 125～250 ml 应在 15～30 min 滴完，避免药物外渗。

5. 注意甘露醇的致肾衰竭作用，观察尿量和尿液颜色，定期复查血生化、肾功能。

6. 备好气管切开包、脑室穿刺引流包、呼吸机、监护仪和抢救药品等。

（十）潜在并发症：上消化道出血

【目标】

预防上消化道出血，发生出血时能及时发现。

【护理措施】

1. 观察患者有无恶心、上腹部疼痛、饱胀、呕血、黑便、尿量减少等症状和体征。

2. 胃管鼻饲的患者，每次鼻饲前先抽吸胃液，并观察其颜色，如为咖啡色或血性，提示发生出血。

3. 观察患者大便的量、颜色和性状，进行大便隐血试验以及时发现小量出血。

4. 观察患者有无面色苍白、口唇发绀、皮肤湿冷、烦躁不安、尿量减少、血压下降等失血性休克的表现，如有则配合抢救，迅速建立静脉通道，遵医嘱补充血容量、纠正酸中毒、应用血管活性药物和 H_2 受体拮抗药或质子泵抑制药。

5. 告知患者和家属上消化道出血的原因；安慰患者，消除紧张情绪，创造安静舒适的环境，保证患者休息。

6. 遵医嘱禁食，出血停止后给予清淡、易消化、无刺激性、营养丰富的温凉流质饮食，少食多餐，防止胃黏膜损伤及加重出血。

7. 遵医嘱应用 H_2 受体拮抗药以减少胃酸分泌。冰生理盐水 + 去甲肾上腺素胃管注入止血，枸橼酸铋钾口服保护胃黏膜等。观察药物的疗效和不良反应。

（十一）潜在并发症：再出血

【目标】

预防蛛网膜下腔出血，发生出血时能及时发现。

【护理措施】

1. 强调绝对卧床 4～6 周并抬高床头 15°～20°，告知患者和家属绝对卧床休息

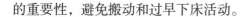

的重要性，避免搬动和过早下床活动。

2. 保持病室安静、舒适，避免不良的声、光刺激，严格限制探视，治疗和护理活动集中进行。

3. 经治疗护理 1 个月左右，患者症状好转、头部 CT 检查证实出血基本吸收或 DSA 检查没有发现颅内血管病变者，可遵医嘱逐渐抬高床头、床上坐位、下床站立和适当活动。

4. 告知患者和家属避免导致血压和颅内压升高，进而诱发再出血的各种危险因素，如精神紧张、情绪激动、剧烈咳嗽、用力排便、屏气等，必要时遵医嘱应用镇静药、缓泻药等药物。

5. 病情监测：蛛网膜下腔出血再出血发生率较高。

（1）颅内动脉瘤发病后 24 h 内再出血的风险最大，累计再出血率于病后 14 d 为 20%～25%，1 个月时为 30%。

（2）密切观察患者在症状、体征好转后，有无再次剧烈头痛、恶心、呕吐、意识障碍加重、原有局灶症状和体征重新出现等表现，发现异常及时报告医师处理。

（3）入院时已出现昏迷、高龄、女性、收缩压超过 170 mmHg 的患者发生再出血的风险较大，护理时应特别注意。

（十二）有窒息的危险：癫痫发作

【目标】

1. 患者未发生窒息或发生时及时发现或处理。

2. 患者或家属掌握疾病的发生诱因及预防措施。

【护理措施】

1. 保持呼吸道通畅，置患者于头低侧卧位或平卧位头偏向一侧。

2. 松开领带和衣扣，解开腰带。

3. 取下活动性义齿，及时清除口腔和鼻腔分泌物。

4. 必要时备好床旁吸引器和气管插管或气管切开包。

5. 密切观察生命体征及意识、瞳孔变化，注意发作过程中有无心率增快、血压升高、呼吸减慢或暂停、瞳孔散大、牙关紧闭、大小便失禁等。

6. 观察并记录发作的类型、发作频率与发作起始和持续时间。

7. 观察发作停止后患者意识完全恢复的时间，有无头痛、疲乏及行为异常。

（十三）有受伤的危险：癫痫

【目标】

1.患者或家属掌握疾病发生诱因及预防措施。

2.患者未发生受伤或发生时及时发现或处理。

【护理措施】

1.发作期安全护理

（1）告知患者有前驱症状时立即平卧，采取保护措施。

（2）当活动状态发作时，迅速脱离危险环境如火源、水源等，并移开易造成伤害的物品，防止患者受伤。

（3）保持呼吸道通畅：松开衣领，取下领结、腰带等造成约束的外在因素，取下活动性义齿，将患者头偏向一侧，使口腔分泌物自行流出，及时清理口腔分泌物及痰液，防止分泌物误入气道，防窒息的发生，必要时建立人工气道。

（4）体位管理：癫痫发作时，将患者放到床上或就地平面上，取头低侧卧位或平卧位，并将头偏向一侧；在其头部下放置软物，防止患者因抽搐而伤及头部。

（5）预防舌咬伤，不要将任何坚硬物品放入患者口中。

（6）病情观察：密切观察并记录发作的类型、频率、起始及持续时间；观察发作停止后患者意识完全恢复的情况，有无头痛、疲乏及行为异常等。关注生命体征及意识、瞳孔变化，注意发作过程中有无心率增快、血压升高、呼吸减慢或暂停、瞳孔散大、牙关紧闭、大小便失禁等。

（7）癫痫发作时禁忌

1）患者抽搐时，不可强行按压其肢体，以免造成韧带撕裂、关节脱臼，甚至骨折等损伤。不要指掐人中穴，不要强行给其喂水、喂食、喂药。

2）癫痫持续状态、极度躁动或发作停止后意识恢复过程中，有短时躁动的患者，应由专人守护，加保护性床挡。

2.发作间歇期安全护理

（1）给患者创造安全、安静的休养环境，保持室内光线柔和、无刺激。

（2）将患者安置在带床挡的病床。

（3）床旁桌上不放置热水瓶、玻璃杯等危险物品。

（4）对于有癫痫发作史并有外伤史的患者，随时提醒患者、家属及医护人员做好防止发生意外的准备。

3. 用药护理：癫痫患者需要遵医嘱长期甚至终身用药，少服或漏服药物是诱发癫痫持续状态最重要的危险因素，故应在医师指导下用药、增减剂量或停药。用药前进行血、尿常规和肝、肾功能检查，用药期间注意监测血药浓度、观察药物疗效并遵医嘱定期复查相关项目，及时发现肝损伤、神经系统损害、智能和行为改变等严重不良反应。

（十四）有受伤的危险：眩晕

【目标】

能够正确应对眩晕发作，不发生跌倒、受伤等意外。

【护理措施】

1. 患者出现头晕、身体不适或不稳感等先兆症状时应平卧休息；急性发作期应固定头部，不宜搬动。

2. 眩晕发作期间不要独自如厕、沐浴或接触热水瓶、茶杯等，以防跌倒、坠床和烫伤。

3. 平时枕头不宜太高（以 15°～20° 为宜），避免突然变换体位（突然起坐、站立或突然从站立位到卧位）。

4. 仰头、低头或头部转动时应动作缓慢且转动幅度不宜太大，以防诱发。

5. 慢性眩晕患者积极治疗原发病，预防直立性低血压、低血糖。

6. 提醒服用多种药物的老年患者注意遵医嘱正确服药。

7. 慢性眩晕或复发性眩晕患者，平时应备好前庭抑制药物。

（十五）尿潴留／尿失禁：急性脊髓炎、多发性硬化

【目标】

1. 患者未发生尿潴留或尿潴留症状解决。

2. 患者未发生尿失禁或尿失禁症状解决。

【护理措施】

1. 急性脊髓炎患者早期有脊髓休克，常出现尿潴留，患者无膀胱充盈感，可出现充盈性尿失禁。

2. 进入恢复期后，患者感觉障碍平面逐渐下降，膀胱容量开始缩小，尿液充盈到 300～400 ml 时即自动排尿，称反射性神经源性膀胱。

3.护士应观察排尿的方式、次数、频率、时间、尿量与颜色，了解排尿是否困难，有无尿路刺激征。

4.检查膀胱是否膨隆，区分是尿潴留还是充盈性尿失禁。

5.保持床单位整洁、干燥，保护会阴部和臀部皮肤免受尿液刺激，必要时体外接尿或留置导尿管。

6.严格无菌操作，定期更换导尿管和无菌接尿袋，每天进行尿道口的清洗、消毒，防止逆行感染。

7.对于需要长期留置导尿的患者可采用间歇性导尿。

8.每天评估留置导尿的必要性，当膀胱功能恢复，残余尿量少于100 ml时不再导尿，以防膀胱挛缩，体积缩小。

9.鼓励患者多喝水，2 500～3 000 ml/d，以稀释尿液，促进代谢产物的排泄。

10.拔除留置导尿管前无须夹闭导尿管。

（十六）自理能力缺陷：重症肌无力

【目标】

全身肌无力致运动、语言等障碍有关。

【护理措施】

1.指导患者充分休息，活动宜选择清晨、休息后或肌无力症状较轻时进行，并应自我调节活动量，以不感到疲劳为原则。

2.评估患者日常生活活动能力，症状明显时，协助患者进行洗漱、进食、穿衣、个人卫生等生活活动。

3.鼓励患者做力所能及的事情，尽量生活自理。

4.患者常有咀嚼无力、吞咽困难，要调整饮食计划，安排患者在用药后15～30 min药效强时进流质饮食，必要时鼻饲。

5.给予高维生素、高蛋白、高热量、富含营养的食物，必要时遵医嘱静脉营养。

6.鼓励患者采取有效方式向医护人员和家属表达自己的需求，耐心倾听患者的表述。为存在构音障碍的患者提供纸、笔、画板等交流工具。

（高洪梅）

第三章

外科疾病常见护理诊断及问题

一、外科通用

（一）术后不适：腹胀

【目标】

术后肠蠕动恢复正常，肛门排气、排便，腹胀不适程度减轻。

【护理措施】

1. 评估腹胀发生原因。

2. 术前根据手术类型做好消化道准备。

3. 术后根据病情做好饮食指导。

4. 协助患者多翻身，下床活动。

5. 遵医嘱使用促进肠蠕动的药物。

6. 遵医嘱采取胃肠减压、肛管排气或高渗溶液低压灌肠等措施。

7. 非手术治疗不能改善者，配合医师做好再次手术的准备。

（二）术后不适：恶心、呕吐

【目标】

术后不适程度减轻。

【护理措施】

1. 呕吐时，头偏向一侧，及时清除呕吐物。

2. 使用镇痛泵者，遵医嘱暂停使用。

3. 使用针灸治疗，或遵医嘱给予止吐药物、镇静药物及解痉药物。

4. 持续性呕吐者，应查明原因并处理。

（三）术后不适：疼痛

【目标】

患者主诉疼痛减轻或缓解。

【护理措施】

1. 观察患者疼痛的时间、部位、性质和规律。

2. 鼓励患者表达疼痛的感受，简单解释切口疼痛的规律。

3. 尽可能满足患者对舒适的需要，如协助变换体位，减少压迫等。

4. 指导患者正确运用非药物镇痛方法，减轻机体对疼痛的敏感性，如分散注意力等。

5. 大手术后 1～2 d，可持续使用自控镇痛泵进行镇痛。

6. 遵医嘱给予镇静、镇痛药等。

7. 在指导患者开展功能活动前，告知其早期活动的重要性时，还要根据患者的身体状况，循序渐进地指导其开展功能活动。

（四）头痛：腰麻

【目标】

患者头痛症状减轻或消失。

【护理措施】

1. 观察头痛的部位和性质。

2. 麻醉时采用细穿刺针，提高穿刺技术，避免反复穿刺，缩小针刺裂孔。

3. 保证围术期输入足量液体，防止脱水。

4. 术后应常规去枕平卧 6～8 h。

5. 一旦出现头痛

（1）平卧休息，每日补液或饮水 2 500～4 000 ml。

（2）遵医嘱给予镇痛或地西泮类药物。

（3）用腹带捆紧腹部。

（4）必要时采用硬膜外自体血充填疗法。

（五）深静脉栓塞

【目标】

患者未发生深静脉栓塞或发生深静脉栓塞后得到及时发现和处理。

【护理措施】

1. 预防

（1）鼓励患者术后早期下床活动。

（2）卧床期间进行肢体的主动和被动运动。

（3）按摩下肢比目鱼肌和腓肠肌，促进血液循环。

（4）术后穿弹力袜以促进下肢静脉回流。

（5）对于血液处于高凝状态者，可遵医嘱预防性口服小剂量阿司匹林或复方丹参片。

2. 处理

（1）严禁经患肢静脉输液及局部按摩，以防血栓脱落。

（2）抬高患肢、制动，局部 50% 硫酸镁湿敷，配合理疗和全身性抗生素治疗。

（3）遵医嘱静脉输注低分子右旋糖酐和复方丹参溶液，以降低血液黏滞度，改善微循环。

（4）血栓形成 3 d 内，遵医嘱使用溶栓剂及抗凝剂进行治疗。

（六）压力性损伤

【目标】

患者未发生压力性损伤或发生压力性损伤后得到及时发现和处理。

【护理措施】

1. 预防

（1）定时翻身，每 2 小时翻身 1 次。

（2）正确使用石膏、绷带及夹板。

（3）保持患者皮肤及床单位清洁干燥，使用便盆时协助患者抬高臀部。

（4）协助并鼓励患者坚持每日进行主动或被动运动，鼓励早期下床。

（5）给予营养支持。

2. 处理

（1）去除致病原因。

（2）小水疱未破裂可自行吸收；大水疱在无菌操作下用注射器抽出疱内液体，再用无菌敷料包扎。

（3）浅度溃疡用透气性好的保湿敷料覆盖；坏死溃疡者，清洁创面、去除坏死组织，保持引流通畅。

（七）排尿型态改变：留置导尿管

【目标】

1. 患者能正视现实，配合治疗与护理。

2. 患者恢复正常的排尿型态，排尿通畅。

【护理措施】

1. 观察记录尿液的量、性质、颜色。

2. 严格执行无菌操作，保持尿液引流系统的密封性。

3. 妥善固定导管，保持引流通畅，避免受压、扭曲、堵塞。

4. 保持尿道口清洁，定期更换导尿管及引流袋，及时排空引流袋或造口袋。

5. 活动时引流袋应固定于膀胱水平以下，防止尿液逆流。

6. 可采取间歇式夹管方式训练膀胱反射功能，监测膀胱膨胀情况，尽快拔除尿管。

7. 病情允许者，鼓励患者多饮水，每日在2 000 ml以上，防止尿路感染和结石的形成。

（八）潜在并发症：尿潴留

【目标】

患者掌握排尿技巧，恢复正常的排尿型态，排尿通畅。

【护理措施】

1. 评估尿潴留诱发因素。

2. 提供隐蔽的排尿环境，适当调整治疗和护理时间。

3. 调整体位和姿势，尽可能地使患者以习惯姿势排尿，需绝对卧床休息或手术患者，应事先有计划地训练床上排尿。

4. 利用条件反射诱导排尿，如听流水、温水冲洗会阴部或下腹部热敷等诱导排尿。

5. 遵医嘱使用药物、针灸治疗，刺激排尿。

6. 如病情允许，可手压膀胱协助排尿。切不可强力按压，以防膀胱破裂。

7. 与患者加强沟通，安慰患者，减轻其焦虑紧张情绪。

8. 讲解尿潴留有关知识，避免尿潴留诱发因素，指导患者养成定时排尿习惯，勤排尿，不憋尿，避免尿路感染。

9. 必要时遵医嘱留置导尿，一次放尿不超过 1 000 ml，做好留置导尿护理。

（九）泌尿系统并发症：泌尿系统感染

【目标】

患者未发生泌尿系统感染或发生泌尿系统感染后得到及时发现和处理。

【护理措施】

1. 留置导尿管者，严格遵守无菌原则。

2. 鼓励患者多饮水，保持尿量 1 500 ml/d 以上。

3. 观察尿液，留取尿标本并及时送检，根据尿培养及药物敏感试验结果选用有效抗生素控制感染。

（十）术后不适：发热

【目标】

体温恢复正常或发热得到及时处理。

【护理措施】

1. 评估监测体温及伴随症状。

2. 及时检查切口部位有无红、肿、热、痛或波动感。

3. 遵医嘱应用退热药物或（和）物理降温。

4. 完善血培养、切口分泌物涂片等相关辅助检查，遵医嘱落实治疗措施。

（十一）术后出血：胸腹腔手术后

【目标】

患者不发生术后出血或发生出血后能及时发现和处理。

【护理措施】

1. 严密观察患者生命体征、手术切口，伤口敷料情况，有异常通知医师。

2. 未放置引流管者，评估有无低血容量休克早期表现：如烦躁、心动过速、血压下降、尿量减少、中心静脉压低等。

3. 保持引流通畅，观察引流液的性状、量、颜色变化，及早发现早期胸腔内、腹腔内出血。

4. 协助医生及时更换切口敷料、加压包扎等措施。

5. 一旦发生，加快输液速度，注意保暖。

6. 遵医嘱应用止血药、输血或血浆，做好再次手术止血准备。

（十二）呼吸系统并发症：肺部感染

【目标】

患者术后并发症得以预防，或得到及时发现和处理

【护理措施】

1. 保持病室适宜温度、湿度，维持每日液体摄入量在 2 000～3 000 ml。

2. 术后卧床期间鼓励患者每小时重复做深呼吸 5～10 次，协助其翻身、叩背，促进气道内分泌物排出。

3. 教会患者保护切口和有效咳嗽、咳痰的方法。

4. 协助患者取半卧位，病情许可尽早下床活动。

5. 痰液黏稠者，遵医嘱予以雾化吸入。

6. 遵医嘱应用抗生素及祛痰药物。

（十三）呼吸系统并发症：肺栓塞

【目标】

患者术后并发症得以预防，或得到及时发现和处理。

【护理措施】

1. 密切监测生命体征，绝对卧床休息。

2. 遵医嘱合理使用溶栓和抗凝药物治疗。

3. 呼吸支持，给予吸氧，必要时予以气管插管及机械通气。

4. 适当给予镇静镇痛药物缓解患者的焦虑和恐惧症状。

（十四）焦虑/恐惧

【目标】

患者情绪平稳，能配合各项检查和治疗、手术。

【护理措施】

1. 通过适当沟通技巧，取得患者信任，为患者营造一个安全、舒适的术前环境。

2. 耐心解释手术必要性，介绍医院技术水平及手术成功案例，增强患者对治疗成功的信心，动员患者社会支持系统，使其感受到关心重视。

3. 加强巡视，建立相互信任的护患关系，鼓励患者说出自身想法，明确其心理状态，给予适当的解释和安慰；满足其合理需要。

4. 帮助患者认识疾病、手术的相关知识及术后用药的注意事项，掌握术后配合技巧及康复知识，使患者对手术的风险及可能出现的并发症有足够的认识和心理准备。

（十五）潜在并发症：切口感染

【目标】

患者未发生并发症或并发症得到及时发现和处理。

【护理措施】

1. 监测体温变化，关注血常规 +C 反应蛋白（CRP），如有异常及时汇报主管医师。

2. 保持切口敷料清洁干燥，如有污染，及时更换。

3. 观察切口有无红、肿、热、痛、渗血、渗液、波动感等情况，如有异常及时汇报主管医师。

4. 严格遵守无菌操作原则，操作前后做好手卫生。

5. 加强营养支持，增强患者抗感染能力。

6. 遵医嘱合理应用抗生素。

7. 感染早期遵医嘱给予局部理疗，配合医师清理伤口。

8. 如需二次缝合，做好术前准备。

（十六）CO_2 气腹相关并发症：腔镜微创手术后

【目标】

患者未发生并发症，或并发症得到及时发现和处理。

【护理措施】

1. 术后 6 h 取半卧位。

2. 监测呼吸和血氧饱和度，保持呼吸道通畅，低流量吸氧，以提高血氧浓度。

3. 指导患者做深呼吸。

4. 皮下气肿者取半卧位，症状轻者延长吸氧时间，症状严重者须及时报告医师，准备穿刺排气用物。

5. 必要时作血气分析，纠正酸中毒。

（十七）潜在并发症：穿刺点局部血肿

【目标】

患者未发生并发症或并发症得到及时发现与处理。

【护理措施】

介入栓塞治疗术后穿刺点加压包扎，患者卧床休息 24 h，术侧髋关节制动 6 h。

（杨雪飞）

二、外科休克

（一）气体交换受损：外科休克

【目标】

呼吸道通畅，呼吸平稳，血气分析结果维持在正常范围内。

【护理措施】

1. 保持呼吸道通畅，及时清除呼吸道分泌物。神志淡漠或昏迷者，将头偏向一侧，

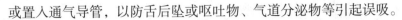

或置入通气导管，以防舌后坠或呕吐物、气道分泌物等引起误吸。

2.病情允许情况下，鼓励患者进行深呼吸训练，协助叩背并进行有效咳嗽、咳痰，气管插管或气管切开者应及时吸痰。

3.定时观察呼吸音变化，协助患者进行双上肢和胸廓运动，以促进肺扩张。

4.常规给氧，如出现严重呼吸困难，协助医师进行气管插管或气管切开，尽早使用呼吸机辅助呼吸。

5.观察呼吸频率、节律、深度，动态监测动脉血气分析，了解缺氧程度及呼吸功能。

（二）组织灌注量改变：低血容量性休克、创伤性休克

【目标】

有效循环恢复，组织灌注不足得到改善。

【护理措施】

1.迅速建立静脉通道，补充血容量，合理补液。

2.取休克体位，改善重要脏器血液供应。

3.准确记录 24 小时出入液量。其中尿量是反应循环灌注的重要指标。

4.根据医嘱合理使用血管收缩剂和扩张剂，保证重要脏器血供。

5.严格查对血管活性药物名称、用法、用量，应从低浓度、慢速度开始，最好用输液泵控制滴速，并根据血压及时调整药物的浓度和速度，应用心电监护仪监测血压。

6.强心药物使用过程中注意观察心率、心律及药物副作用。

7.避免药物外渗。

8.停药时逐渐降低药物浓度、减慢速度后撤除，以防突然停药引起血压较大波动。

（三）体液不足：外科休克

【目标】

患者体液维持平衡，表现为生命体征平稳、面色红润、四肢温暖、尿量正常。

【护理措施】

1.建立两条及以上静脉输液通道。

2.合理补液，原则为及时、快速、足量、先晶后胶，纠正酸碱平衡失调。

3.根据患者的临床表现、心肺功能、特别是动脉血压及中心静脉压（CVP）等进

行综合分析，合理安排及调整补液的速度和量。

4.定时监测患者的生命体征、意识、面色、肢端温度及色泽、CVP、尿量及尿比重等指标的变化，以判断补液量和效果。

5.记录 24 h 出入液量。

6.减少受伤危险，建立安全活动模式并加强安全防护。

7.提供心理支持，减轻精神上不安、焦虑、恐惧。

（四）有感染的危险：外科休克

【目标】

患者未发生感染或感染后被及时发现并处理。

【护理措施】

1.严格按照无菌原则进行各项护理操作。

2.预防肺部感染，避免患者误吸，必要时遵医嘱给予超声雾化吸入。

3.加强留置导尿管的护理，预防泌尿系统感染。

4.有创面或伤口者，应及时更换敷料，保持创面或伤口清洁干燥。

5.遵医嘱合理应用有效抗生素。

6.提供合理的营养支持，增强机体抵抗力。

（五）有体温失调危险：外科休克

【目标】

体温维持正常。

【护理措施】

1.观察体温变化。

2.采用加盖被子或调高室温等方法，禁忌用热水袋或电热毯提高体表温度。

3.高热时遵医嘱采取物理或药物等方法降温。

4.保持病房合适温、湿度，定时通风。

5.输入库存血时，应置于常温下复温，或使用加温泵输入，以免造成体温降低。

（六）组织灌注量改变：感染性休克

【目标】

患者有效循环血量恢复，组织灌注不足得到改善。

【护理措施】

1. 尽早处理原发病灶，合理使用抗生素控制感染。

2. 补充血容量。

3. 补液期间监测 CVP 调节输液的量和速度。

4. 纠正酸碱平衡失调。

5. 氧疗，监测血氧饱和度、末梢血液循环情况。

6. 遵医嘱应用心血管活性药物，注意用药期间血压变化。

7. 遵医嘱应用糖皮质激素。

8. 正确采集血标本。

（杨雪飞）

三、外科营养支持

（一）有胃肠动力失调的危险：肠内营养

【目标】

患者接受肠内营养期间能维持正常的排便型态，未出现腹胀或腹泻。

【护理措施】

1. 输注时应循序渐进，用肠内营养专用输注泵控制速度为佳。

2. 输注时保持营养液接近体温，室温较低时可使用恒温加热器。

3. 营养液现配现用，配制时遵守无菌操作原则，每日更换输注管或专用泵管，暂不用时置于 2～8 ℃冰箱保存，24 h 用完。

4. 注意有无腹泻、腹胀、恶心、呕吐等胃肠道不耐受症状并查明原因，针对性采取措施或遵医嘱应用胃肠动力药物。

5. 对乳糖不耐受者，应改用无乳糖配方营养制剂。

6. 如伴有低蛋白血症，遵医嘱输注白蛋白或血浆，以减轻肠黏膜组织水肿导致的腹泻。

（二）有皮肤完整性受损的危险：肠内营养

【目标】

患者未发生黏膜、皮肤的损伤。

【护理措施】

1. 选择细软材质的喂养管，保持各导管固定妥善，避免压迫皮肤。

2. 用油膏涂拭鼻黏膜起润滑作用，防止鼻咽部黏膜长期受压而产生溃疡。

3. 保持造瘘口周围皮肤清洁干燥。

（三）潜在并发症：感染

【目标】

患者未发生与肠内营养支持相关的感染或感染得到及时发现和处理。

【护理措施】

1. 防止胃内容物潴留及返流，预防吸入性肺炎发生。

2. 营养液现配现用，配置时遵守无菌操作原则，每日更换输注管或专用泵管，暂不用时置于 2～8 ℃冰箱保存。

3. 做好口腔护理，保持口腔清洁。

4. 若患者突然出现腹痛、造瘘管周围渗出或腹腔引流管引流出类似营养液的液体，立即通知医师，尽可能协助清除或引流出渗漏的营养液。

5. 遵医嘱合理应用抗生素，避免继发性感染或腹腔脓肿。

（四）潜在并发症：置管相关并发症

【目标】

患者未发生并发症或发生并发症得到及时发现和处理。

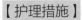

【护理措施】

1. 掌握静脉导管留置技术，遵循静脉治疗临床实践指南规范。

2. 妥善固定静脉导管，防止导管扭曲、移位，每班查看体外导管长度，确保输注装置、接头紧密连接。

3. 在静脉穿刺置管、输液、更换输液瓶（袋）、冲管及导管拔除过程中，应严格遵守操作流程，防止空气进入血液，引发空气栓塞。

4. 在应用不相溶的药物或液体前、后采用脉冲式冲管，确保导管畅通。如果导管堵塞不能再通，不可强行推注通管，应拔除或更换导管。

5. 停止输注时采用脉冲式正压封管技术，防止回血凝固致导管堵塞。

（五）潜在并发症：中心静脉导管相关感染

【目标】

患者未发生并发症或发生并发症得到及时发现和处理。

【护理措施】

1. 穿刺 24 h 后消毒置管口皮肤，更换透明敷贴并注明时间，以后每周至少更换 1 次，局部有异常时及时消毒和更换敷贴。每日更换输液管道，遵守无菌操作原则。

2. 配制过程由专人负责，在层流环境、按无菌操作技术要求进行；配制过程符合规定的程序，按医嘱将各种营养素均匀混合，添加电解质、微量元素等时注意配伍禁忌，保证混合液中营养素的理化性质保持在正常状态。

3. 营养液现配现用，不得加入抗生素、激素、升压药等；全肠外营养混合液在 24 h 内输完，暂时不用者保存于 4 ℃冰箱内，输注前 0.5～1 h 取出置室温下复温后再输。

4. 怀疑出现导管性脓毒症者，应做营养液的细菌培养及患者的血培养；更换输液袋及输液管；观察 8 h 仍不退热者，拔除静脉导管，导管尖端送培养；24 h 后仍不退热者，遵医嘱用抗生素。

（六）潜在并发症：高血糖和高渗性非酮性昏迷

【目标】

患者未发生并发症或发生并发症得到及时发现和处理。

【护理措施】

1. 观察有无血糖异常升高、渗透性利尿、脱水、电解质紊乱和神志改变等。

2. 预防：葡萄糖的输注速度应小于 5 mg/（kg·min）。

3. 一旦血糖异常升高

（1）立即报告医师，停止输注葡萄糖液或含大量糖的营养液。

（2）遵医嘱静脉输注低渗或等渗盐水，内加适量胰岛素以降低血糖。

（3）避免血浆渗透压下降过快引发急性脑水肿。

（七）有误吸危险：肠内营养

【目标】

患者未发生误吸或发生误吸的危险性降低。

【护理措施】

1. 选择合适喂养管，妥善固定，输注前确定喂养管尖段位置是否恰当。

2. 病情允许的情况下抬高床头 30°～45°，取半卧位 30～60 min。

3. 选择合适的输注途径和输注方式。

4. 经胃进行肠营养时，每次输注前及连续输注过程中评估胃内残留量，适当调整喂养量，必要时遵医嘱使用胃动力药物。

5. 加强观察，若患者突然出现呛咳、呼吸急促或咳出类似营养液的痰液时，疑有误吸可能。

6. 鼓励和刺激患者咳嗽，排出吸入物和分泌物，必要时经鼻导管或气管镜清除误吸物。

（郭霞）

四、水、电解质、酸碱平衡失调

（一）有受伤的危险：水和钠代谢紊乱、电解质代谢异常、酸碱平衡失调

【目标】

患者对受伤危险的认知程度增加，未出现受伤现象。

【护理措施】

1. 定时监测血压，告知血压偏低或不稳定者在改变体位时动作宜慢，以免因直立性低血压或眩晕而跌倒受伤。

2. 与患者及其家属共同制订活动的时间、量及形式，患者除在床上主动活动外，也可由他人协助在床上做被动运动。

3. 根据患者肌张力的改善程度，逐步调整活动内容、时间、形式和幅度，以免长期卧床导致失用性肌萎缩。

4. 移去环境中的危险物品，减少意外受伤的可能。

5. 建立安全保护措施，对定向力差及意识障碍者，加床挡保护、适当约束及加强监护等，以免发生意外。

（二）体液不足：水、钠代谢紊乱

【目标】

患者体液量恢复平衡，缺水症状和体征得到改善。

【护理措施】

1. 采取有效预防或治疗措施，积极处理原发疾病。

2. 频繁呕吐者应暂禁食，对不能进食者可鼻饲，或补充肠外营养。

3. 对已出现体液不足的患者，应根据患者病情、生理状况和各项实验室检查结果，遵医嘱及时合理补液，补液时应严格遵循定量、定性、定时的原则。

4. 低渗性脱水：正确估算安全补钠量，输注高渗盐水时应严格控制滴速。

5. 高渗性脱水：鼓励患者多饮水，正确计算补液量，补液过程中，应注意监测血清钠浓度的动态变化，必要时适量补钠。

6. 准确记录 24 h 出入液量。

7. 补液过程中严密观察补液效果，注意不良反应，如生命体征、精神状态的改善情况，缺水征象恢复程度、尿常规、血常规、血清电解质及中心静脉压等指标的变化趋势。

8. 指导患者在日常生活注意均衡饮食，每日保证足够饮水，有高热、呕吐、腹泻等情况时应及早就医治疗。

（三）活动无耐力：低钾血症

【目标】

患者肌无力改善，活动耐力增加，活动后无不适反应。

【护理措施】

1. 遵医嘱给予止吐、止泻等治疗，以减少钾的继续丢失。

2. 尽量口服补钾，同时鼓励患者多进食含钾丰富的食物。

3. 不能口服或病情较重者则考虑 10% 氯化钾溶液稀释后静脉滴注。

4. 每小时尿量 >40 ml 或每日尿量 >500 ml 时方可补钾，以免钾蓄积在体内而引起高钾血症。

5. 静脉补钾时浓度不宜超过 0.3%。

6. 成人静脉补钾的速度不宜超过 60 滴 /min。

7. 可依据血清钾降低程度，每日补钾 40 ~ 80 mmol。

8. 补钾过程中需密切观察精神状态、肌张力、腱反射、胃肠道功能等变化，动态监测血清钾浓度。

9. 快速补钾或补钾量大时应行心电监护，以保证患者的安全。

10. 长时间禁食或进食不足者以及近期有呕吐、腹泻、胃肠道引流者，应注意定期监测血清钾浓度并及时补钾，以避免发生低钾血症。

（四）低效性呼吸型态：代谢性酸中毒

【目标】

患者呼吸频率及节律恢复正常。

【护理措施】

1. 加强对患者生命体征、动脉血气分析、血清电解质等指标的监测。

2. 补充碱剂，常用 5% 碳酸氢钠溶液，但肝功能不良或乳酸酸中毒时不宜使用。

3. 在动脉血气分析监测下根据患者的 HCO_3^- 分次补碱，补碱量宜小不宜大。

4. 5% 碳酸氢钠溶液为高渗性液体，静脉输注速度不宜过快。

5. 周围静脉输注时注意防止药液外漏。

6. 纠正酸中毒时，注意补钙和补钾。

（郭霞）

五、损伤

（一）组织完整性受损：创伤

【目标】

患者伤口得以妥善处理，受损组织逐渐恢复。

【护理措施】

1. 开放性损伤根据不同的伤口情况选择不同的处理方法。

2. 软组织闭合性损伤，抬高或平放受伤肢体，12 h 内予以局部冷敷和加压包扎，伤后 12 h 起改用热敷、理疗、药物外敷等。

（1）注意观察皮下出血及血肿的变化情况。

（2）伤情稳定后鼓励患者早期活动，指导患者进行功能锻炼。

（二）潜在并发症：挤压综合征

【目标】

患者无并发症发生或并发症得到及时发现和处理。

【护理措施】

1. 观察患者有无出现肢体肿胀、疼痛、皮肤温度下降、感觉异常、弹性减弱，茶褐色尿或血尿等，有异常及时报告医师配合处理。

2. 早期患肢禁止抬高、按摩、热敷。

3. 协助医师切开、减压、清除坏死组织。

4. 遵医嘱应用碳酸氢钠及利尿药。

5. 对行腹膜透析或血液透析治疗的肾衰竭患者做好相应护理。

（三）皮肤完整性受损：烧伤

【目标】

患者烧伤创面逐渐愈合。

【护理措施】

1. 正确实施现场急救，注意保护创面，避免受压，防止创面再损伤和污染，避免有色药物涂抹，以免影响对烧伤深度的判断。

2. 包扎疗法

（1）抬高肢体并保持各关节功能位。

（2）保持敷料清洁干燥，敷料潮湿时，立刻给予更换。

（3）密切观察创面，及时发现感染征象。

（4）包扎松紧适宜，注意观察肢体末梢血液循环情况。

3. 暴露疗法

（1）严格消毒隔离制度，保持病室清洁、空气流通。

（2）定时翻身或使用翻身床，交替暴露受压创面。

（3）保持创面干燥，定时以消毒敷料吸去过多分泌物。痂下有感染，立即去痂引流。

（4）创面已结痂时注意避免痂皮裂开引起出血或感染。

（5）极度烦躁或意识障碍者，适当约束肢体，防止抓伤。

4. 植皮手术

（1）植皮术前准备：受皮区术前用生理盐水湿敷。取皮前1日剃除供皮区毛发，勿损伤皮肤，用肥皂、清水清洁皮肤。

（2）植皮术后护理：供皮区包扎或半暴露，2周后换药。受皮区包扎或暴露，保持清洁，防止受压，植皮区部分应适当固定制动。

5. 特殊部位烧伤

（1）眼部烧伤：及时用无菌棉签清除眼部分泌物，局部涂烧伤膏或用烧伤纱布覆盖加以保护，以保持局部湿润。

（2）耳部烧伤：及时清理流出的分泌物，耳周部烧伤应用无菌纱布铺垫，尽量避免侧卧。

（3）鼻烧伤：及时清理鼻腔内分泌物及痂皮，鼻黏膜表面涂烧伤膏以保持局部湿润、预防出血，合并感染者用抗菌药液滴鼻。

（4）会阴部烧伤：多采用暴露疗法。及时清理创面分泌物，保持创面干燥、清洁，在严格无菌操作下留置导尿管，并每日行会阴冲洗及膀胱冲洗，预防尿路及会阴部感染。

（四）有窒息的危险：烧伤

【目标】

患者呼吸道通畅，呼吸平稳。

【护理措施】

1. 及时清除呼吸道分泌物，鼓励患者深呼吸、用力咳嗽、咳痰，必要时吸痰。

2. 密切观察呼吸情况，积极做好气管插管或气管切开术的准备，并注重术后护理。在保证气管套管固定良好的情况下加强气道湿化、雾化。

3. 中重度吸入性损伤患者，可根据吸入性损伤病理生理改变过程进行分阶段、精细化气道护理。

4. 给氧：一般采用鼻导管或面罩给氧，氧浓度 40% 左右，氧流量 4～5 L/min。

5. 合并一氧化碳中毒者可给高浓度氧或纯氧吸入，有条件者应积极采用高压氧治疗。

（五）有感染的危险：烧伤

【目标】

患者未发生感染。

【护理措施】

1. 遵医嘱应用抗生素，观察全身情况及创面变化，警惕创面感染，全身感染的发生。

2. 及时诊断创面是否有真菌感染。

3. 严格执行感染控制措施，如单独隔离病房，手卫生、严格无菌操作等。

4. 定期检测创面微生物谱及对抗生素敏感性，以及院内感染病原微生物种类变化趋势。

5. 营养支持：根据患者情况选择肠内或肠外补充营养，尽可能选择肠内营养，促使肠黏膜屏障修复。

（六）体液不足：烧伤

【目标】

患者生命体征平稳，平稳度过休克期。

【护理措施】

1. 轻度烧伤者：口服淡盐水或烧伤饮料。

2. 重度烧伤者

（1）迅速建立 2～3 条能快速输液的静脉通道，以保证各种液体及时输入。

（2）遵循"先晶后胶，先盐后糖，先快后慢"的输液原则合理安排输液种类和速度，以尽早恢复有效循环血量。

（3）根据动脉血压、中心静脉压、心率、尿量、末梢循环、精神状态等判断液体复苏的效果。

（郭霞）

六、肿瘤

（一）焦虑与恐惧：恶性肿瘤

【目标】

焦虑、恐惧程度减轻。

【护理措施】

1. 鼓励家属给予情感上的支持和生活上的关心，使之有安全感。

2. 通过交谈和沟通尽量诱导患者表达自身的感受和想法，纠正其认知错误，教育和引导患者正视现实。

3. 维护患者的自尊，兼顾身心需要，提供心理护理。

4. 对抑郁期患者，给予更多关爱和抚慰，满足其各种需求。

5. 加强交流，了解并满足其需求，尽可能提高其生活质量。

（二）营养失调：低于机体需要量　恶性肿瘤

【目标】

营养状况得以维持或改善。

【护理措施】

1. 全面了解患者的体质、营养状况和进食情况，积极纠正营养失调。

2. 伴疼痛或恶心不适者，餐前可适当用药物控制症状。

3. 鼓励患者增加蛋白质、碳水化合物和维生素的摄入。

4. 手术患者术后能经口进食者鼓励尽早进食，并给予易消化且富有营养的饮食。根据患者肠道功能恢复情况采取肠内营养或肠外途径供给患者所需能量和营养素。

5. 康复期患者少食多餐、循序渐进恢复饮食。

（三）潜在并发症：腹泻

【目标】

患者未发生并发症或发生并发症得到及时发现和处理。

【护理措施】

1. 观察腹痛及排便情况，及时发现不良反应。

2. 遵医嘱用药并给予相应护理措施。

3. 饮食以易消化、低纤维食物为主，鼓励多饮水。

（四）潜在并发症：出血

【目标】

患者未发生并发症或发生并发症得到及时发现和处理。

【护理措施】

1. 观察血常规变化，注意有无皮肤瘀斑、牙龈出血、血尿、血便等全身出血倾向。

2. 监测血小板计数，必要时避免外出、限制活动或绝对卧床休息。

3. 协助做好生活护理、注意安全、避免受伤。

4. 监测患者生命体征和神志变化。

5. 尽量避免肌内注射及用硬毛牙刷刷牙。

（五）潜在并发症：静脉炎

【目标】

患者未发生并发症或发生并发症得到及时发现和处理。

【护理措施】

1. 评估患者病情、治疗方案及血管情况，通常经深静脉或中心静脉置管给药。

2. 根据药物性质选用适宜的溶媒稀释。

3. 合理安排给药顺序。

4. 注意保护静脉，妥善固定针头，防止药液外渗。

5. 一旦发生药物外渗，及时停止药物输注，使用注射器回抽外渗药液，根据药物特性，相应选择冷敷、热敷、局部封闭治疗等措施。

（六）潜在并发症：感染

【目标】

患者未发生并发症或并发症得到及时发现和处理。

【护理措施】

1. 遵医嘱定期检查血常规，及时给予相应处理。

2. 做好保护性隔离，预防交叉感染。

3. 给予必要的支持治疗，遵医嘱应用升血细胞类药。

4. 加强病室空气消毒，减少探视，预防医源性感染。

5. 对大剂量强化化学治疗者实施严格的保护性隔离或置于层流室。

（七）有皮肤黏膜完整性受损的危险　恶性肿瘤化疗

【目标】

患者未发生皮肤黏膜受损或得到及时发现和处理。

【护理措施】

1. 禁抓挠，遵医嘱采用药物治疗。

2. 发生剥脱性皮炎者，应采取保护性隔离，局部涂氧化锌软膏，红外线照射每日2次。

3. 指导患者保持皮肤清洁、干燥、注意个人卫生，穿棉质服装。

4. 睡前及三餐后漱口。

5. 妇科肿瘤者保持肛周皮肤清洁，不用刺激性清洁用品如乙醇、肥皂等。

6. 注意休息，协助患者适当进行日常活动，保持病室整洁，创造舒适的休养环境。

（八）恶心、呕吐：恶性肿瘤化疗

【目标】

患者无不适症状或症状减轻。

【护理措施】

1. 遵医嘱化疗前给予预防性止吐药，根据呕吐轻重，给予相应止吐药。

2. 昏迷患者呕吐时头偏向一侧。鼓励患者漱口，注意口腔清洁。

3. 治疗期间少食多餐，进食营养丰富、清淡易消化流质或半流质食物，食物多样化，并多进食蔬菜水果等绿色食品。

（九）器官功能障碍：恶性肿瘤化疗

【目标】

患者未发生器官功能障碍或发生器官功能障碍得到及时发现和处理。

【护理措施】

1. 了解化学治疗方案，按时、准确用药。

2. 化学治疗药物要现配现用。

3. 控制滴速，密切观察病情变化、准确记录 24h 出入量，鼓励患者多饮水。

4. 定期监测肝、肾功能。

（十）有皮肤完整性受损的危险：恶性肿瘤放疗

【目标】

患者未发生皮肤黏膜受损或发生黏膜损伤得到及时发现和处理。

【护理措施】

1. 照射野皮肤忌摩擦、理化刺激，忌搔抓，保持清洁干燥，洗澡禁用肥皂、粗毛巾搓擦，局部用软毛巾吸干。

2. 穿着柔软的棉质衣服，及时更换。

3. 局部皮肤出现红斑瘙痒时禁搔抓，禁用碘酒、乙醇等涂擦。

4. 照射野皮肤有脱皮现象时，禁止手撕脱，应让其自然脱落，一旦撕破难以愈合。

5. 外出时戴帽，避免阳光直接暴晒，减少阳光对照射野皮肤的刺激。

（十一）潜在并发症：感染

【目标】

患者未发生并发症或并发症得到及时发现和处理。

【护理措施】

1. 监测患者有无感染症状和体征，每周查 1 次血常规，必要时暂停治疗。

2. 严格执行无菌操作，防止交叉感染。

3. 指导并督促患者注意个人卫生，如口腔清洁等。

4. 外出时注意保暖，防止感冒诱发肺部感染。

5. 鼓励患者多进食，增加营养，提高免疫力。

（杨雪飞）

七、器官移植

（一）营养失调：低于机体需要量　肾移植

【目标】

患者营养状况得到改善，体重增加。

【护理措施】

1. 根据患者的营养状况，指导并鼓励患者进食低钠、优质蛋白、高碳水化合物、高维生素饮食。

2. 必要时遵医嘱通过肠内、外途径补充营养。

3. 待胃肠道功能恢复、肛门排气后可先进食少量流食，无不适可改为半流食，逐

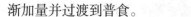

渐加量并过渡到普食。

4.肾功能恢复较好者给予高蛋白、高热量、高维生素、低脂、易消化的饮食，必要时可给予要素饮食或静脉高营养。

5.记录饮食和饮水量。

6.正常进食后应少食多餐，选择优质高蛋白、丰富维生素、低脂、易消化、低盐及少渣饮食，早期应禁食酸性、高糖水果，避免生冷及刺激性食物，禁烟酒，进食前食物需经煮沸消毒或微波消毒，禁止服用增强免疫功能的滋补品，如人参或人参制品。

（二）有体液失衡的危险：肾移植

【目标】

患者未发生体液失衡或发生后得以及时发现并纠正。

【护理措施】

1.术后早期应建立两条静脉通道。

2.记录 24 h 出入液量，遵循"量出为入"的原则，根据尿量和中心静脉压及时调整补液速度与量。

3.除治疗用药外，以糖和盐交替或用 0.45% 氯化钠溶液补液。

4.术后需重点维持水、电解质及酸碱平衡。

（三）潜在并发症：感染

【目标】

患者未发生并发症或并发症得到及时发现和处理。

【护理措施】

1.观察切口、肺部、尿道、口腔、皮肤等易感染部位，若患者出现体温逐渐升高、无尿量减少但血肌酐上升等改变，报告医师。

2.以预防为主，遵医嘱合理预防性使用抗生素，做好保护性隔离。

3.严格执行无菌操作，做好病室消毒隔离工作，确保病室符合器官移植病房的感染控制规范要求。

4.做好各项基础护理，及时更换敷料。鼓励患者床上活动，按时翻身叩背，预防肺部感染。

5. 预防交叉感染：医护人员进入病室前应洗手并穿戴隔离衣、帽子、口罩和鞋。术后早期，患者不宜外出，若必须外出检查或治疗时，注意保暖，并戴好口罩、帽子。

6. 遵医嘱做好血、尿、大便、痰、咽拭子、引流液的培养及药敏的标本采集工作。

7. 一旦出现疑似感染的症状，遵医嘱应用敏感抗生素或抗病毒药物，及时有效控制感染。

（四）潜在并发症：急性排斥反应

【目标】

患者未发生并发症或并发症得到及时发现和处理。

【护理措施】

1. 观察患者的生命体征、尿量、肾功能及移植肾区局部情况，及早发现排斥反应。

2. 发生排斥反应时，遵医嘱正确、及时执行抗排斥反应的冲击治疗，及时观察用药效果。MP 冲击治疗期间应注意观察患者腹部及大便色泽等情况，警惕应激性消化性溃疡的发生。

3. 抗排斥治疗后，如果体温下降至正常，尿量增多，体重稳定，移植肾肿胀消退、质变软、无压痛，全身症状缓解或消失，血肌酐、尿素氮下降，提示排斥逆转。

（五）潜在并发症：出血

【目标】

患者未发生并发症，或并发症得到及时发现和处理。

【护理措施】

1. 监测患者神志、生命体征、外周循环、伤口和各引流管引流情况，记录 24 h 出入液量。

2. 观察尿液的颜色、性状和量。

3. 术后平卧 24 h，禁忌突然改变体位，术后尽早床上活动，根据病情逐步下床活动，适度逐渐增大活动量。

4. 保持大便通畅，避免腹压增高。

5. 发现出血征象，遵医嘱及时加快补液速度，给予止血药、升压药或输血，协助医师做好手术探查止血的术前准备。

（六）知识缺乏：缺乏抗排斥药物应用和术后护理相关知识

【目标】

患者对移植手术、抗排斥药物和术后护理有所了解，能复述简单要点。

【护理措施】

1. 指导患者正确认识疾病，移植后如果肾功能正常，一般 6 个月后可全部或部分恢复工作，但避免强体力劳动。

2. 合理安排作息时间，保持心情愉悦，适当进行户外活动，但不可过度劳累，注意保护移植肾，防止外伤。

3. 告知家属服用激素者易激怒，平时体贴、理解、关心患者。

4. 指导患者正确准时服用各种药物，并强调长期、不能自行增减或替换药物，不宜服用对免疫抑制剂有拮抗或增强作用的药物和食品，指导患者学会观察排斥反应的表现和各种药物的不良反应。

5. 正常进食后应少食多餐，选择优质高蛋白、丰富维生素、低脂、易消化、低盐及少渣饮食，早期应禁食酸性、高糖水果，避免生冷及刺激性食物，禁烟酒，进食前食物需经煮沸消毒或微波消毒，禁止服用增强免疫功能的滋补品，如人参或人参制品。

6. 告知预防感染的重要性，经常洗手，保持口腔清洁和个人卫生。

7. 保暖、预防感冒。

8. 移植术后 3～6 个月外出需戴口罩，以避免交叉感染。

9. 适当锻炼身体，增强机体抵抗力。

10. 尽量少到人群密集地区。

11. 避免食用未经高压灭菌的牛奶、未经煮沸的鸡蛋、肉类。

12. 户外运动时穿鞋子、袜子、长袖衬衫和长裤，避免蚊虫叮咬。

13. 指导患者学会自我监测，每日定时测量体重、体温、血压、尿量，控制体重，如有异常及时就诊，避免长时间在阳光下暴晒。

14. 育龄期女患者管理：采取有效的避孕措施，确需妊娠咨询医师。

15. 定期门诊随访。

（刘培）

八、神经外科

（一）有脑组织灌注无效的危险：颅内压增高、脑疝、颅脑损伤、脑血管性疾病、颅内肿瘤

【目标】

患者脑组织灌注正常，未对脑组织造成进一步伤害。

【护理措施】

1.卧床休息，保持病室安静，抬高床头 30°，减轻脑水肿，昏迷患者取侧卧位。

2.稳定患者情绪，保持呼吸道通畅。

3.控制输液速度，防止短时间内输入大量液体，加重脑水肿。

4.加强生活护理，适当保护患者，昏迷躁动不安者忌强行约束。

5.观察患者意识、生命体征、瞳孔和肢体活动的变化，做好颅内压监护。

6.避免剧烈咳嗽和用力排便，处理躁动和预防癫痫发作，做好安全护理，防止坠床意外损伤。

7.遵医嘱使用降低颅内压、保护脑组织和促进脑苏醒药物，观察药物作用和不良反应。

8.维持正常体温和防治感染。

9.做好脑室引流管的护理。

（二）自理缺陷：颅内压增高、脑疝、颅脑损伤、脑血管性疾病、颅内肿瘤

【目标】

患者肢体未发生肢体挛缩畸形及功能障碍，活动能力逐渐恢复。

【护理措施】

1.神经功能缺损或肢体活动障碍者，可进行辅助治疗，加强肢体功能锻炼与看护，避免意外伤害。

2.肢体瘫痪：保持功能位，防止足下垂，瘫痪肢体各关节被动运动，练习行走，防止肌肉萎缩。

3.感觉障碍：禁用热水袋，以防烫伤。

4.癫痫：不宜单独外出、登高、游泳、驾驶车辆及高空作业，随身携带疾病卡。

5.听力障碍：尽量不单独外出，必要时可配备助听器，或随身携带纸笔。

6.视力障碍：注意防止烫伤、摔伤等。

7.步态不稳：进行平衡功能训练，外出需有人陪同，以防摔伤。

8.面瘫、声音嘶哑：注意口腔卫生，避免食用过硬、不易咬碎或易致误吸的食物，不要用吸管进食或饮水。

9.眼睑闭合不全者：遵医嘱按时滴眼药水，外出时需戴墨镜或眼罩保护，夜间睡觉时可用干净湿手帕覆盖或涂眼膏。

（三）有体液不足的危险：颅内压增高、脑疝、颅脑损伤、脑血管性疾病、颅内肿瘤

【目标】

患者体液恢复平衡，生命体征平稳，无脱水症状和体征。

【护理措施】

1.饮食与补液：对于不能经口进食者可鼻饲，成人每日输液量 1 500～2 000 ml，保持尿量不少于 600 ml。控制输液速度，防止短时间内输入大量液体，加重脑水肿。神志清醒者给予普食，限制钠盐摄入量。频繁呕吐者应暂时禁食。

2.脱水剂应用：最常用高渗性脱水剂，必要时使用利尿药。脱水治疗期间，应准确记录出入量，注意纠正电解质紊乱并警惕发生心力衰竭或肺水肿的危险。

（四）营养失调：低于机体需要量

【目标】

患者营养状况维持良好。

【护理措施】

1.入院后 48 h 内、血流动力学稳定即可开始营养支持。

2.肠道功能允许的情况下，首选肠内营养。

3.患者存在肠内营养禁忌证或肠内营养无法达到能量目标时，可补充肠外营养。

意识好转出现吞咽反射时，逐步恢复经口进食。

4. 营养配方：能量供应一般为 25 ～ 30 kcal/（kg·d），蛋白质 1.5 ～ 2.5 g/（kg·d）。

5. 加强肠内营养的护理。

（五）清理呼吸道无效：颅内压增高、脑疝、颅脑损伤、脑血管性疾病、颅内肿瘤

【目标】

患者呼吸道保持通畅，呼吸平稳，无误吸发生。

【护理措施】

1. 及时清除咽部的血块和呕吐物，如发生呕吐，及时将患者头转向一侧以免误吸。

2. GCS<8 分的患者，尽早使用气管插管或气管切开。呼吸减弱并潮气量不足不能维持正常血氧者，及早使用呼吸机辅助呼吸。

3. 保持室内适宜的温、湿度。建立人工气道者，加强气道管理。

4. 严格执行无菌操作，必要时遵医嘱给予抗生素防治呼吸道感染。

（六）潜在并发症：脑疝、颅内压增高

【目标】

患者未发生并发症，或并发症得到及时发现和处理。

【护理措施】

1. 保持病室安静，清醒患者不要用力坐起或提重物。

2. 避免患者情绪剧烈波动，合理控制血压。

3. 观察生命体征、意识状态、瞳孔、肢体活动状况。

4. 监测颅内压变化。

5. 保持呼吸道通畅，遵医嘱给予氧气吸入。

6. 若出现呼吸变化或呼吸停止，配合医师气管插管机械通气。

7. 避免剧烈咳嗽和用力排便，处理躁动和癫痫发作。

8. 适当控制输液量和输液速度。

9. 遵医嘱使用脱水剂和激素、白蛋白等药物，注意观察疗效及不良反应。

10. 维持水、电解质平衡。

11. 做好亚低温冬眠疗法护理。

12. 做好脑室引流护理。

13. 降低颅内压，必要时做好手术准备。

（七）潜在并发症：脑脊液漏

【目标】

患者未发生并发症，或并发症得到及时发现和处理。

【护理措施】

1. 及时发现并鉴别脑脊液漏。

2. 根据病情取合适卧位。

3. 保持鼻腔清洁，严禁堵塞鼻腔，严禁经鼻腔吸痰或插胃管，禁忌行腰椎穿刺。

4. 禁忌堵塞、冲洗、滴药入鼻腔和耳道。

5. 估计脑脊液漏出量。

6. 遵医嘱应用抗生素及 TAT 或破伤风抗毒素。

7. 避免用力咳嗽、打喷嚏、拧鼻涕，避免挖耳、抠鼻，避免屏气排便，预防脑脊液逆流，预防颅内感染。

（八）潜在并发症：中枢性高热

【目标】

患者未发生并发症，或并发症得到及时发现与处理。

【护理措施】

1. 体温达 40 ℃以上，伴有意识障碍、瞳孔缩小、脉搏快速、呼吸急促等自主神经功能紊乱症状，及时通知医师处理。

2. 一般物理降温效果差，需及时采用亚低温冬眠治疗。

3. 做好亚低温冬眠治疗的相关护理措施。

（九）潜在并发症：出血

【目标】

患者未发生并发症，或并发症得到及时发现与处理。

【护理措施】

1. 卧床休息，抬高床头 30° 以利于静脉回流，减少不必要的活动。

2. 保持病房安静，减少外界不良因素的刺激，稳定患者情绪，保证充足睡眠，预防再出血。

3. 预防颅内压骤降，应用脱水剂时，控制输注速度，不能加压输入。

4. 行脑脊液引流者，引流速度要慢；脑室引流者，引流瓶（袋）位置不能过低。

5. 避免颅内压增高的诱因，如便秘、咳嗽、癫痫发作等。

6. 避免引发血压骤升骤降的因素，注意血压的变化。

（十）潜在并发症：癫痫发作

【目标】

患者未发生并发症，或并发症得到及时发现与处理。

【护理措施】

1. 当脑水肿消退、脑循环改善后，癫痫常可自愈。

2. 对拟行皮层运动区及其附近区域手术者，术前常规给予抗癫痫药物以预防。

3. 癫痫发作时，应及时给予抗癫痫药物。

4. 患者卧床休息，给氧，保证睡眠，避免情绪激动。

5. 注意保护患者，避免意外受伤，观察发作时的表现并详细记录。

（十一）潜在并发症：脑血管痉挛

【目标】

患者未发生并发症，或并发症得到及时发现与处理。

【护理措施】

1. 如患者出现一过性神经功能障碍，如头痛、短暂的意识障碍、肢体瘫痪和麻木、失语症等立即报告医师。

2. 早期发现及时处理，避免脑缺血缺氧造成不可逆的神经功能障碍。

3. 使用尼莫地平可以改善微循环，给药期间观察有无胸闷、面色潮红、血压下降、心率减慢等不良反应。

（十二）潜在并发症：脑梗死

【目标】

患者未发生并发症，或并发症得到及时发现与处理。

【护理措施】

1. 如患者出现一侧肢体无力、偏瘫、失语甚至意识障碍等，立即报告医师。

2. 嘱患者绝对卧床休息，保持平卧姿势。

3. 遵医嘱给予扩血管、扩容、溶栓治疗。

4. 若术后患者处于高凝状态，遵医嘱应用肝素预防脑梗死。

（十三）潜在并发症：尿崩症

【目标】

患者未出现并发症，或并发症得到及时发现和处理。

【护理措施】

1. 密切观察患者意识、生命体征的变化，是否出现多饮、多尿、口渴等症状。

2. 遵医嘱及时监测血钾、钠、氯的变化及尿比重，遵医嘱给予纠正。

3. 及时准确记录 24 h 出入量，保证静脉输液通畅。

4. 根据尿量的增减和血清电解质的水平调节用药剂量。

5. 尿量增多期间，遵医嘱补钾。

（十四）急性意识障碍：脑损伤

【目标】

患者意识障碍无加重或意识清醒。

【护理措施】

1. 评估意识状态，用格拉斯哥昏迷评分法对患者进行评分，用量化方法来反映意识障碍的程度。

2. 躁动查明原因及时排除，慎用镇静剂，以免影响病情观察。

3. 躁动患者不可强加约束，避免因过分挣扎使颅内压进一步增高，加床挡保护，戴防护手套，以防坠床和抓伤，必要时由专人护理。

（十五）急性疼痛：脑卒中

【目标】

患者自述疼痛减轻，舒适感增强。

【护理措施】

1. 了解术后患者头痛的性质和程度，分析其原因，对症治疗和护理。

2. 术后切口疼痛多发生于术后 24h 内，给予一般镇痛药物可缓解。不可使用吗啡或哌替啶，此类药物可抑制呼吸，影响气体交换，还有使瞳孔缩小的不良反应，影响病情观察。

3. 注意鉴别术后切口疼痛与颅内压增高引起的头痛，后者需依赖脱水剂、激素治疗，头痛方能缓解。

4. 术后血性脑脊液刺激脑膜引起的头痛，应早期行腰椎穿刺引流出血性脑脊液，但颅内压增高显著者禁忌使用。

（王永丽）

九、颈部疾病

（一）清理呼吸道无效：甲状腺术后

【目标】

患者有效清除呼吸道分泌物，保持呼吸道通畅。

【护理措施】

1. 注意避免引流管阻塞导致颈部出血形成血肿压迫气管而引起呼吸不畅。

2. 指导患者进行深呼吸和有效咳嗽。

3. 必要时进行超声雾化吸入，使痰液稀释易于排出。

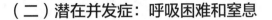

（二）潜在并发症：呼吸困难和窒息

【目标】

患者未发生并发症或发生并发症得到及时发现和处理。

【护理措施】

1. 评估患者有无胸闷、呼吸费力、三凹征等情况，如有异常及时汇报主管医师。

2. 术后床边常规备气管切开包。

3. 安置合适的体位，以利于呼吸及引流。

4. 指导患者在床上变换体位、起身、咳嗽时可用手固定颈部以减少震动。

5. 保持呼吸道通畅：注意避免引流管阻塞导致颈部积血、形成血肿压迫气管而引起呼吸不畅。

6. 保持引流通畅，注意观察引流液的性状、量和颜色，如有异常及时汇报主管医师。

7. 鼓励和协助患者进行深呼吸和有效咳嗽，必要时行超声雾化吸入，使痰液稀释易于排出。

8. 一旦发生呼吸困难和窒息

（1）对于血肿所致者，应立即返回手术室，在无菌条件下拆开伤口缝线。如呼吸困难严重，不允许搬动，应在床边拆开缝线，消除血肿，严密止血，必要时气管切开。

（2）轻度喉头水肿者无须治疗；中度者嘱其不说话，遵医嘱采用皮质激素雾化吸入，或（和）氢化可的松 300 mg/d 静脉滴注；重度者紧急环甲膜穿刺或气管切开。气管软化者一般不宜气管切开。

（三）潜在并发症：喉返神经损伤

【目标】

患者未发生并发症或发生并发症得到及时发现和处理。

【护理措施】

1. 评估患者有无声音嘶哑、呼吸困难等情况，如有异常及时汇报主管医师。

2. 给予心理支持，减轻患者精神上不安、焦虑及恐惧。

3. 若牵拉、钳夹或血肿压迫所致损伤多为暂时性，经理疗等处理后，一般在 3 ～ 6 个月可以恢复。

4.严重呼吸困难者应立即气管切开，做好抢救配合工作。

（四）潜在并发症：喉上神经损伤

【目标】

患者未发生并发症或发生并发症得到及时发现和处理。

【护理措施】

1.评估患者有无声调降低、误咽或呛咳等情况，如有异常及时汇报主管医师。

2.给予心理支持，减轻患者精神上不安、焦虑及恐惧。

3.声音嘶哑者，可行声音治疗；对于误咽或呛咳风险患者，行吞咽功能评估，根据评估结果，选择合适性状的食物，采取合适吞咽姿势进行吞咽功能训练。一般经康复治疗后可恢复。

（五）潜在并发症：甲状腺旁腺功能减退

【目标】

患者未发生并发症或发生并发症得到及时发现和处理。

【护理措施】

1.评估患者有无面部、唇部、手足等针刺感、麻木感或强直感，有无面肌、手足持续性痉挛等情况，如有异常及时汇报主管医师。

2.一旦发生甲状腺旁腺功能减退

（1）应适当限制肉类、乳品和蛋类等食品。

（2）严重低血钙、手足抽搐时，立即遵医嘱予 10% 葡萄糖酸钙或氯化钙 10 ml 缓慢静脉注射治疗；症状轻者可口服钙剂。

（3）定期监测血清钙浓度。

（六）潜在并发症：乳糜漏

【目标】

患者未发生并发症或发生并发症得到及时发现和处理。

【护理措施】

1.引流管引出呈粉红色或乳白色液体时及时汇报主管医师。

2. 给予心理支持，减轻患者精神上的不安、焦虑及恐惧。

3. 发生时宜行局部加压包扎（中央区无效），给予持续负压吸引、低脂饮食，必要时禁食、静脉营养支持。关注患者血常规，如有异常及时汇报主管医师。

4. 乳糜漏经保守治疗多能自愈，无效时可考虑手术治疗。

（七）潜在并发症：甲状腺危象

【目标】

患者不发生并发症或发生并发症能及时发现和处理。

【护理措施】

1. 保持病房安静，指导患者减少活动，适当卧床，以免体力消耗。

2. 应限制碘的摄入，尽可能忌用富碘食物和药物。

3. 多与患者交谈，消除顾虑和恐惧心理，避免情绪激动，精神过度紧张或失眠者，适当应用镇静剂或催眠药物。

4. 遵医嘱用药，观察药物疗效及不良反应。

5. 观察生命体征和神志变化。术后 12～36 h 出现发热（体温 >39 ℃）、心率增快（>120～140 次 /min），烦躁不安、谵妄、甚至昏迷，或神志淡漠、大汗、嗜睡、呕吐、腹泻及全身红斑及低血压等立即报告医师处理。

6. 一旦发生，立即吸氧，绝对卧床休息，呼吸困难时取半卧位。及时准确给药，迅速建立静脉通道，遵医嘱使用碘剂、氢化可的松、肾上腺素能阻滞剂、镇静剂、强心剂、静脉大量输入葡萄糖溶液等药物。

（八）急性疼痛：甲状腺疾病

【目标】

患者主诉疼痛减轻或缓解。

【护理措施】

1. 观察患者疼痛的时间、部位、性质和规律，鼓励患者表达疼痛的感受。

2. 根据评估结果，对患者实施个性化镇痛方案。

3. 指导患者正确使用非药物镇痛方法，减轻机体对疼痛的敏感性，如分散注意力等。

4. 保持室内适宜的温、湿度，避免刺激气味引起患者打喷嚏或咳嗽，多饮水，按需雾化吸人，以缓解咽痛、咳嗽症状等。

5.指导患者咳嗽时用手固定颈部以减少震动导致的伤口处疼痛，遵医嘱适当给予镇痛药，如非甾体类药物，尽量减少阿片类药物的使用。

（程璐璐）

十、乳腺疾病

（一）有组织完整性受损的危险：乳腺癌术后

【目标】

手术创面愈合良好，患侧上肢肿胀减轻或消失。

【护理措施】

1.观察患者切口敷料渗血、渗液情况。

2.手术部位用弹性绷带加压包扎，包扎期间不能自行松解绷带，瘙痒时不能将手指伸入敷料下搔抓。

3.注意皮瓣颜色及创面愈合情况。

4.观察患侧上肢远端血液循环，应及时调整绷带的松紧度。

5.保持皮瓣下引流管及负压引流装置有效吸引并妥善固定，保持引流管通畅，观察引流液的颜色、性状和量。

6.避免在患侧上肢做测血压、抽血、注射或输液等操作，避免患肢过度活动、负重和外伤。

7.平卧时抬高患肢10°～15°，半卧时屈肘90°放于胸腹部，下床活动时用吊带托或用健侧手将患肢抬高于胸前。

8.需要他人扶持时只能扶健侧，避免患肢下垂过久。

9.在专业人员指导下向心性按摩患侧上肢，或缓慢渐进的举重训练。多进行深呼吸运动。

10.肢体肿胀严重者，用弹性绷带包扎或戴弹性绷带。

11.局部感染者及时应用抗生素。

（二）体象紊乱：乳腺癌术后

【目标】

患者表示能积极面对自我形象的变化，并采取措施改善形象。

【护理措施】

1. 关心患者，鼓励患者表达对疾病和手术的顾虑与担心，有针对性地进行心理护理。

2. 向患者和家属解释手术的必要性和重要性，请曾接受过此类手术且已痊愈者现身说法，帮助患者度过心理调试期。

3. 告诉患者行乳房重建的可能，鼓励其树立战胜疾病的信心。

4. 对已婚患者，应同时对其丈夫进行心理辅导，使之逐渐接受妻子手术后身体意象的改变，鼓励夫妻双方坦诚相待，取得丈夫的理解、关心和支持。

（三）知识缺乏：缺乏有关术后患肢功能锻炼的知识

【目标】

患者能复述患肢功能锻炼的知识且能进行功能锻炼。

【护理措施】

1. 术后 24 h 内，指导患者活动手指和腕部，可做伸指、握拳、屈腕等动作。

2. 术后 1～3 d，指导进行上肢肌肉等长收缩，可用健侧上肢或他人协助患侧上肢进行屈肘、伸臂等锻炼，逐渐过渡到肩关节的小范围前屈、后伸运动。

3. 术后 4～7 d，鼓励患者用患侧手洗脸、刷牙、进食等，并做以患侧手触摸对侧肩部及同侧耳的锻炼。

4. 术后 1～2 周，术后 1 周皮瓣基本愈合后，开始做肩关节活动，以肩部为中心，前后摆臂。

5. 术后 10 d 左右，可做抬高患侧上肢、手指爬墙、梳头等的锻炼。

6. 指导患者做患肢功能锻炼时应根据患者的实际情况而定，循序渐进，逐渐增加功能锻炼的内容。

7. 术后 7 d 内限制肩关节外展，严重皮瓣坏死者，术后 2 周内避免大幅度运动。

（程璐璐）

十一、肝脏疾病

（一）潜在并发症：出血

【目标】

患者未发生并发症或并发症得到及时发现和处理。

【护理措施】

1. 动态观察患者生命体征变化，严密观察引流液的量，若引流液增多，为鲜红色血性，立即报告医师处理。

2. 患者术后 1～2 d 应卧床休息，血压平稳，可取半卧位，避免剧烈咳嗽和打喷嚏，保持引流管通畅。

3. 遵医嘱给予凝血酶原复合物、纤维蛋白原，输新鲜血，纠正低蛋白血症。

4. 若短期内或持续引流较大量的血性液体，或经输血、输液，患者血压、脉搏仍不稳定时，配合医师做好再次手术止血的准备。

（二）潜在并发症：膈下积液及脓肿

【目标】

患者未发生并发症或并发症得到及时发现和处理。

【护理措施】

1. 观察患者生命体征、腹痛、腹胀情况变化，有异常立即报告医师。

2. 保持引流通畅，妥善固定引流管，避免受压、扭曲和折叠。

3. 定期更换引流袋，严格无菌操作，观察引流液的颜色、性状及量。

4. 高热者给予物理降温，必要时药物降温，鼓励患者多饮水。

5. 若已形成膈下脓肿，协助医师行超声定位引导下穿刺抽脓或置管引流，后者应加强冲洗和吸引护理，患者取半坐位，以利于呼吸和引流。

6. 加强营养支持和使用抗生素的护理。

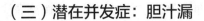

（三）潜在并发症：胆汁漏

【目标】

患者未发生并发症或并发症得到及时发现和处理。

【护理措施】

1. 患者出现腹痛、发热和腹膜刺激征，切口有胆汁渗出或（和）腹腔引流液有胆汁立即报告医师。

2. 保持引流通畅，并注意观察引流液的量与性质变化。

3. 如发生局部积液，应尽早超声定位穿刺置管引流。如发生胆汁性腹膜炎，应尽早手术。

（四）潜在并发症：肝性脑病

【目标】

患者未发生并发症或并发症得到及时发现和处理。

【护理措施】

1. 注意观察患者有无肝性脑病的早期症状，出现性格行为变化，及时通知医师。

2. 半肝以上切除者，给予间歇吸氧，以提高氧的供给，保护肝功能。

3. 避免肝性脑病的诱因，如上消化道出血、高蛋白饮食、感染、便秘、应用麻醉剂、镇静催眠药等。

4. 禁用肥皂水灌肠，可用生理盐水或弱酸性溶液，使肠道 pH 保持酸性。

5. 口服新霉素，以抑制肠道细菌繁殖，有效减少氨的产生。

6. 使用降血氨药物，如谷氨酸钾或谷氨酸钠静脉滴注。

7. 给予富含支链氨基酸的制剂或溶液，以纠正支链 / 芳香氨基酸的比例失调。

8. 限制蛋白质摄入，以减少血氨的来源。

9. 便秘者可口服乳果糖，促使肠道内氨的排出。

（五）体液过多：腹水

【目标】

患者腹水减少，尿量增加，体液平衡得到维持。

【护理措施】

1. 注意休息，术前尽量取平卧位，增加肝、肾血流灌注。

2. 注意补充营养，纠正低蛋白血症。

3. 限制液体和钠的摄入，少食咸肉、酱菜、酱油、虾皮、味精等含钠高的食物。

4. 遵医嘱使用利尿药，记录24 h出入液量，观察有无低钾、低钠血症。

5. 测量腹围和体重，每日同一时间、同一体位在同一部位测腹围1次，每周测体重1次。

（六）疼痛：肝癌

【目标】

患者疼痛减轻或缓解。

【护理措施】

1. 评估疼痛发生的诱因、时间、部位、性质和程度。

2. 遵医嘱按照癌症疼痛三阶梯镇痛原则给予镇痛药物，并观察药物疗效及不良反应。

3. 指导患者控制疼痛和分散注意力的方法。

（七）营养失调：低于机体需要量

【目标】

患者营养状况改善。

【护理措施】

1. 术前应行全面的营养风险筛查。

2. 对于营养不良患者首选肠内营养；宜采用高蛋白、高热量、高维生素、易消化饮食，少食多餐。

3. 合并肝硬化有肝功能损害者，应适当限制蛋白质摄入。

4. 必要时可给予肠外营养支持，输血浆或白蛋白等，以改善贫血、纠正低蛋白血症，提高机体抵抗力。

（王欣）

十二、胆道疾病

（一）急性疼痛：胆囊结石

【目标】

患者疼痛缓解或消失。

【护理措施】

1. 评估疼痛程度、部位、性质、发作时间、诱因及缓解的相关因素。

2. 评估疼痛与饮食、体位、睡眠关系。

3. 诊断明确且剧烈疼痛者，遵医嘱给予消炎利胆、解痉镇痛药物，缓解疼痛。

（二）潜在并发症：胆瘘

【目标】

患者术后未发生胆瘘，或者胆瘘得到及时发现和处理。

【护理措施】

1. 观察生命体征、腹部体征及引流液的情况，有异常及时报告医师并协助处理。

2. 一旦发生胆瘘应充分引流胆汁，取半卧位，安置腹腔引流管，保持引流通畅。

3. 维持水、电解质平衡。

4. 及时更换引流管周围被胆汁浸湿的敷料，给予氧化锌软膏涂敷局部皮肤，防止胆汁刺激和损伤皮肤。

（王欣）

十三、胰腺疾病

（一）急性疼痛：急性胰腺炎

【目标】

患者疼痛缓解或消失。

【护理措施】

1.协助患者膝盖弯曲，靠近胸部以缓解疼痛。

2.按摩背部，增加舒适感。

3.诊断明确后，给予解痉镇痛药物。

4.禁食、持续胃肠减压、遵医嘱使用抑制胰腺分泌的药物。

（二）潜在并发症：胰瘘

【目标】

患者未发生并发症或并发症得到及时发现和处理。

【护理措施】

1.观察术后患者有无发热、腹痛、腹部压痛、反跳痛、腹肌紧张等症状和体征，有异常及时报告医师处理。

2.取半卧位，保持引流通畅。

3.根据胰瘘程度，采取禁食、持续胃肠减压、静脉泵入生长抑素等措施。

4.严密观察引流液量、颜色和性状，准确记录。

5.必要时作腹腔灌洗引流，防止胰液积聚侵蚀内脏、腐蚀大血管或继发感染。

6.保护腹壁瘘口周围皮肤，可用凡士林纱布覆盖、皮肤保护膜或氧化锌软膏涂抹。

（三）潜在并发症：胃肠道瘘

【目标】

患者未发生并发症或并发症得到及时发现和处理。

【护理措施】

1.观察术后引流管或创口是否有消化液、食糜或食物残渣引出，有异常及时报告医生处理，必要时协助医师做出诊断。

2.持续腹腔灌洗，低负压吸引，保持引流通畅，防止消化液积聚引起感染和腹膜炎。

3.纠正水、电解质紊乱，加强营养支持，合理使用生长抑素。

4.指导患者正确使用造口袋，保护瘘口周围皮肤。

5.对不易愈合的瘘，应当采用手术治疗。

（四）潜在并发症：出血

【目标】

患者未发生并发症或并发症得到及时发现和处理。

【护理措施】

1.若患者胃管、腹腔引流管或手术切口流出血性液体，或出现呕血、黑便或血便，通知医师处理。

2.密切观察生命体征，特别是血压和脉搏的变化。

3.保持引流管通畅，准确记录引流液的颜色、性状和量。

4.监测凝血功能，纠正凝血功能紊乱。

5.遵医嘱使用止血和抑酸药物。

6.应激性溃疡出血可采用冰盐水加去甲肾上腺素胃内灌洗。

7.胰腺及周围坏死腔大出血时急诊行介入或手术治疗。

（五）有体液不足危险：胰腺炎

【目标】

患者无水、电解质紊乱及酸碱平衡失调。

【护理措施】

1.严密监测生命体征，观察神志、皮肤黏膜温度和色泽，监测电解质、酸碱平衡情况。

2.准确记录 24 h 出入液量，必要时监测中心静脉压及每小时尿量。

3.发生休克时迅速建立静脉输液通道，补液扩容，尽快恢复有效循环血量。

4.重症急性胰腺炎患者易发生低钾、低钙血症，应根据病情及时补充，维持水、电解质及酸碱平衡，纠正酸中毒，预防并治疗低血压，维持循环稳定，改善微循环。

（六）营养失调：低于机体需要量

【目标】

患者营养状况改善。

【护理措施】

1.禁食期间给予肠外营养支持。轻症急性胰腺炎一般 1 周后可开始进食无脂低蛋白流食，并逐渐过渡至低脂饮食。

2.中度和重症急性胰腺炎待病情稳定、淀粉酶恢复正常、肠麻痹消失后，可通过空肠造瘘管或鼻肠管行肠内营养支持，并逐步过渡至全肠内营养及经口进食。

3.在患者行肠内、肠外营养支持治疗期间，需注意有无导管性、代谢性或胃肠道并发症的发生。

（王欣）

十四、腹部损伤

（一）体液不足：脾损伤、肝损伤、胰腺损伤、急性化脓性腹膜炎

【目标】

患者体液平衡得到维持，生命体征平稳。

【护理措施】

1. 迅速建立静脉通道，遵医嘱补充液体和电解质等，纠正水、电解质及酸碱失衡。

2. 补液时，注意计算总补液量，安排好各类液体输注的顺序，并根据患者的临床表现和补液的监测指标及时调整输液的成分和速度。

3. 必要时输血浆、白蛋白或全血，以补充因腹腔内渗出大量血浆引起的低蛋白血症和贫血。

4. 感染中毒症状明显并有休克时，给予抗休克治疗。

5. 遵医嘱使用激素、血管收缩剂或扩张剂，密切观察药物治疗的效果。

6. 根据患者的营养状况，及时给予肠内、肠外营养支持。

（二）潜在并发症：受损器官再出血

【目标】

患者未发生并发症或发生并发症得到及时发现和处理。

【护理措施】

1. 评估患者有无烦躁、面色苍白、肢端温度下降、气促、腹痛等症状及程度。

2. 监测生命体征、神志、末梢循环、腹部体征等情况，如有异常及时汇报主管医师。

3. 如腹腔引流管间断或持续引流出鲜红血液，血红蛋白和血细胞比容降低及时汇报主管医生。

4. 给予心理支持，减轻患者精神上不安、焦虑及恐惧。

5. 一旦发生，立即通知医师，协助处理

（1）平卧位，禁止随意搬动患者。

（2）建立静脉通道，注意保暖，遵医嘱给予止血、输血治疗，保持引流管通畅。

（3）做好紧急手术准备。

（三）潜在并发症：腹腔脓肿

【目标】

患者未发生并发症或发生并发症得到及时发现和处理。

【护理措施】

1. 如出现持续高热、脉率增快、乏力、肋缘下钝痛，腹部或背部有深压痛等异常情况报告医师处理。

2. 怀疑空肠脏器损伤患者，应尽早胃肠减压，减少胃肠内容物漏出。

3. 诊断未明确前应绝对禁饮食，禁止灌肠，防止肠内容物进一步漏出。

4. 妥善固定引流管，防止扭曲、受压、保持通畅。

5. 遵医嘱给予有效抗生素，鼓励多饮水和高蛋白、高热量、高维生素饮食，或肠内外营养支持。

6. 高热者采取物理或药物降温措施。

7. 配合医师做好脓肿引流术，术后鼓励患者深呼吸，以促进脓液的排出和脓腔的闭合。

8. 做好腹腔引流管的护理。

（王欣）

十五、胃、十二指肠疾病

（一）潜在并发症：出血

【目标】

患者未发生并发症或发生并发症得到及时发现和处理。

【护理措施】

1. 监测患者的生命体征、神志等变化，如有异常及时汇报主管医师。

2. 检查伤口敷料及引流管周围的渗血情况，如有异常及时汇报主管医师。

3. 观察胃肠减压、腹腔引流管等引流液的量、颜色和性状，如有异常及时汇报主管医师。

4. 遵医嘱应用止血药物、用冰生理盐水洗胃或输新鲜血。

5. 若经非手术治疗不能有效止血或出血量 >500 ml/h 时，应积极完善术前准备。

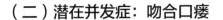

（二）潜在并发症：吻合口瘘

【目标】

患者未发生并发症或发生并发症得到及时发现和处理。

【护理措施】

1. 监测患者的生命体征、神志等变化，如有异常及时汇报主管医师。

2. 观察患者腹部体征变化，如有异常及时汇报主管医师。

3. 观察胃肠减压、腹腔引流管等引流液的量、颜色和性状，保持引流通畅，如有异常及时汇报主管医师。

4. 关注患者营养状况，加强静脉营养支持治疗。

5. 保持呼吸道通畅，预防肺部感染。

6. 一旦发生吻合口瘘

（1）出现弥漫性腹膜炎的吻合口破裂，必须立即手术，做好术前准备。

（2）形成局部脓肿、外瘘的患者，进行局部引流。

（3）禁食、胃肠减压、合理应用抗生素、肠外营养支持治疗。

（4）若经久不愈，须再次手术治疗。

（三）潜在并发症：胃排空障碍

【目标】

患者未发生并发症或发生并发症得到及时发现和处理。

【护理措施】

1. 评估患者有无上腹饱胀、恶心、呕吐等情况，如有异常及时汇报主管医师。

2. 观察患者腹部体征变化，如有异常及时汇报主管医师。

3. 病情允许鼓励早期下床活动。

4. 一旦发生胃排空障碍

（1）禁食。

（2）胃肠减压。

（3）遵医嘱给予肠外营养支持治疗，纠正低蛋白血症，维持水、电解质酸碱平衡，应用胃动力促进药物，也可用 3% 温生理盐水洗胃。

（四）潜在并发症：术后梗阻

【目标】

患者未发生并发症或发生并发症得到及时发现和处理。

【护理措施】

1. 评估患者有无上腹饱胀、恶心、呕吐等情况，如有异常及时汇报主管医师。

2. 观察患者腹部体征变化，如有异常及时汇报主管医师。

3. 病情允许鼓励早期下床活动。

4. 一旦发生术后梗阻

（1）急性完全性输入襻梗阻，应紧急手术治疗，做好术前准备。

（2）慢性不完全性输入襻梗阻、输出襻梗阻、吻合口梗阻，予禁食、胃肠减压、营养支持治疗，数周或数月不能缓解者，需行手术治疗。

（五）潜在并发症：十二指肠残端破裂

【目标】

患者未发生并发症或发生并发症得到及时发现和处理。

【护理措施】

1. 评估患者有无突发性上腹部剧痛、发热等情况，如有异常及时汇报主管医师。

2. 观察有无腹膜刺激征，如有异常及时汇报主管医师。

3. 关注血常规白细胞计数是否增加，如有异常及时汇报主管医师。

4. 一旦发生十二指肠残端破裂

（1）立即进行手术治疗的术前准备。

（2）术后持续负压吸引，积极纠正水、电解质、酸碱平衡，加强营养，加强抗感染治疗。

（3）用氧化锌软膏保护引流管周围皮肤。

（六）营养失调：低于机体需要量

【目标】

患者营养状况改善。

【护理措施】

1. 术前根据患者病情、饮食和生活习惯，制订合理食谱。

2. 胃肠减压期间，遵医嘱补充肠外营养液，补充足够热量，必要时输白蛋白、血浆或全血，改善患者营养状况，详细记录 24 h 出入量。

3. 术中放置空肠喂养管的胃癌根治术患者，术后早期经喂养管输注肠内营养液。根据患者的个体状况，合理制订营养支持方案。

（1）妥善固定喂养管。

（2）保持喂养管的通畅。

（3）控制营养液的温度、浓度和速度。

（4）观察有无恶心、呕吐、腹痛、腹胀、腹泻和水电解质紊乱等并发症的发生。

4. 拔胃管后逐渐从半量流质饮食，全量流食、半流食，逐步恢复正常饮食，食物宜温、软、易于消化，忌生、冷、硬和刺激性食物。

（刘英宇）

十六、肠道疾病

（一）急性疼痛：肠梗阻

【目标】

患者腹痛程度减轻。

【护理措施】

1. 胃肠减压期间保持管道通畅和减压装置有效的负压，注意引流液的颜色、性状和量，并正确记录。

2. 取低半卧位，减轻腹肌紧张，有利于患者的呼吸。

3. 在确定无肠绞窄后，可应用阿托品、654-2 等抗胆碱类药物，使患者腹痛得以缓解。

4. 若为不完全性、痉挛性肠梗阻，可适当顺时针轻柔按摩腹部，并遵医嘱配合应用针刺疗法，缓解疼痛。

（二）体象紊乱：肠造口术后

【目标】

患者能接受肠造口并适应新的排便方式。

【护理措施】

1. 倾听患者倾诉感受和悲伤，予以安慰。保持心情舒畅，避免自我封闭。

2. 引导患者进行功能锻炼，以最大限度发挥功能。

3. 帮助患者适应正常生活、社交活动、人际关系、职业行动的改变。

4. 对患者的某些现存的优点，适度表扬，以增强自信心，恢复自尊心。

5. 评估患者有无对丧失身体部位或身体功能可能会做出的反应，如否认、震惊、愤怒和抑郁等。参加造口患者联谊会，交流经验，重拾信心。

6. 鼓励患者修饰自己，参加工作和社交前排空造口袋，或更换新的造口袋，并随身携带造口护理用品。

（三）知识缺乏：缺乏出院后注意事项的有关知识

【目标】

患者能掌握出院后的注意事项。

【护理措施】

1. 根据患者情况调节饮食，术后宜进食新鲜蔬菜、水果、多饮水，避免高脂肪及辛辣、刺激性食物，行肠造口者还需注意控制过多粗纤维及易致胀气的食物等。

2. 鼓励规律性生活，适量参加体育锻炼。

3. 保持心情舒畅，避免自我封闭，应尽可能地融入正常的生活、工作和社交活动中。

4. 指导永久性结肠造口患者进行结肠灌洗，训练有规律的肠道蠕动，养成定时排便的习惯。

5. 定期门诊复查，有异常，及时就诊。

（四）潜在并发症：肠梗阻

【目标】

患者未发生并发症或发生并发症得到及时发现和处理。

【护理措施】

1. 评估患者有无腹痛、腹胀、恶心、呕吐等情况，如有异常及时汇报主管医师。

2. 监测患者的腹部体征，如有异常及时汇报主管医师。

3. 检查伤口敷料渗血情况，如有异常及时汇报主管医师。

4. 病情允许应鼓励患者早期下床活动。

5. 一旦发生粘连性肠梗阻

（1）不完全性肠梗阻，应禁食、胃肠减压，纠正水、电解质、酸碱平衡，防止感染。

（2）完全性肠梗阻，协助医师完善各项术前准备。

（五）潜在并发症：吻合口瘘

【目标】

患者未发生并发症或发生并发症得到及时发现和处理。

【护理措施】

1. 遵医嘱做好术前肠道准备。

2. 观察生命体征、神志、腹痛、腹膜炎体征变化，有异常通知医师处理。

3. 维持有效的胃肠减压，保持通畅，观察引流液的性状、颜色、性质、量。

4. 术后 7～10 d 切忌灌肠。

5. 一旦发生吻合口瘘，应禁食、胃肠减压，行腹腔持续灌洗、负压吸引，同时给予肠外营养支持，必要时行急诊手术。

（六）潜在并发症：腹腔感染

【目标】

患者未发生并发症或发生并发症得到及时发现和处理。

【护理措施】

1. 监测生命体征变化及切口情况，及时报告医师。

2. 注意腹部症状与体征变化。

3. 遵医嘱积极全身营养支持和抗感染治疗。

4. 妥善固定腹腔引流管、标识清楚，并保持通畅，引流管不能高于腹腔引流出口，以免引起逆行感染。

5. 按时更换引流袋，严格无菌技术操作。

6. 观察记录引流液性质和量。

7. 保持引流管周围皮肤干燥清洁，有渗液时及时更换敷料。

8. 协助医生及时拔除腹腔引流管。

（七）潜在并发症：造口周围皮肤损伤

【目标】

患者未发生黏膜、皮肤的损伤。

【护理措施】

1. 保持皮肤清洁干燥，可选用中性皂液或 0.5% 氯己定清洗皮肤。

2. 及时清除漏出的肠液。

3. 局部清洁后涂抹复方氧化锌软膏、皮肤保护粉或皮肤保护膜加以保护。

4. 根据造口周围皮肤损伤的部位、颜色、程度、范围、渗液情况等判断损伤的类型并予以处理。

（刘英宇）

十七、腹外疝

（一）潜在并发症：阴囊水肿

【目标】

患者未发生并发症或发生并发症得到及时发现和处理。

【护理措施】

1. 评估患者有无阴囊肿胀情况，如有异常及时汇报主管医师。

2. 给予心理支持，减轻患者精神上不安、焦虑及恐惧。

3. 术后用"丁"字带托起阴囊，并予以密切观察。

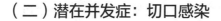

（二）潜在并发症：切口感染

【目标】

患者未发生并发症或发生并发症得到及时发现和处理。

【护理措施】

1. 观察体温、脉搏变化，切口有无红肿、疼痛，阴囊部有无出血、血肿。

2. 切口血肿时予以适当加压；保持切口敷料清洁干燥、不被粪尿污染；若敷料脱落或被粪尿污染，及时更换。

3. 合理使用抗生素。

（三）知识缺乏：腹股沟疝

【目标】

患者知晓腹股沟疝的成因，能说出预防腹压增高、促进术后康复的相关知识。

【护理措施】

1. 术前向患者解释造成腹外疝的原因和诱发因素、手术治疗的必要性，了解患者的顾虑所在，尽可能地予以解除，使其安心配合治疗。

2. 对拟采用无张力疝修补术者，介绍补片材料的优点及费用等。

3. 患者出院后应逐渐增加活动量，3 个月内应避免重体力劳动或提举重物等。

4. 调整饮食习惯，保持排便通畅。

5. 减少和消除引起腹外疝复发的因素，并注意避免增加腹压的动作，如剧烈咳嗽、用力排便等，防止复发。

6. 定期随访，若疝复发，应及早诊治。

（四）急性疼痛：腹股沟疝

【目标】

患者疼痛程度减轻或缓解。

【护理措施】

1. 观察患者疼痛程度及病情变化，若出现明显腹痛，伴疝块突然增大、发硬且触痛明显，立即报告医师，并配合处理。

2.若发生疝的嵌顿、绞窄，引起肠梗阻等情况，应予以禁食、胃肠减压，纠正水、电解质及酸碱平衡失调、抗感染，必要时备血，做好急诊手术准备。

3.行手法复位的患者，若疼痛剧烈，可遵医嘱注射吗啡或哌替啶，以镇痛、镇静并松弛腹肌。

（郭峥峥）

十八、阑尾炎

（一）潜在并发症：出血

【目标】

患者未发生并发症或发生并发症得到及时发现和处理。

【护理措施】

1.监测患者的生命体征，如有异常及时汇报主管医师。

2.检查伤口敷料渗血情况，如有异常及时汇报主管医师。

3.关注有无腹痛、腹胀、失血性休克等症状。

4.给予心理支持，减轻患者精神上不安、焦虑及恐惧。

5.一旦出现，立即通知主管医师，加快输液，注意保暖，遵医嘱给予止血、输血治疗，保持引流管通畅，必要时做好术前准备。

（二）潜在并发症：阑尾残株炎

【目标】

患者未发生并发症或发生并发症得到及时发现和处理。

【护理措施】

1.观察患者术后腹部体征，若出现阑尾炎症状，应及时汇报主管医师。

2.遵医嘱予以抗生素治疗，必要时做好术前准备。

（三）潜在并发症：粘连性肠梗阻

【目标】

患者未发生并发症或发生并发症得到及时发现和处理。

【护理措施】

1. 评估患者有无腹痛、恶心、呕吐等情况，如有异常及时汇报主管医师。

2. 监测患者的腹部体征，如有异常及时汇报主管医师。

3. 检查伤口敷料渗血情况，如有异常及时汇报主管医师。

4. 病情允许，应鼓励患者早期下床活动。

5. 一旦发生粘连性肠梗阻

（1）不完全性肠梗阻行胃肠减压。

（2）完全性肠梗阻，协助医师完善各项术前准备。

（四）潜在并发症：肠瘘／粪瘘

【目标】

患者未发生并发症或发生并发症得到及时发现和处理。

【护理措施】

1. 评估患者有无腹胀、腹痛、高热，腹壁切口红肿，有粪臭味液体流出等情况，如有异常及时汇报主管医师。

2. 监测患者的体温、血常规等情况，如有异常及时汇报医师。

3. 做好饮食护理：术后严格禁食禁水；胃肠功能恢复后进食少量流食；如无不适，逐步增加流食量至半流食。

4. 给予心理支持，减轻患者精神上不安、焦虑及恐惧，阑尾炎所致的粪瘘一般位置较低，通过保持引流通畅、创面清洁、加强营养等支持治疗，多可自行闭合。

（五）急性疼痛：阑尾炎

【目标】

患者疼痛减轻或缓解。

【护理措施】

1. 协助患者取舒适体位，如半卧位，可放松腹肌，减轻腹部张力，缓解疼痛。

2. 对诊断明确或已决定手术者疼痛剧烈时，遵医嘱给予镇痛或镇静、解痉药。

（郭峥峥）

十九、胸部损伤

（一）气体交换受损：气胸、血胸、肋骨骨折

【目标】

患者能维持正常呼吸功能，呼吸平稳。

【护理措施】

1. 及时给予吸氧，观察血氧饱和度变化。

2. 卧床期间，协助患者翻身、坐起、叩背、咳嗽、排痰，鼓励患者做深呼吸运动，保持呼吸道通畅，预防窒息。

3. 痰液黏稠不易咳出者，应用祛痰药物、超声雾化吸入，必要时吸痰。

4. 不能有效排痰或呼吸衰竭者，实施气管插管或气管切开呼吸机辅助呼吸者，做好呼吸道护理。

5. 病情稳定者取半坐卧位。

6. 动态观察患者生命体征和意识、呼吸的频率、节律和幅度，有无气管移位或皮下气肿的情况，是否发生低血容量性休克。

7. 保持胸腔闭式引流管道密闭。

8. 定时挤压引流管，防止引流管受压、扭曲和阻塞，保持引流通畅。

9. 密切观察并准确记录引流液的颜色、性状和量。

10. 严格无菌操作，预防感染。

11. 做好拔管后护理。

12. 预防和处理意外事件，如引流管从胸腔滑脱，协助医师进一步处理等。

（二）气体交换障碍：脓胸

【目标】

患者呼吸功能改善，无气促、发绀等缺氧征象。

【护理措施】

1. 术前取半坐卧位，有支气管胸膜瘘者取患侧卧位，以免脓液流向健侧引起窒息。

2. 根据患者呼吸情况给氧，氧流量 $2 \sim 4$ L/min。

3. 保持呼吸道通畅，协助患者排痰或体位引流，遵医嘱使用抗生素控制感染。

4. 严密监测患者心率、血压、呼吸及神志、呼吸频率、幅度，有无呼吸困难、发绀等征象，发现异常及时通知医师。

5. 急性脓胸者，协助医师胸腔穿刺抽脓，注意观察患者有无不良反应。

6. 根据患者病情，配合医师施行胸腔闭式引流术和胸腔插管开放引流术。

7. 维持有效呼吸，保持引流管通畅。

8. 鼓励患者呼吸功能训练。

（三）潜在并发症：感染

【目标】

患者未发生并发症或发生并发症得到及时发现和处理。

【护理措施】

1. 遵医嘱使用抗生素。

2. 观察体温、局部伤口和全身情况变化。

3. 鼓励患者咳嗽、咳痰、保持呼吸道通畅，遵医嘱雾化吸入，预防肺部并发症的发生。

4. 在行胸腔闭式引流护理过程中，严格遵循无菌操作原则，保持引流通畅，以防胸腔继发感染。

5. 及时更换创面敷料，保持敷料清洁干燥。

6. 病情允许情况下，鼓励患者早期下床活动，预防静脉血栓形成。

（四）急性疼痛：气胸、血胸、肋骨骨折

【目标】

患者疼痛得到缓解或控制，自述疼痛减轻。

【护理措施】

1.因疼痛不敢咳嗽、咳痰时，协助或指导患者及其家属用双手按压患侧胸壁，以减轻伤口震动产生疼痛。

2.必要时遵医嘱给予镇痛药。

3.联合应用按摩，正念减压，放松训练，音乐疗法，转移注意力等畏助措施。

4.及时评估。

（郭玉超）

二十、肺部疾病

（一）潜在并发症：肺不张

【目标】

患者未发生并发症或发生并发症得到及时发现和处理。

【护理措施】

1.注意观察有无心动过速、体温升高、哮鸣、发绀、呼吸困难等异常症状，及时通知医师处理。

2.注意关注血气分析结果。

3.鼓励患者咳嗽、咳痰，痰液黏稠者予以氧气雾化或超声雾化，必要时行鼻导管吸痰或协助医师行支气管纤维镜下吸痰。

4.病情严重时可行气管切开，确保呼吸道通畅。

5.保持胸腔引流管通畅。

6.遵医嘱使用抗生素，预防感染。

（二）潜在并发症：肺水肿

【目标】

患者未发生并发症或发生并发症得到及时发现和处理。

【护理措施】

1. 评估患者有无胸闷、气促、呼吸困难、发绀、心动过速等症状。

2. 监测生命体征变化，如有异常及时汇报主管医师。

3. 监测末梢血氧饱和浓度，如有异常及时汇报主管医师。

4. 关注出入量，控制输液速度，勿过快。

5. 一旦发生肺水肿

（1）立即减慢输液速度、控制输液量，汇报医师，准备抢救物品。

（2）安抚患者的紧张情绪。

（3）给予高流量吸氧，氧流量 6～8 L/min

（4）取端坐位，双下肢下垂。

（5）注意保持呼吸道通畅。

（6）遵医嘱给予心电监护、强心、利尿、镇静及激素等治疗，观察用药后反应。

（三）潜在并发症：心律失常

【目标】

患者未发生并发症或发生并发症得到及时发现和处理。

【护理措施】

1. 监测生命体征、心率、心律等变化，如有异常及时汇报主管医师。

2. 关注血电解质情况，如有异常及时汇报主管医师。

3. 关注出入量，控制输液速度，勿过快。

4. 保持呼吸道通畅，协助清除呼吸道分泌物。

5. 必要时遵医嘱纠正电解质紊乱。

6. 必要时遵医嘱应用抗心律失常药，严格掌握药物剂量、浓度、给药方法、速度，观察药物的疗效及副反应。

（四）潜在并发症：支气管胸膜瘘

【目标】

患者未发生并发症或发生并发症得到及时发现和处理。

【护理措施】

1.监测生命体征、血氧饱和度等情况，如有异常及时汇报主管医师。

2.观察患者有无呼吸困难、皮下气肿等情况。

3.听诊呼吸音，如有异常及时汇报主管医师。

4.做好呼吸道管理，病情允许下给予翻身、叩背，促进肺复张。

5.常规给予雾化吸入，痰多无力咳出者，必要时支气管镜吸痰。

6.加强营养，必要时静脉补充营养，加强机体抵抗力。

7.做好胸腔闭式引流管护理。

8.一旦发生，立即汇报主管医师，安置患者患侧卧位，应用抗生素预防感染，加强营养，保持引流通畅，必要时再次开胸手术修补。

（五）潜在并发症：胸腔内出血

【目标】

患者未发生并发症或发生并发症得到及时发现和处理。

【护理措施】

1.监测患者的生命体征，如有异常及时汇报主管医师。

2.检查伤口敷料及引流管周围的渗血情况，胸腔引流液的量、颜色和性状，如有异常及时汇报主管医师。

3.关注患者血常规，如有异常及时汇报主管医师。

4.给予心理支持，减轻患者精神上不安、焦虑及恐惧。

5.一旦出现，立即通知主管医师，加快输液，注意保暖，遵医嘱给予止血、输血治疗，保持胸腔引流管通畅，必要时做好开胸探查止血术准备。

（六）潜在并发症：肺部感染

【目标】

患者未发生并发症或发生并发症得到及时发现、处理。

【护理措施】

1. 戒烟：吸烟患者术前 2 周戒烟。

2. 术前指导患者保护刀口、深呼吸运动和有效咳嗽、咳痰的方法。

3. 保持病室适宜温湿度，遵医嘱补液。

4. 患者有呼吸道感染，术前给予有效治疗。

5. 术后卧床期间鼓励患者深呼吸，协助翻身、叩背。

6. 协助患者取半卧位，病情许可尽早下床活动。

7. 密切观察呼吸型态、频率和节律，听诊双肺呼吸音是否清晰，有无缺氧征兆。

8. 及时吸痰，患者痰液黏稠，给予雾化吸入。

9. 遵医嘱应用抗生素及祛痰药物，观察治疗效果及不良反应。

10. 做好胸腔闭式引流护理。

11. 视情况做好气管插管、气管切开护理。

（七）潜在并发症：肺栓塞

【目标】

患者未发生并发症或发生并发症得到及时发现和处理。

【护理措施】

1. 评估患者是否存在高危因素。

2. 评估患者有无胸闷、气促、呼吸困难、咳嗽、咳血、血氧饱和度下降等症状，如有异常及时汇报主管医师。

3. 对于有高危因素者，指导患者床上踝泵运动或直腿抬高运动，遵医嘱给予药物抗凝，预防血栓形成。

4. 病情允许，指导患者早期下床活动。

5. 一旦发生肺栓塞

（1）绝对卧床休息。

（2）高浓度吸氧。

（3）控制输液量及速度。

（4）遵医嘱给予镇静、镇痛、抗休克、抗凝或溶栓等治疗，关注用药后反应。

（5）监测患者凝血功能。

（6）观察患者是否有出血征象。

（八）潜在并发症：心肌梗死

【目标】

患者未发生并发症或发生并发症得到及时发现和处理。

【护理措施】

1. 注意观察有无血氧饱和度下降、呼吸困难、心律失常、低血压、休克、心力衰竭等异常情况。

2. 一旦发生，应卧床休息，给予吸氧，心电监测及心理护理，遵医嘱给予镇痛、扩冠、溶栓、抗心律失常、抗休克等处理。

（九）气体交换受损

【目标】

患者恢复正常的气体交换功能。

【护理措施】

1. 劝告指导患者戒烟2周以上。

2. 注意观察痰液的量、颜色、黏稠度及气味，遵医嘱给予支气管扩张剂、祛痰剂等药物，以改善呼吸状况。

3. 大量咯血者，应绝对卧床休息，头偏向一侧，以免发生窒息。

4. 注意口腔卫生，及时采集痰液及咽部分泌物做细菌培养，遵医嘱给予抗生素治疗及雾化吸入以控制感染。

5. 指导患者进行有效的呼吸功能锻炼，以提高肺功能，促进术后肺复张，预防肺部并发症的发生。

6. 呼吸功能异常者，根据需要应用机械通气治疗。

7. 术后定时观察呼吸并呼唤患者，注意观察其有无呼吸窘迫。观察肢端温度，甲床、口唇及皮肤色泽，周围静脉充盈情况等。

8. 根据不同的手术方式协助患者取合适体位。

9. 术后常规给予鼻导管吸氧 2～4 L/min，根据血气分析结果调整氧气浓度。

10. 术后带气管插管返回病房，严密观察气管插管的位置和深度。

11. 患者清醒后立即鼓励并协助其作深呼吸和咳嗽，协助患者叩背或体外振动。

12. 做好吸痰护理。

13. 做好胸腔闭式引流护理。

（郭玉超）

二十一、食管疾病

（一）潜在并发症：出血

【目标】

患者未发生并发症或发生并发症得到及时发现和处理。

【护理措施】

1. 监测患者的生命体征，有无血压下降、脉搏增快、躁动、出冷汗等低血容量表现，及时汇报主管医生。

2. 检查伤口敷料及引流管周围的渗血情况，胃肠减压、胸腔引流液的量、颜色和性状，如有异常及时汇报主管医生。

3. 关注患者血常规，如有异常及时汇报主管医生。

4. 给予心理支持，减轻患者精神上不安、焦虑及恐惧。

5. 一旦出现，立即通知主管医生，加快输液，注意保暖，遵医嘱给予止血、输血治疗，保持引流管通畅，必要时做好再次开胸准备。

（二）潜在并发症：吻合口瘘

【目标】

患者未发生并发症或发生并发症得到及时发现和处理。

【护理措施】

1. 评估患者有无呼吸困难、胸痛、高热等情况，如有异常及时汇报主管医师。

2. 监测患者有无高热、寒战、休克等症状，如有异常及时汇报主管医师。

3. 保持胃肠减压通畅，避免吻合口张力太大。

4. 一旦发生吻合口瘘

（1）禁食。

（2）遵医嘱给予抗感染及营养支持治疗。

（3）协助行胸腔闭式引流并常规护理。

（4）严密观察生命体征，若出现休克，积极抗休克治疗。

（5）需手术者，积极配合医师完善相关术前准备。

（三）潜在并发症：乳糜胸

【目标】

患者未发生并发症或发生并发症得到及时发现和处理。

【护理措施】

1. 评估患者有无胸闷、气急、心悸、血压下降等情况，如有异常及时汇报主管医师。

2. 观察胸腔引流液的量、颜色和性状，如有异常及时汇报主管医师。

3. 常规做好胸腔闭式引流护理。

4. 一旦出现乳糜胸

（1）严重者禁食，给予肠外营养支持治疗。

（2）胸腔闭式引流必要时给予低负压持续吸引，及时引流胸腔内乳糜液，促进肺膨胀。

（3）需手术者，积极配合医师完善相关术前准备。

（四）营养失调：低于机体需要量　食管癌

【目标】

营养失调：低于机体需要量。

【护理措施】

1. 术前根据患者病情、饮食和生活习惯，制订合理食谱。

2. 胃肠减压期间，遵医嘱补充肠外营养液，补充足够热量，改善患者营养状况。

3.拔胃管后逐渐从半量流质饮食，全量流食、半流食，逐步恢复正常饮食，食物宜温、软、易于消化，忌生、冷、硬和刺激性食物。

4.根据患者的个体状况，制定合理肠内营养支持方案。肠内营养首选口服营养补充，不能满足营养目标时，建议管饲。

5.长期不能进食或一般情况差者，遵医嘱补充水、电解质或肠内、肠外营养。

（杨雪飞）

二十二、心脏大血管疾病

（一）心排血量减少：心脏疾病术后

【目标】

患者心功能正常，恢复全身有效循环。

【护理措施】

1.观察心率、心律、有创血压和末梢血氧饱和度以及中心静脉压、肺动脉压、左心房压等动态变化，发现异常，及时通知医师。

2.密切观察患者皮肤颜色、温度、湿度，口唇、甲床毛细血管充盈和动脉搏动情况，及早发现微循环灌注不足和组织缺氧，注意保暖。

3.补充液体，必要时补充新鲜血、血小板浓缩液或冰冻血浆。

（二）潜在并发症：感染

【目标】

患者未发生并发症或发生并发症得到及时发现和处理。

【护理措施】

1.注意保暖和防寒，防止呼吸道感染。

2.吸烟患者，戒烟3周以上，有感染者治疗感染灶。

3.术前预防性应用抗生素，防止术后感染发生。

4. 术前进行深呼吸和有效咳嗽训练，防治术后肺部感染。

5. 密切检测体温变化。

6. 严格遵守无菌操作原则。

7. 保持手术切口干燥，定期换药，注意口腔和皮肤卫生。

8. 每日评估各侵入性管道留置必要性，及时撤除各种管道。

9. 合理使用抗生素，加强营养支持。

（三）潜在并发症：急性心脏压塞

【目标】

患者未发生并发症或发生并发症得到及时发现和处理。

【护理措施】

1. 评估患者有无胸闷、气促，四肢末梢循环等情况，如有异常及时汇报主管医师。

2. 监测生命体征、血氧饱和浓度变化，如有异常及时汇报主管医师。

3. 监测中心静脉压、动脉压、脉压等情况，如有异常及时汇报主管医师。

4. 做好引流管的护理，保持引流管通畅，观察心包纵隔引流管引流量、性状，如有异常及时汇报主管医师。

5. 一旦出现及时通知医师，做好抢救配合工作。

（四）潜在并发症：低心排血量综合征

【目标】

患者未发生并发症或发生并发症得到及时发现和处理。

【护理措施】

1. 评估患者有无胸闷、气促，四肢末梢循环等情况，如有异常及时汇报主管医师。

2. 监测生命体征变化、中心静脉压、末梢血氧饱和度，如有异常及时汇报主管医师。

3. 监测心排血量、心排血指数、体循环阻力和肺循环阻力等情况，如有异常及时汇报主管医师。

4. 遵医嘱补充血容量，纠正水、电解质、酸碱平衡失调。

5. 及时、合理有效地使用正性肌力药物和血管活性药物，应用输液泵控制输液速度和用量，并观察用药反应。

6.必要时行主动脉内球囊反搏。

（五）低效性呼吸型态：心脏疾病术后

【目标】

患者恢复正常气体交换。

【护理措施】

1.观察患者有无发绀、鼻翼扇动、点头或张口呼吸；呼吸频率、节律和幅度，双肺呼吸音是否对称。

2.观察呼吸机是否与患者呼吸同步，根据动脉血气分析结果及时调整呼吸机参数。

3.妥善固定气管插管和气管切开装置，定时测量并做好标记，必要时镇静，防止脱出或移位。

4.及时清理呼吸道分泌物和呕吐物，保持呼吸道通畅，以防堵塞气道，导致肺不张。

5.维持呼吸功能

（1）鼓励患者咳痰；痰液黏稠者给予超声雾化或氧气雾化吸入。

（2）患者采取半坐卧位。

（3）定期吸氧，以维持充分的氧合状态，防止低氧血症对各重要器官的损害。

（4）定时协助患者翻身、拍背，促进咳嗽和痰液的排出；咳痰时，指导患者用双手按在胸壁切口处，以减轻切口疼痛。

（5）指导患者进行深呼吸锻炼（吹气球或应用深呼吸训练器），以促进肺膨胀。

（6）保暖防寒，避免受凉后并发呼吸道感染。

（六）潜在并发症：肾功能不全

【目标】

患者未发生并发症，或并发症得到及时发现和处理。

【护理措施】

1.术前维护好肾功能，不用损伤肾功能的药物。

2.术后及时复温、保暖，维持全身灌注良好。

3.密切检测肾功能，观察尿色变化、有无血红蛋白尿等。

4.尿量减少及时找出原因，停用肾毒性药物。

5.怀疑肾衰竭者限制水和电解质的摄入。

6. 确诊急性肾衰竭,行透析治疗。

7. 发生血红蛋白尿者,给予高渗性利尿或静脉滴注 5% 碳酸氢钠碱化尿液。

8. 术后合理饮食,低蛋白饮食,限制盐的摄入。

（七）潜在并发症：脑功能障碍

【目标】

患者未发生并发症,或并发症得到及时发现和处理。

【护理措施】

1. 严密观察患者的意识、瞳孔、肢体活动情况。

2. 患者出现头疼、呕吐、躁动、嗜睡等异常表现及神经系统的阳性体征时,及时通知医师。

（八）潜在并发症：动脉瘤破裂

【目标】

患者主动脉夹层未破裂,血压得到有效控制。

【护理措施】

1. 绝对卧床休息,保持环境安静,避免情绪波动,严格控制活动量,禁止用力,必要时应用镇静剂。

2. 严密观察生命体征和重要脏器的功能,观察神志、肢体运动情况,有无腹痛、腹胀,监测尿量,如有主动脉夹层破裂的先兆,立即通知医师,做好抢救准备。

3. 评估疼痛的位置、性质、持续时间、诱因等,减少环境刺激,指导患者放松,禁止用力,遵医嘱给予吗啡等镇痛药物缓解疼痛。

4. 监测血压,遵医嘱使用降压药严格控制血压。

5. 理解患者异常反应心理并耐心解答患者问题。

6. 预防感染,术前 3 周禁烟,严格无菌操作,术前预防性应用抗生素。

（九）潜在并发症：肾功能不全

【目标】

患者未发生并发症或发生并发症得到及时发现和处理。

【护理措施】

1.密切观察尿量，每小时记录 1 次；监测尿比重、尿素氮和血清肌酐等指标的变化。

2.疑为肾功能不全者，限制水和钠的摄入，控制高钾食物的摄入，并停止使用肾毒性药物。

3.急性肾衰竭，应遵医嘱做透析治疗。

（十）潜在并发症：急性呼吸功能不全

【目标】

患者未发生并发症或发生并发症得到及时发现和处理。

【护理措施】

1.术后早期采取肺保护性策略，保持适当的呼吸末正压。

2.定期肺复张，30° ～45° 半卧位，2 h 翻身 1 次，必要时早期行俯卧位通气。

3.早期拔除气管插管，拔管后采用无创、高流量氧疗序贯通气，及时清理呼吸道分泌物。

（杨雪飞）

二十三、周围血管疾病

（一）疼痛：动脉硬化性闭塞症

【目标】

患肢疼痛程度减轻。

【护理措施】

1.睡觉或休息时取头高足低位，避免久站、久坐或双膝交叉。

2.戒烟：消除烟对血管的收缩作用。

3.改善循环：轻症患者可遵医嘱应用血管扩张剂。

4.运用合适评估工具对疼痛部位、程度、性质、等进行评估，疼痛剧烈者，遵医嘱应用镇痛药；给药 30～40 min 再次评估。

（二）潜在并发症：有皮肤完整性受损危险

【目标】

患者患肢皮肤无破损。

【护理措施】

1. 患肢保暖，一是避免肢体受寒冷刺激，二是避免局部热疗。

2. 保持足部的清洁、干燥，每日用温水洗脚，勤剪指甲，皮肤瘙痒的时候要避免用手抓痒使皮肤受伤。

3. 发生坏疽、溃疡时卧床休息，避免运动加重局部的缺血、缺氧。

4. 观察患肢远端皮温、皮肤颜色、血管波动、肿胀情况。

5. 如有感染，遵医嘱使用抗生素，注重切口的换药。

6. 根据病情，鼓励患者每日适当步行，指导患者进行 Buerger 运动（平卧，指高患肢 45° 以上，维持 2～3 min，然后坐起来，自然下垂双脚 2～5 min，并做足背的伸屈及旋转运动；然后将患肢放平，休息 5 min 以上动作练习 5 次为 1 组，每日可行数组）。

（三）潜在并发症：有皮肤完整性受损危险

【目标】

患肢皮肤无破损。

【护理措施】

1. 注意局部皮肤有无色素沉着、溃疡、湿疹样改变及局部血管隆起情况。

2. 告知患者勤剪指甲，勿搔抓皮肤，避免肢体外伤。

3. 术后患者卧床期间可做足部屈伸和旋转运动，避免劳累。

4. 注意治疗与换药，促进创面愈合。

（杨雪飞）

二十四、泌尿、男性生殖系统疾病

（一）疼痛：泌尿系统结石

【目标】

患者自述疼痛减轻，舒适感增强。

【护理措施】

1.卧床休息，局部热敷。

2.指导患者做深呼吸，放松以减轻疼痛。

3.遵医嘱应用解痉镇痛药物。

4.观察疼痛缓解情况。

5.结石碎片或颗粒排出可引起肾绞痛，应予以解痉、镇痛及抗感染治疗等处理。

（二）潜在并发症：TURP 综合征

【目标】

患者未发生并发症或发生并发症及时发现和处理。

【护理措施】

1.严密观察患者是否有烦躁不安、血压下降、脉搏缓慢、呼吸困难、头痛、意识障碍等状，如有不适，及时通知医师处理。

2.注意监测电解质变化。

3.一旦出现，急查血清电解质，吸氧，遵医嘱给予利尿剂、脱水剂，缓慢静脉滴注 3%氯化钠纠正低血钠等，同时密切观察肺水肿改善情况。

4.吸氧，注意保护患者安全，避免坠床、意外拔管等。

5.有脑水肿征象者遵医嘱行降低颅内压治疗，遵医嘱使用抗生素。

（三）潜在并发症：出血

【目标】

患者未发生并发症或发生并发症得到及时发现和处理。

【护理措施】

1. 保持排便通畅，术后早期禁止灌肠或肛管排气，避免刺激前列腺窝引起出血。

2. 手术当日出血，患者制动、持续牵拉导尿管、保持冲洗液通畅。遵医嘱补液、输血，如治疗后不减轻或休克征象，需手术治疗。

3. 继发出血，出血伴尿潴留，延长导尿管留置时间，必要时遵医嘱予以膀胱冲洗、抗炎止血治疗，如术后反复血尿，必要时再次电切治疗。

（四）潜在并发症："石街"形成

【目标】

患者未发生并发症或发生并发症得到及时发现和处理。

【护理措施】

1. 鼓励患者多饮水，采取有效体位，促进排石。

2. 用纱布或过滤网过滤尿液，收集碎石碎渣，观察结石排出情况。

3. 较大肾结石在体外冲击波碎石之前常规留置双 J 管。

4. 无感染的石街可继续体外冲击波碎石。

5. 有感染迹象者，给予抗生素治疗，待感染控制后，用输尿管镜碎石将结石击碎排出。

6. 嘱患者术后 4 周回院复查，并拔除双 J 管。

7. 如果出现无法缓解的膀胱刺激征、尿中有血块、发热等症状，应及时就诊。

（五）潜在并发症：尿瘘

【目标】

患者未发生并发症或发生并发症得到及时发现和处理。

【护理措施】

1. 盆腔引流管引流出尿液、切口部位渗出尿液、导尿管引流量减少，立即报告医

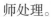

师处理。

2. 指导患者养成定时排尿、及时排尿习惯，避免长时间憋尿。

3. 加强引流，换用非负压吸引管，保持各引流管通畅，同时遵医嘱使用抗生素。

4. 采取上述措施后尿瘘通常可愈合。仍不能控制者，协助医师手术处理。

（六）潜在并发症：尿失禁

【目标】

患者未发生并发症或发生并发症得到及时发现和处理。

【护理措施】

1. 评估尿失禁类型，注意尿失禁发生时机、加重及环节的因素、昼夜分布、夜尿次数等。

2. 指导患者通过排尿日记、尿垫监测尿失禁程度。

3. 睡前完全排空膀胱，夜间用闹钟唤醒以帮助减少夜间尿失禁。

4. 坚持盆底肌肉和尿道外括约肌功能锻炼以辅助控尿。

（七）潜在并发症：代谢异常

【目标】

患者未发生并发症或发生并发症得到及时发现和处理。

【护理措施】

1. 定期行血气分析，监测患者血 pH 及电解质水平。

2. 注意患者有无疲劳、耐力下降等相应表现，遵医嘱补充维生素。

3. 术后规律排空膀胱、规律冲洗，以减少结石发生率。

（八）潜在并发症：出血

【目标】

患者未发生并发症或发生并发症得到及时发现和处理。

【护理措施】

1. 观察患者生命体征的变化，若患者引流液较多、色鲜红且很快凝固，同时伴有血压下降、脉搏增快等低血容量休克表现，应及时通知医师。

2. 遵医嘱应用止血药物。

3. 对出血量大、血容量不足的患者给予输液和输血。

4. 对经处理出血未能停止者，积极做好手术止血准备。

（九）知识缺乏：缺乏预防尿石的知识和双 J 管的自我观察与护理知识

【目标】

患者知晓尿石症的预防知识和双 J 管的自我观察与护理知识。

【护理措施】

1. 嘱患者大量饮水，根据结石成分、代谢状态调节饮食。

2. 根据结石成分，血、尿钙磷、尿酸、胱氨酸和尿 pH，应用药物预防结石发生。

3. 伴甲状旁腺功能亢进者，必须摘除腺瘤或增生组织。

4. 鼓励长期卧床者多活动，防止骨脱钙，减少尿钙排出。

5. 尽早解除尿路梗阻、感染、异物等因素。

6. 部分患者行碎石术后带双 J 管出院，其间若出现排尿疼痛、尿频、血尿时，多为双 J 膀胱端刺激所致，一般经多饮水、减少活动和对症处理后均能缓解。

7. 避免体力活动强度过大，一般的日常生活活动不需受限。

（十）知识缺乏：缺乏新膀胱护理知识

【目标】

患者知晓新膀胱护理知识。

【护理措施】

1. 术后 6～12 周，应避免久坐、重体力劳动、性生活等，多参与日常活动以及轻度、可耐受的锻炼。

2. 适当加强营养、多食高纤维食物，必要时遵医嘱服用缓泻剂，以软化粪便。每日饮水 2 000～3 000 ml，增加饮食中盐的摄取。

3. 白天约 2 h 排尿，晚上设闹钟 3 h1 次。若血气分析结果显示机体代偿良好，可以逐渐延长排尿间隔，如每次延长 1h，最终达到每日自主排尿，4～6 次（每 3～4h），膀胱容积 400～500 ml 的理想容量。

4. 患者排尿早期可采用蹲位或坐位排尿，如排尿通畅，试行站立排尿。注意排尿时主动舒张括约肌及盆底肌，同时采用瓦氏动作，即深吸气后紧闭声门，再用力做呼气动作来协助膀胱排空。

5.教会患者掌握更换造口袋、造口皮肤护理等造口护理常识；进食清淡食物，减少葱、姜、蒜等刺激性食物摄入，适当多饮水；积极地修饰与装扮，树立健康自信的形象。

6.定期复查，复查内容包括血常规、尿常规、生化检查、膀胱镜、影像学检查等。

7.终身随访，定期进行血常规、尿常规、生化检查、腹部超声、盆腔 CT、尿路造影等检查。

（刘培）

二十五、肾上腺疾病

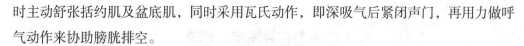

（一）潜在并发症：急性肾上腺皮质功能不足

【目标】

患者未发生并发症或发生并发症得到及时发现和处理。

【护理措施】

1.患者出现恶心、呕吐、腹痛、腹泻、精神萎靡、表情淡漠、嗜睡甚至昏迷、心率增快、血压下降、四肢湿冷、休克等，及时通知医师。

2.术后避免使用吗啡、巴比妥类药物，严密观察病情，一旦发现肾上腺危象迹象，及时报告医师。

3.遵医嘱立即静脉补充肾上腺皮质激素。

4.遵医嘱纠正水、电解质、酸碱平衡失调及低血糖等情况。

（二）潜在并发症：感染

【目标】

患者未发生并发症或发生并发症得到及时发现和处理。

【护理措施】

1. 监测患者体温变化，做好口腔、会阴及皮肤护理，保持伤口敷料清洁、干燥，如有渗液、污染应及时换药。

2. 观察切口愈合情况，如有红、肿、热、痛及分泌物排出时，及时通知医师并协助处理。

（刘培）

二十六、骨折

（一）潜在并发症：牵引针眼感染

【目标】

患者未发生并发症或发生并发症得到及时发现和处理。

【护理措施】

1. 牵引针安置后，使用无菌敷料保护针眼。如出现渗血渗液及时换药，无菌敷料覆盖。其间无渗血渗液，3 d后去除无菌敷料。

2. 针眼处皮肤完好，无红肿痛、渗液或感染，保留痂壳并加强观察；若有上述情况，采用外科换药的方法，直至针眼处干燥、无红肿。感染严重拔去钢针，改变牵引位置。

3. 骨牵引针两端套上软木塞或胶盖小瓶。

4. 牵引针若向一侧偏移，消毒后调整。

（二）潜在并发症：血管神经损伤

【目标】

患者未发生并发症或发生并发症得到及时发现和处理。

【护理措施】

1. 皮牵引时，牵引带包裹的松紧度以能伸进 1～2 指为宜。

2. 下肢水平皮牵引时，膝外侧垫棉垫，定时患肢背伸、跖屈功能，按摩腓骨小头处皮肤。

（三）潜在并发症：石膏综合征

【目标】

患者未发生并发症或发生并发症得到及时发现和处理。

【护理措施】

1. 观察患者是否有反复呕吐、腹痛甚至呼吸窘迫、面色苍白、发绀、血压下降等表现，有异常及时通知医师。

2. 缠绕石膏绷带时不可过紧，且上腹部应充分开窗。

3. 调整室内温度在 25 ℃左右、湿度为 50%～60%。

4. 嘱患者少食多餐，避免过快过饱及进食产气多的食物等。

5. 发生轻度石膏综合征可通过调整饮食、充分开窗等处理，严重者应立即拆除石膏，给予禁食、胃肠减压及静脉补液等处理。

（四）潜在并发症：骨筋膜室综合征

【目标】

患者未发生并发症或发生并发症得到及时发现和处理。

【护理措施】

1. 密切观察肢端有无疼痛、苍白、感觉异常、麻痹、脉搏消失等异常表现，及时汇报医师。

2. 保持肢体功能位，根据情况选择抬高患肢。

3. 密切观察患者生命体征、尿色、尿量、各项检查结果。

4. 固定时松紧度适宜，不应过紧。

5. 发生轻度石膏综合征，将患肢平放于心脏水平处，通知医师全层剪开固定的石膏，严重者应立即拆除石膏，给予补液，持续吸氧，湿敷硫酸镁或静脉滴注甘露醇，检测肾功能和血电解质。

6. 给予心理支持，减轻患者精神上不安、焦虑。

（五）疼痛：骨折

【目标】

患者主诉骨折部位疼痛减轻或消失。

【护理措施】

1. 使用疼痛评估工具判断患者疼痛程度。

2. 疼痛较轻时可鼓励患者听音乐或看电视以分散注意力，也可用局部冷敷或抬高患肢来减轻水肿以缓解疼痛。

3. 热疗和按摩可减轻肌肉痉挛引起的疼痛。

4. 疼痛严重时可遵医嘱给予镇痛药。

5. 护理操作时动作应轻柔准确，严禁粗暴搬动骨折部位。若因伤口感染引起疼痛，应及时清创并应用抗生素等进行治疗。

6. 若患肢除了疼痛，还有麻木、皮温降低、皮肤苍白或青紫、脉搏减弱或消失等血液灌注不足表现，应立即平放患肢，松解外固定，严禁局部按摩、热敷，并尽量减少患肢活动。

7. 在骨筋膜室综合征早期，患肢疼痛可进行性加重，镇痛药常不能缓解，应及时行肢体切开减压术。

（六）有皮肤完整性受损的危险：骨折、牵引术、石膏固定术

【目标】

患者皮肤完整，未出现压力性损伤或感染。

【护理措施】

1. 使用石膏固定或牵引者，避免因固定物压迫而损伤皮肤。

2. 髋关节脱位固定后需长期卧床者，鼓励其经常更换体位。

3. 对于皮肤感觉功能障碍的肢体，防止烫伤和冻伤。

4.胶布牵引部位及长期卧床患者，骨突部皮肤可出现水疱、溃疡及压力性损伤，注意观察胶布牵引患者胶布边缘皮肤有无水疱或皮炎。

5.若有水疱，协助医师处理。

6.在可能发生压力性损伤的部位放置水垫、应用减压贴或气垫床，保持床单位清洁、干燥和平整，定时翻身，并观察受压皮肤的情况。

（七）有外周神经血管功能障碍的危险：骨折

【目标】

患肢末端维持正常的组织灌注，皮肤温度和颜色正常，末梢动脉波动有力，感觉正常。

【护理措施】

1.抬高肢体，除非有禁忌。

2.保证最适宜的补液，以达到最佳的血液循环。

3.观察患肢远端感觉、运动和末梢血液循环情况。

4.加强患者及其家属宣教，如出现肢体剧痛、麻木或刺痛、肿胀、皮肤变色；瘫痪或活动减弱；脚趾或手指末梢寒冷、苍白；污秽气味、局部温度增高或石膏上有裂缝等及时呼叫医护人员。

（八）潜在并发症：泌尿生殖道感染和结石

【目标】

患者未发生并发症或发生并发症得到及时发现和处理。

【护理措施】

1.在脊髓休克期留置导尿，持续引流尿液并记录尿量，2～3周后改为定期开放尿管，防膀胱萎缩。

2.当膀胱充盈时，鼓励患者在膀胱区按摩加压将尿排尽，训练自主性膀胱。

3.鼓励患者每日饮水 3 000 ml 以上稀释尿液，预防泌尿系统结石。

4.定期检查残余尿量、尿常规和中段尿培养。

5.遵医嘱使用抗生素。

6.需长期留置导尿管而又无法控制泌尿系统者，应教会患者遵循无菌操作原则进行间歇性导尿，也可做永久性耻骨感染上膀胱造瘘术。

（九）低效性呼吸型态脊柱骨折、脊髓损伤

【目标】

患者呼吸道通畅，能够维持正常呼吸功能。

【护理措施】

1. 观察患者的呼吸功能、监测血氧饱和度、监测动脉血气分析值变化，如有异常及时汇报主管医师。

2. 氧气吸入，必要时协助医师行气管插管、气管切开或呼吸机辅助呼吸等。

3. 给予胸部物理治疗，如叩击、震颤或体位引流以利痰液排出。

4. 遵医嘱给药减轻脊髓水肿。

5. 做好呼吸道护理，指导和协助患者深呼吸、咳嗽咳痰、翻身拍背、雾化吸入和吸痰等。

6. 及时处理肠胀气、便秘，不要用厚棉被压盖胸腹，以免影响患者呼吸。

7. 已经发生肺部感染者，应遵医嘱选用合适的抗生素，注意保暖。

（十）体温失调：脊柱骨折、脊髓损伤

【目标】

体温保持在正常范围。

【护理措施】

1. 患者出现高热（>40 ℃），或出现低温（<35 ℃）都是病情危险的征兆。

2. 患者体温升高时，应以物理降温为主，如冰敷、温水擦浴、冰盐水灌肠等。必要时给予输液和冬眠药物。

3. 夏季将患者安置在阴凉或设有空调的房间。

（十一）潜在并发症：便秘

【目标】

患者未发生并发症或发生并发症得到及时发现和处理。

【护理措施】

1. 指导患者多食新鲜水果和蔬菜等富含膳食纤维的食物，多饮水。

2. 在餐后 1 h 按顺时针方向做腹部按摩 15～30 min，以刺激肠蠕动。

3. 对顽固性便秘者可遵医嘱给予灌肠或缓泻剂。

4. 部分患者通过持续的排便训练可逐渐建立起反射性排便。方法为尽量取坐位以增加腹压，每日定时用手指按压肛门周围或扩张肛门，刺激括约肌，反射性引起肠蠕动。

（十二）潜在并发症：压力性损伤

【目标】

患者未发生并发症或发生并发症得到及时发现和处理。

【护理措施】

1. 床单位应清洁、平整、干燥和舒适，有条件时可使用减压敷料和气垫床。

2. 定时翻身，避免在床上拖拽患者，以减少局部皮肤剪切力。

3. 保持患者皮肤清洁干燥。

4. 保证足够的营养摄入，提高机体抵抗力。

（郭霞）

二十七、骨肿瘤

（一）躯体移动障碍：恶性骨肿瘤

【目标】

患者关节活动得到恢复或重建。

【护理措施】

1. 术后抬高患肢高于心脏水平，促进静脉和淋巴回流，预防肢体肿胀。

2. 保持肢体功能位，预防关节畸形。膝部手术后，膝关节屈曲 5°～10°；髋部手术后，髋关节保持外展中立位，防止发生髋关节脱位。

3. 术后早期卧床休息，避免过度活动，根据康复状况开始床上活动和床旁活动。

4. 教会患者正确应用助行器、拐杖、轮椅等协助活动。

（二）急性疼痛：恶性骨肿瘤

【目标】

患者主诉疼痛缓解或消失。

【护理措施】

1. 协助患者采取适当体位，如肿瘤局部固定制动，以减轻疼痛。

2. 进行护理操作时避免触碰肿瘤部位，尽量减少诱发或加重疼痛的护理操作。

3. 与患者讨论缓解疼痛的有效措施，如缓慢地翻身和改变体位，转移注意力等。

4. 药物镇痛。

（三）潜在并发症：幻肢痛

【目标】

患者未发生并发症或发生并发症得到及时发现和处理。

【护理措施】

1. 尽早佩戴义肢：通常术后 6～8 周伤口愈合后，患者可尝试适应临时义肢。

2. 护士应引导患者注视残肢，接受截肢的现实。应用放松疗法等心理治疗手段逐渐消除幻肢感，指导患者自我训练调节心理平衡，达到自我分析、自我控制、自我暗示的目的。

3. 必要时适当给予安慰剂治疗或交替给予催眠药与镇痛药。

4. 截肢残端神经阻滞术、残端探查术或脊髓神经镇痛术可有效缓解幻肢痛。

5. 对于幻肢痛持续时间长者，可轻叩残端，进行残端按摩，或用理疗、封闭的方法消除幻肢痛。幻肢痛大多可随时间延长而逐渐减轻或消失。

（四）潜在并发症：病理性骨折

【目标】

1. 住院期间无骨折发生。

2. 患者能陈述预防骨折的要点。

【护理措施】

1.搬运患者时应轻柔、避免暴力，翻身时应予以协助，注意保护患肢。

2.对术后骨缺损大、人工假体置换术或异体骨移植术后患者，注意保护患肢。

3.功能锻炼要循序渐进，患者开始站立或练习时行走注意在旁保护，防止跌倒。

4.若发生骨折，应局部石膏固定或牵引，按骨折常规护理。

（郭霞）

二十八、断肢（指）再植

（一）有失用综合征的危险：断肢（指）再植

【目标】

1.患者能主动进行功能锻炼，未出现失用综合征。

【护理措施】

1.保持患肢处于功能位，必要时给予支撑。

2.指导和鼓励患者早期主被动活动和功能锻炼，并适当辅以物理治疗。

3.与患者或家属共同制订肢体锻炼计划并监督其完成。

4.术后4周内，可用红外线理疗等方法减轻淋巴肿胀。未制动的关节可做轻微的屈伸活动。术后4～6周，练习患肢/指伸屈、握拳等动作，被动活动时动作轻柔并对再植部位妥善保护。术后6～8周，患手做提、挂、抓的使用练习，并配合理疗、中药熏洗等。

（二）潜在并发症：血管危象

【目标】

患者未发生并发症或发生并发症得到及时发现和处理。

【护理措施】

1. 观察患肢皮肤温度及颜色、毛细血管回流试验、指（趾）腹张力和指（趾）端侧方切开出血等。

2. 抬高患肢，使之处于略高于心脏水平，以利静脉回流，减轻肢体肿胀。

3. 术后患者平卧10～14 d，勿侧卧，勿起坐，包括吃饭及大小便时，以免引起患肢血管压力的改变而危及血供。

4. 再植肢体局部用落地灯照射，注意防止烫伤，但在患肢血液循环较差的情况下则不宜照射。

5. 遵医嘱应用麻醉性镇痛药。

6. 遵医嘱应用抗凝、解痉类药物。

7. 严禁患者及其他人员在室内吸烟，以防刺激患肢（指）血管痉挛。

8. 发生动脉危象，立即解开敷料，解除压迫因素，遵医嘱应用解痉药物，高压氧治疗，短时间仍未见好转者手术探查；发生静脉危象，解除血管外的压迫因素完全松解包扎。

（三）潜在并发症：休克

【目标】

患者未发生并发症或并发症得到及时发现和处理。

【护理措施】

1. 术中、术后补充血容量。

2. 注意观察有无神志不清、四肢痉挛抽搐、口吐白沫、牙关紧闭等神经系统症状。

3. 注意有无血压下降、脉搏细速等休克征象。

4. 一旦发生，积极处理：采取抗休克措施，如输血、输液维持收缩压在100 mmHg以上；若发生中毒性休克，危机患者生命时，应及时截除再植的肢体。

（四）潜在并发症：急性肾衰竭

【目标】

患者未发生并发症或并发症得到及时发现和处理。

【护理措施】

1. 观察患者尿量，测定尿比重，详细记录出入液量。

2. 观察患者神志、有无水肿、心律失常、恶心呕吐、皮肤瘙痒等尿毒症症状。

3. 每日尿量不足 500 ml 或每小时尿量不足 30 ml，及时通知医师，遵医嘱予以利尿处理。

（赵婉清）

二十九、椎间盘突出症

（一）潜在并发症：呼吸困难

【目标】

患者未发生并发症或并发症得到及时发现和处理。

【护理措施】

1. 观察患者是否出现颈部憋胀感、呼吸困难、张口状急迫呼吸、应答迟、口唇发绀等。

2. 颈椎前路手术患者床旁应常规准备气管切开包；术后加强患者呼吸频率、节律的观察。

3. 一旦发生呼吸困难，立即通知医师，并做好气管切开及再次手术的准备。

（二）潜在并发症：伤口出血

【目标】

患者未发生并发症或并发症得到及时发现和处理。

【护理措施】

1. 观察患者是否出现颈部明显肿胀、呼吸困难、烦躁、发绀等。出血量大、生命体征、伤口敷料及引流液，注意观察颈部情况，检查颈部软组织张力。

2. 如 24 h 伤口引流液超过 200 ml，检查是否有活动性出血；若引流量多且呈淡红色，考虑有脑脊液漏发生，及时报告医师处理。

3. 患者颈部明显肿胀时，报告并协助医师剪开缝线、清除血肿，若血肿清除后呼吸仍不改善，应尽快实施气管切开术。

（三）潜在并发症：吞咽困难

【目标】

患者未发生并发症或并发症得到及时发现和处理。

【护理措施】

1. 观察患者进食状况，必要时给予鼻饲。

2. 若出现发热、颈部疼痛、颈前肿胀、手术切口有分泌物、进食后有食物残渣从切口溢出，应警惕食管瘘的发生。应立即禁饮食，必要时留置胃管，协助医师进行检查和处理。

（赵婉清）

第四章

妇产科疾病常见护理诊断及问题

一、产科疾病

（一）舒适度减弱：足月妊娠临产

【目标】

孕妇主动参与分娩过程，采取措施提高舒适度。

【护理措施】

1. 提供良好的环境，保持空气清新，温、湿度适宜，鼓励家属陪伴。

2. 及时提供产程进展信息，鼓励孕妇主动参与分娩。

3. 根据孕妇意愿鼓励适量摄入易消化食物。

4. 临产后，指导孕妇采取舒适体位，不限制其活动或体位，不建议长时间仰卧在床上。

5. 排尿与排便：临产后，鼓励孕妇每 2～4 小时排尿 1 次。

6. 协助孕妇做好生活护理，及时擦汗、更衣及保持床单位清洁。

7. 破膜后保持外阴清洁，必要时给予会阴擦洗，预防感染。

（二）有感染的危险：自然流产

【目标】

出院时，护理对象无感染征象。

【护理措施】

1. 监测患者的体温，血象及阴道流血，分泌物的性质、颜色、气味等。

2. 严格执行无菌操作规程。

3. 指导孕妇使用消毒会阴垫，保持会阴部清洁，维持良好的卫生习惯。

4. 发现感染征象后及时报告医师，并按医嘱进行抗感染处理。

5. 流产后 1 个月返院复查，确定无禁忌证后，开始性生活。

（三）有休克的危险：异位妊娠

【目标】

患者未发生休克或休克症状得以及时发现并缓解。

【护理措施】

1. 非手术治疗患者

（1）嘱患者如出血增多、腹痛加剧、肛门坠胀感明显等，及时告知医师，给予相应处理。

（2）卧床休息，避免腹部压力增大的动作，提供相应生活护理。

（3）正确留取血标本，以监测治疗效果。

（4）严密监测患者生命体征，观察患者一般情况。

2. 手术治疗患者

（1）严密监测患者生命体征。

（2）立即开放静脉、交叉配血，做好输血输液的准备，配合医师积极纠正患者休克症状。

（3）按要求做好术前准备。

（四）气体交换障碍：胎儿窘迫、羊水异常

【目标】

胎儿缺氧情况得到改善，胎心率恢复正常。

【护理措施】

1. 指导患者取左侧卧位休息，减少子宫收缩频率，降低子宫内压，改善子宫－胎盘循环，增加胎儿氧分压。

2. 增加患者氧气供给，通过面罩给氧，提高胎儿血氧饱和度。

3. 密切观察胎心、胎动、产程进展。

4. 遵医嘱静脉补液，增加子宫－胎盘血液灌注，积极纠正脱水、酸中毒、低血压及电解质紊乱。

5. 做好新生儿复苏的准备。

6. 加强巡视，及时发现患者需求，协助患者做好日常生活护理。

（五）气体交换受损：羊水栓塞

【目标】

住院期间患者胸闷、呼吸困难症状有所改善。

【护理措施】

1. 密切观察患者产程进展，严格掌握子宫收缩药物的使用指征及方法，防止宫缩过强。

2. 一旦出现羊水栓塞的临床表现，及时识别并给予紧急处理。

3. 保持呼吸道通畅，出现呼吸困难、发绀者，立即面罩给氧，必要时行气管插管或气管切开正压给氧，保证氧气的有效供给。

4. 遵医嘱使用解痉药物，以缓解肺动脉高压、改善肺血流灌注。

5. 遵医嘱给予多巴酚丁胺、肾上腺皮质激素静脉泵入，维持血流动力学稳定。注意管理液体出入量。

6. 遵医嘱使用糖皮质激素抗过敏治疗。

7. 遵医嘱给予抗休克、利尿、早期抗凝及纠正酸中毒等处理；输新鲜全血或血浆、纤维蛋白原，补充凝血因子。

8. 抢救过程中需严密检测血压、心率、呼吸、尿量、电解质、凝血功能等。

9. 严格无菌操作，遵医嘱使用抗生素预防感染。

10. 做好终止妊娠或手术准备。

（六）潜在并发症：脐带脱垂

【目标】

未发生脐带脱垂，或发生脐带脱垂能得到及时处理。

【护理措施】

1. 评估胎心、胎动、羊水性质及羊水量、NST 及胎儿生物物理评分等，指导患者监测胎动情况。

2. 治疗与护理时，动作轻柔，减少对腹部的刺激。

3. 尽量减少不必要的肛查和阴道检查。

4. 胎膜破裂且胎先露尚未衔接的患者应绝对卧床，抬高臀部。

5. 避免增加腹压的动作，预防脐带脱垂。

（七）潜在并发症：胎盘早剥

【目标】

住院期间未发生胎盘早剥或发生后能得到及时救治。

【护理措施】

1.患者尽量安置于单人暗室，保持安静。左侧卧位，保持心情愉快，间断吸氧，避免增加腹压动作，减少对腹部刺激。

2.加强胎儿监护，教会患者自数胎动、掌握自觉症状，及时发现异常，报告医师并配合处理。

3.密切观察患者血压、阴道流血、腹痛、贫血程度及检查、检验结果等。

4.硫酸镁为目前首选解痉药物，护士应明确用药方法、毒性反应及注意事项。用药前及用药过程中均应严密监测血压。

5.向患者及其家人提供相关信息，说明积极配合治疗与护理的重要性。

6.妊娠期高血压患者，遵医嘱合理应用降压药。

7.做好急诊剖宫产和抢救新生儿的准备。

（八）潜在并发症：出血性休克

【目标】

1.患者未发生出血性休克。

2.发生出血性休克后，血容量能尽快得到恢复，生命体征稳定。

【护理措施】

1.严密观察患者生命体征、腹痛、子宫复旧、阴道流血、贫血、凝血功能、胎膜完整、有无软产道裂伤等情况。

2.去枕平卧、吸氧、心电监护，监测胎儿宫内情况，发现异常，报告医师并配合处理。

3.做好抢救新生儿和剖宫产的准备。

4.患者精神过度紧张，积极给予心理和情感支持，必要时遵医嘱使用镇静药物。

5.患者产后子宫收缩乏力、胎盘已剥离未娩出，遵医嘱正确使用缩宫素，按摩子宫。

6.督促患者及时排空膀胱，以免影响子宫收缩导致产后出血。

7.患者软产道损伤，协助医师完成伤口缝合，止血。

8.迅速建立静脉通道，及早补充血容量改善血液循环。

9.补充水分和营养，并保证患者得到良好的休息，给予吸氧，注意保暖。

（九）潜在并发症：心力衰竭

【目标】

1.孕产妇能描述可能导致心力衰竭的原因并配合治疗和护理。

2.住院期间未发生心力衰竭。

【护理措施】

1.严密观察产程进展，预防治疗诱发心力衰竭的各种因素。

2.充分休息，左侧卧位，避免仰卧，防止仰卧位低血压综合征发生。

3.随时评估患者的心功能状态，正确识别早期心力衰竭的症状及体征。

4.宫缩时不宜用力，指导并鼓励患者用深呼吸等放松技巧。

5.遵医嘱进行输血、输液时，使用输液泵控制滴速和补液量，并随时评估心脏功能。

6.一切操作严格遵循无菌操作规程，并按医嘱给予抗生素预防感染。

7.给予生理及情感支持，减轻其焦虑感，保持情绪平稳，维护家庭关系和谐。

8.产后72 h严密监测生命体征，在心脏功能允许的情况下，鼓励早期下床适度活动以减少血栓的形成。

9.指导患者摄取清淡饮食，少食多餐，防止便秘，必要时给予缓泻剂。

（十）营养失调：低于或高于机体需要量　妊娠合并糖尿病

【目标】

孕妇能描述个体化饮食方案，体重增长保持正常范围。

【护理措施】

1.控制总能量，建立合理的饮食结构。

2.均衡营养，合理控制碳水化合物、蛋白质和脂肪的比例。

3.少食多餐，强调睡前加餐。

4.高纤维饮食。

5.饮食清淡，低脂、少油、少盐，禁止精制糖的摄入。

6.合理控制孕妇及胎儿的体重增长。

（十一）有胎儿窘迫的危险：妊娠期肝内胆汁淤积症

【目标】

1. 未发生胎儿宫内窘迫。

2. 一旦发生胎儿窘迫能得到及时有效的救治。

【护理措施】

1. 嘱患者卧床休息，左侧卧位为宜，增加胎盘血流量。

2. 给予吸氧、高渗葡萄糖、维生素及能量，既保肝又可提高胎儿对缺氧的耐受性。

3. 加强胎儿监护的管理，发现问题，及时报告医生进行处理。

4. 胎龄已达 36 周的，出现黄疸，应告知其做好终止妊娠准备，并积极预防产后出血。

5. 未出现黄疸，但妊娠已足月、胎肺成熟，告知患者做好终止妊娠准备，并积极预防产后出血。

6. 胎儿宫内窘迫，做好剖宫产术前准备，并积极预防产后出血。

7. 患者了解有关妊娠期肝内胆汁淤积症对胎儿的影响，并配合治疗。

（十二）有血糖不稳定的危险：妊娠糖尿病、糖尿病合并妊娠

【目标】

1. 患者血糖稳定。

2. 患者及其家人能描述监测血糖方法，掌握高血糖及低血糖的症状及应对措施。

【护理措施】

1. 通过多种方式进行妊娠糖尿病相关知识的宣教，制订针对性的健康教育干预计划。

2. 指导患者正确控制血糖、监测血糖的方法，提高自我监护和自我护理能力。

3. 指导糖尿病患者每周监测体重、宫高、腹围。

4. 每天监测血压，定期监测胎心音，自数胎动等，确保胎儿安全。

5. 通过个体化饮食方案实现血糖控制，在限制碳水化合物的同时保证充足的营养供给。

6. 教会患者能正确注射胰岛素，解释药物作用的药峰时间，严格无菌观念。

7. 教会患者掌握高血糖和低血糖的症状及紧急处理步骤，外出携带糖尿病识别

卡，身边常备糖果等。

（十三）有受伤的危险：羊水异常

【目标】

胎儿没有受伤。

【护理措施】

1. 指导患者休息时取左侧卧位、低流量吸氧，改善胎盘血液供应。

2. 教会患者自我监测宫内胎儿情况的方法和技巧。

3. 观察患者的生命体征，定期测量宫高、腹围和体重、胎心变化并预防早产。

4. 评估胎盘功能、胎动、胎心和宫缩的变化，及时发现异常并汇报医师。

5. 羊水过少时，协助进行羊膜腔灌注治疗，

6. 羊水过多时，协助进行放羊水，降低宫内压力。

7. 严格无菌操作，防止发生感染，按医嘱给予抗感染药物。

8. 分娩时做好阴道助产或剖宫产、抢救新生儿的准备。

9. 胎儿出生后应认真全面评估，识别畸形。

（十四）有感染的危险：胎盘前置

【目标】

1. 住院期间患者未发生感染征象。

2. 一旦发生感染能及时发现，能得到及时有效的救治。

【护理措施】

1. 保持室内空气新鲜，温、湿度适宜。

2. 加强心理护理，减少各种刺激，为患者提供力所能及的生活所需。

3. 指导患者使用消毒会阴垫，加强会阴部护理，保持会阴部清洁。

4. 随时评估患者腹痛是否加重、阴道流血量是否增多等状况。

5. 观察阴道流血、分泌物的性质、颜色、气味等。

6. 监测患者的体温、血象，发现感染征象后应及时报告医师，按医嘱进行抗感染处理。

7. 做好随时终止妊娠的准备。

8. 建立静脉通道，做好输液、输血准备。

9. 遵医嘱合理用药。

10. 严格执行无菌操作规程。

（十五）有心排出量减少的危险：子宫破裂

【目标】

1. 患者未发生子宫破裂。

2. 患者血容量得到及时补充，器官组织得到充分灌注。

【护理措施】

1. 认真评估产前检查情况，如瘢痕子宫、产道异常等高危因素。

2. 对有剖宫产史的患者，应详细了解上次分娩情况。

3. 严格掌握子宫收缩剂使用指征和方法，严密观察产程进展，警惕并尽早发现先兆子宫破裂征象，及时处理。

4. 子宫破裂时，遵医嘱迅速给予输液、输血、吸氧等处理，短时间内补足血容量，适时补充电解质及碱性药物，纠正酸中毒和电解质紊乱，积极抗休克。

5. 积极进行抗休克处理，严密观察并记录生命体征、出入量。

6. 快速做好术前准备。

7. 遵医嘱应用足量抗生素以控制感染。

（十六）有感染的危险：产后出血、子宫破裂、胎盘早剥

【目标】

住院期间护理措施得当，患者产后未发生因护理不当而产生的生殖系统感染。

【护理措施】

1. 保持病室安静、清洁、空气清新，注意保暖。

2. 治疗与护理时，严格无菌操作及手卫生。

3. 加强营养，遵医嘱进行支持治疗，鼓励患者多饮水。

4. 协助患者取半卧位以利恶露引流，会阴部保持清洁干燥，及时更换会阴垫，会阴擦洗每日 2 次。

5. 密切观察生命体征变化，尤其体温，配合医师查找病因。

6. 剖宫产术后保持切口清洁干燥，观察切口有无红肿、渗液。

7. 产后观察并记录恶露的量、颜色、性状、气味以及子宫复旧、会阴伤口等情况。

8. 观察是否有恶心、呕吐、全身乏力、腹胀、腹痛等症状，及时报告医生。

9. 注意无菌操作，遵医嘱应用抗生素。

10. 做好出院指导，讲解产褥期卫生知识。

（十七）有对自己实行暴力的危险：产后抑郁症

【目标】

1. 患者情绪稳定，能配合医务人员及其家人采取有效应对措施。

2. 患者的生理、心理行为正常。

【护理措施】

1. 提供温暖、舒适的环境。

2. 鼓励患者宣泄、抒发自身的感受，耐心倾听患者诉说的心理问题，做好心理疏导。

3. 让家属给予更多的关心和爱护，减少或避免不良精神刺激和压力。

4. 协助并促进患者适应母亲角色，帮助患者适应角色的转换。

5. 做好安全防护，恰当安排患者生活和居住环境，防止暴力行为发生。

6. 产后抑郁患者的睡眠障碍主要表现为早醒，早醒后容易发生自杀、自伤等意外事件，要严密观察。

7. 药物治疗应该在专业医师指导下用药，根据以往疗效和个体情况选择药物，注意观察药物疗效及不良反应。

8. 运用医学心理学、社会学知识对患者多加关心和爱护。

（魏玉珍）

二、妇科疾病

（一）疲乏：排卵障碍性异常子宫出血

【目标】

患者的异常阴道出血停止，疲乏感觉减弱或消失。

【护理措施】

1. 加强营养，改善全身情况，补充铁剂、维生素 C 和蛋白质。向患者推荐含铁较多的食物如猪肝、豆角、蛋黄、胡萝卜、葡萄干等。

2. 按照患者的饮食习惯，为患者制订适合个人的饮食计划，保证患者获得足够的营养。

3. 根据患者的年龄、激素水平、生育要求选择调整月经周期方法。

4. 指导患者按时、按量正确服用性激素，不得随意停服、漏服。如出现不规则阴道出血应及时告知医务人员。

5. 观察并记录患者的生命体征，嘱患者保留出血期间使用的会阴垫及内裤，以便更准确地估计出血量。

6. 出血量较多者，督促其卧床休息，避免过度疲劳和剧烈活动。

7. 贫血严重者，遵医嘱做好配血、输血、止血等措施，以维持患者正常血容量。

（二）急性疼痛：痛经

【目标】

患者的疼痛症状缓解。

【护理措施】

1. 注意经期清洁卫生，经期禁止性生活。

2. 足够的休息和睡眠、充分的营养摄入、规律而适度的锻炼、戒烟等均对缓解疼痛有一定的帮助。

3. 加强心理护理，讲解有关痛经的生理知识。

4. 腹部局部热敷和进食热的饮料如热汤或热茶，可缓解疼痛。增加患者的自我控制感，使身体放松，以解除痛经。

5. 疼痛不能忍受时可遵医嘱服药。

（三）知识缺乏：子宫内膜癌

【目标】

住院期间，患者能主动参与诊断性诊疗过程。

【护理措施】

1. 评估患者对疾病及有关诊治过程的认知程度。

2. 鼓励患者及其家属与医护人员讨论有关疾病及治疗的疑虑，耐心解答，增强治病信心。

3. 针对个案需求及学习能力，采用有效形式向患者介绍住院环境、诊断性检查、治疗过程、可能出现的不适及影响预后的有关因素，以求得主动配合。

4. 使患者了解常用的人工合成孕激素制剂。

5. 向患者介绍孕激素的作用和副作用。

6. 教育患者孕激素以高效、大剂量、长期应用为宜，至少应用12周以上方能评定疗效，患者需要具备配合治疗的耐心和信心。

7. 指导患者完成治疗后定期随访，及时发现异常情况，确定处理方案；同时建议恢复性生活的时间及体力活动的程度。

（四）应对无效：子宫肌瘤

【目标】

患者能确认可利用的资源及支持系统。

【护理措施】

1. 通过连续性护理活动与患者建立良好的护患关系，讲解有关疾病知识，纠正其错误认识。

2. 讲解疾病相关知识，消除其不必要的顾虑，增强康复信心。

3. 为患者提供表达内心顾虑、恐惧、感受和期望的机会与环境。

4. 帮助患者分析住院期间及出院后可被利用的资源及支持系统，减轻无助感。

5. 提供随访及出院指导。

6. 向接受药物治疗的患者讲明药物名称、用药目的、剂量、方法、可能出现的不良反应及应对措施。

（五）自我形象紊乱：卵巢肿瘤、子宫内膜癌、子宫颈肿瘤

【目标】

患者能接受自己形象的改变。

【护理措施】

1. 评估患者对化疗药物所致落发、脱发的感受和认知。

2. 向患者说明化疗的必要性及可能导致脱发现象。

3. 指导患者使用假发或戴帽子，以降低患者身体意象障碍。

4. 介绍有类似经验的患者共同分享经验。

5. 鼓励患者参与正常的社交活动。

6. 鼓励患者及其家属与医护人员讨论有关疾病。

（六）自我认同角色紊乱：妊娠滋养细胞肿瘤

【目标】

能主动参与治疗护理活动，适应角色改变。

【护理措施】

1. 评估患者及其家属对疾病的心理反应，让其宣泄痛苦心理及失落感。

2. 做好环境、病友及医护人员的介绍，减轻患者的陌生感。

3. 提供有关化学药物治疗及其护理信息，减少患者的恐惧及无助感。

4. 帮助患者分析可利用的支持系统，纠正其消极的应对方式。

5. 详细解释患者所担心的各种疑虑，减轻心理压力，使其树立战胜疾病的信心。

（七）潜在并发症：有感染的危险

【目标】

患者未发生感染，或一旦感染能及时得到控制。

【护理措施】

1. 严密观察病情变化，评估患者腹痛及阴道流血情况。

2. 流血过多时，密切观察血压、脉搏、呼吸等生命体征。

3. 观察阴道排出物，并保留消毒会阴垫，以评估出血量及流出物的性质。

4. 指导患者注意个人卫生，及时更换会阴垫。

5. 为患者进行会阴擦洗，每日 2 次，指导患者大小便后保持会阴部清洁、干燥。

6. 保证充足的睡眠时间和质量，以改善机体的免疫功能。

7. 术后 1 个月禁止性生活及盆浴，以防感染。

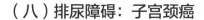

（八）排尿障碍：子宫颈癌

【目标】

患者术后无排尿功能障碍。

【护理措施】

1. 15～30 min 观察并记录 1 次生命体征及出入量，病情平稳后改为 4 h1 次。

2. 保持导尿管、腹腔引流管通畅，认真观察引流液性状及量。

3. 遵医嘱于术后 48～72 h 取出引流管，术后 7～14 d 拔除导尿管。

4. 患者拔管后 1～2 h 自行排尿 1 次；如不能自行排尿应及时处理，必要时重新留置导尿管。

5. 拔尿管后 4～6 h 监测残余尿量，若超过 100 ml 则需继续重新留置导尿管，少于 100 ml 者每日监测 1 次，2 次均在 100 ml 以内者说明膀胱功能已恢复。

6. 有条件可采用生物电反馈治疗仪预防和治疗术后尿潴留。

（九）潜在并发症：失血性休克

【目标】

患者在治疗期间未发生失血性休克。

【护理措施】

1. 密切观察阴道及外阴伤口有无出血，患者有无进行性疼痛加剧或阴道、肛门坠胀等再次血肿形成的症状。

2. 严密观察生命体征，预防和纠正休克。

3. 患者出血量多或较大血肿伴面色苍白，应立即平卧、吸氧，开通静脉通道，做好血常规检查及配血、输血准备；给予心电监护，密切观察患者血压、脉搏、呼吸、尿量及神志的变化。

4. 按医嘱及时给予止血、止痛药物；注意观察血肿的变化。急诊手术者，应做好配血、皮肤准备。

（魏玉珍）

第五章

儿科疾病常见护理诊断及问题

一、儿科通用

（一）异常脉搏（1岁以下）：130次/min＜脉搏＜110次/min

【目标】

患儿脉搏恢复正常。

【护理措施】

1. 帮助患儿增加卧床休息时间。

2. 给予吸氧，监测血氧饱和度，做好记录。

3. 观察脉搏的脉率、节律、强弱等。

4. 观察药物的治疗效果和不良反应。

5. 准备好抗心律失常药物，除颤仪处于完好状态。

6. 不能母乳喂养者进清淡易消化饮食。

7. 注意安抚患儿，保持情绪稳定。

8. 保持大便通畅，便秘时给予通便处理。

（二）异常脉搏（1～3岁）：120次/min＜脉搏＜100次/min

【目标】

1. 患儿脉搏恢复正常。

2. 患儿家长会测量和判断异常脉搏。

【护理措施】

1. 帮助患儿增加卧床休息时间。

2. 给予吸氧，监测血氧饱和度，做好记录。

3. 观察脉搏的脉率、节律、强弱等。

4. 观察药物的治疗效果和不良反应。

5. 准备好抗心律失常药物，除颤仪处于完好状态。

6. 指导家长给患儿进清淡易消化饮食。

7. 注意安抚患儿，保持情绪稳定。

8. 保持大便通畅，便秘时给予通便处理。

9. 教会患儿家长监测脉搏，不可自行调整药物剂量。

（三）异常脉搏（4～7岁）：100次/min＜脉搏＜80次/min

【目标】

1. 患儿脉搏恢复正常。

2. 患儿家长会测量和判断异常脉搏。

【护理措施】

1. 告知患儿及家长卧床休息与限制活动量的指征和重要性。

2. 安排好患儿的作息时间，根据病情适当安排活动量。

3. 指导家长给患儿加强营养，注意营养搭配，少量多餐。

4. 对喂养困难的患儿要耐心喂养，少食多餐，避免呛咳。

5. 严格控制输液速度和量，必要时用输液泵控制滴速。

6. 明显心律失常者，遵医嘱给予心电监护。

7. 胸闷、气促、心悸时卧床休息，必要时给予吸氧。

8. 密切观察和记录患者生命体征的变化。

9. 心力衰竭时，帮助患儿取半卧位，尽量使患儿保持安静。

10. 教会患儿家长监测脉搏，不可自行调整药物剂量。

（四）异常脉搏（8～14岁）：90次/min＜脉搏＜70次/min

【目标】

1. 患儿脉搏恢复正常。

2. 患儿家长会测量和判断异常脉搏。

【护理措施】

1. 告知患儿及家长卧床休息与限制活动量的指征和重要性。

2. 安排好患儿的作息时间，根据病情适当安排活动量。

3. 指导家长给患儿加强营养，注意营养搭配，少食多餐。

4. 对喂养困难的患儿要耐心喂养，少量多餐，避免呛咳。

5. 严格控制输液速度和量，必要时用输液泵控制滴速。

6. 明显心律失常者，遵医嘱给予心电监护。

7. 胸闷、气促、心悸时卧床休息，必要时给予吸氧。

8. 密切观察和记录患儿生命体征的变化。

9. 心力衰竭时，帮助患儿取半卧位，尽量使患儿保持安静。

10. 教会患儿家长监测脉搏，不可自行调整药物剂量。

（五）异常呼吸（1岁以下）：40次/min＜脉搏＜30次/min

【目标】

患儿呼吸恢复正常。

【护理措施】

1. 观察患儿呼吸的频率、深度、节律、声音、形态有无异常。

2. 观察有无咳嗽、咳痰、发绀、呼吸困难等表现。

3. 观察药物的治疗效果和不良反应。

4. 不能母乳喂养者选择营养丰富、易吞咽的食物，注意水分的供给，避免过饱及产气食物。

5. 给予吸氧，监测血氧饱和度，做好记录。

6. 安抚患儿，保持情绪稳定。

（六）异常呼吸（1～3岁）：30次/min＜脉搏＜25次/min

【目标】

1. 患儿呼吸恢复正常。

2. 患儿家长会测量和判断异常呼吸。

【护理措施】

1. 观察患儿呼吸的频率、深度、节律、声音、形态有无异常。

2. 观察有无咳嗽、咳痰、发绀、呼吸困难等表现。

3. 观察药物的治疗效果和不良反应。

4. 不能母乳喂养者选择营养丰富、易吞咽的食物，注意水分的供给，避免过饱及产气食物。

5. 给予吸氧，监测血氧饱和度，做好记录。

6. 安抚患儿，保持情绪稳定。

7. 教会患儿家长呼吸训练的方法。

（七）异常呼吸（4～7岁）：25次/min＜脉搏＜20次/min

【目标】

1. 患儿呼吸恢复正常。

2. 患儿家长会测量和判断异常呼吸。

【护理措施】

1. 观察患儿呼吸的频率、深度、节律、声音、形态有无异常。

2. 观察有无咳嗽、咳痰、发绀、呼吸困难等表现。

3. 观察药物的治疗效果和不良反应。

4. 不能母乳喂养者选择营养丰富、易吞咽的食物，注意水分的供给，避免过饱及产气食物。

5. 给予吸氧，监测血氧饱和度，做好记录。

6. 安抚患儿，保持情绪稳定。

7. 教会患儿家长呼吸训练的方法。

（八）异常呼吸（8～14岁）：20次/min＜脉搏＜18次/min

【目标】

1. 患儿呼吸恢复正常。

2. 患儿家长会测量和判断异常呼吸。

【护理措施】

1. 观察患儿呼吸的频率、深度、节律、声音、形态有无异常。

2. 观察有无咳嗽、咳痰、发绀、呼吸困难等表现。

3. 观察药物的治疗效果和不良反应。

4. 不能母乳喂养者选择营养丰富、易吞咽的食物，注意水分的供给，避免过饱及产气食物。

5. 给予吸氧，监测血氧饱和度，做好记录。

6. 安抚患儿，保持情绪稳定。

7. 教会患儿家长呼吸训练的方法。

（九）体温过高：体温 ≥ 37 ℃（腋温）

【目标】

患儿体温恢复正常。

【护理措施】

1. 保持衣被清洁、舒适，及时更换汗湿的衣服。

2. 密切观察病情变化，鼓励患儿多饮水。

3. 密切监测体温变化，遵医嘱给予降温。

4. 保持呼吸道通畅，必要时吸氧。

5. 密切观察有高热惊厥史患儿的病情，预防惊厥发作。

6. 患儿出现烦躁不安、嗜睡、肢体抽动、呼吸及心率增快等表现时，应立即通知医师，给予治疗及相应护理。

7. 控制颅内压，用脱水剂等药物治疗时，观察药物的作用及不良反应。

（吴云梅）

二、儿内科疾病

（一）口腔黏膜受损口炎

【目标】

患儿口炎治愈，受损黏膜恢复正常。

【护理措施】

1. 根据不同病因选择不同溶液清洁口腔后涂药，年长儿可用含漱剂。

2. 进食后漱口，以保持口腔黏膜湿润和清洁。对流涎者，及时清除分泌物，保持皮肤干燥、清洁，避免引起皮肤湿疹及糜烂。

3. 正确涂药，涂药后嘱患儿不可立即漱口、饮水或进食。

4. 对因口腔黏膜糜烂、溃疡引起疼痛影响进食者，可在进食前局部涂 2% 利多卡因；对不能进食者，可管饲喂养或肠外营养，以确保能量与液体的供给。

5.教育患儿养成良好的卫生习惯，纠正吮指、不刷牙等不良习惯；年长儿应教导其进食后漱口，避免用力或粗暴擦伤口腔黏膜。

（二）有皮肤完整性受损的危险：腹泻病

【目标】

患儿臀部皮肤保持完整、无破损。

【护理措施】

1.选用吸水性强、柔软布质或纸质尿布，勤更换，避免使用不透气塑料布或橡皮布。

2.每次便后用温水清洗臀部并擦干，以保持皮肤清洁、干燥。

3.局部皮肤发红处涂以5%鞣酸软膏或40%氧化锌油并按摩片刻，促进局部血液循环。

4.局部皮肤糜烂或溃疡者，可采用暴露法，臀下仅垫尿布，不加包扎，使臀部皮肤暴露于空气中或阳光下。

5.女婴尿道口接近肛门，应注意会阴部的清洁，预防上行性尿路感染。

（三）营养失调：低于机体需要量

【目标】

家长能对儿童进行合理喂养，体重恢复正常。

【护理措施】

1.母乳喂养者可继续哺乳，减少哺乳次数，缩短每次哺乳时间，暂停换乳期食物添加。

2.人工喂养者可喂米汤、酸奶、脱脂奶等，待腹泻次数减少后给予流质或半流质饮食如粥、面条，少食多餐，随着病情稳定和好转，逐步过渡到正常饮食。

3.呕吐严重者，可暂时禁食4～6 h（不禁水），待好转后继续进食，由少到多，由稀到稠。

4.病毒性肠炎疑似病例可以改喂淀粉类食物，或去乳糖配方奶粉以减轻腹泻，缩短病程。

5.腹泻停止后逐渐恢复营养丰富的饮食，并每日加餐1次，共2周。

6. 对少数严重病例口服营养物质不能耐受者，应加强支持疗法，必要时全静脉营养。

（四）体液不足：婴幼儿腹泻

【目标】

患儿脱水和电解质紊乱得到纠正。

【护理措施】

1. 调整饮食，合理用药，控制感染，预防腹泻时脱水。

2. 急性腹泻时，口服补液盐（ORS）预防脱水及纠正轻、中度脱水。

3. 患儿中、重度脱水伴周围循环衰竭时，需静脉补液。

4. 向患儿家长解释补液目的及其临床意义。

5. 结合患儿年龄、营养状况、自身调节功能，决定补给溶液的总量、种类和输液速度。

6. 观察有无输液反应，记录 24 h 出入量。

7. 观察脱水是否改善及尿量情况，比较输液前后的变化，判断输液效果。

（五）营养失调：低于机体需要量

【目标】

患儿住院期间能得到充足的营养。

【护理措施】

1. 评估患儿的营养状况，耐心向患儿家长讲解病情，并解答疑问。

2. 指导家长加强补充患儿营养及水分，给予足量的维生素和蛋白质，且少食多餐。

3. 婴儿哺喂时应耐心，每次喂食须将头部抬高或抱起，以免呛入气管发生窒息。

4. 进食确有困难者，可按医嘱静脉补充营养。

5. 严格控制静脉滴注速度，最好使用输液泵，保持液体均匀输入，以免发生心力衰竭。

6. 协助患儿多饮水，使呼吸道黏膜湿润，以利于痰液的咳出，防止发热导致的脱水。

7. 对重症患儿应准确记录 24 h 出入量。

（六）舒适度减弱：咽痛、鼻塞

【目标】

1. 咽痛、鼻塞症状缓解。

2. 舒适度增加或无不适。

【护理措施】

1. 保持室温 18～22 ℃，湿度 50%～60%，以减少空气对呼吸道黏膜的刺激。

2. 保持口腔清洁，婴幼儿饭后喂少量的温开水以清洗口腔，年长儿饭后漱口，口唇涂油类以免干燥。

3. 及时清除鼻腔及咽喉部分泌物和干痂，保持鼻孔周围的清洁，并用凡士林、液状石蜡等涂抹鼻翼部的黏膜及鼻下皮肤，以减轻分泌物的刺激。

4. 嘱患儿不要用力擤鼻，以免引起中耳炎。如婴儿因鼻塞而妨碍吸吮，可在哺乳前 15 min 用 0.5% 麻黄碱滴鼻液，使鼻腔通畅，保证吸吮。

5. 咽部不适时可给予润喉含片或雾化吸入。

（七）体温过高：急性上呼吸道感染、急性支气管炎、肺炎

【目标】

患儿体温恢复正常。

【护理措施】

1. 卧床休息，保持室内安静、温度适中、通风良好。

2. 衣被不可过厚，以免影响机体散热。

3. 保持皮肤清洁，及时更换被汗液浸湿的衣被。

4. 根据患儿的舒适感受选择物理降温或遵医嘱给予药物降温方式，退热处置 30 min 至 1 h 后复测体温，并随时注意有无新的症状或体征出现，以防惊厥发生或体温骤降。

（八）低效性呼吸型态：支气管哮喘

【目标】

患儿呼吸困难程度减轻。

【护理措施】

1. 使患儿采取坐位或半卧位，给予鼻导管或面罩吸氧，定时进行血气分析，及时调整氧流量。

2. 遵医嘱给予支气管扩张剂和糖皮质激素，观察其效果和副作用。

3. 给予雾化吸入，以促进分泌物的排出；对痰液多而无力咳出者，及时吸痰。

4. 保证患儿摄入足够的水分，以降低分泌物的黏稠度，防止痰栓形成。

5. 有感染者，遵医嘱给予抗生素。

6. 教会并鼓励患儿做深而慢的呼吸运动。

7. 密切观察病情变化，监测生命体征，注意呼吸困难的表现，若出现意识障碍、呼吸衰竭等及时给予机械呼吸。

（九）焦虑 / 恐惧：支气管哮喘

【目标】

患儿及其家长焦虑减轻，情绪稳定，积极配合治疗。

【护理措施】

1. 热情接待患儿及其家长，介绍病房环境、主管医师、责任护士。

2. 使用非语言性沟通技巧，如抚摸、握住患儿的手等增加患儿的安全感，减轻患儿恐惧感。

3. 做好心理护理，鼓励患儿及时说出不适，减轻患儿及其家长焦虑。

4. 哮喘发作时，守护并安抚患儿，鼓励患儿及其家长将不适及时告知医护人员。

5. 慢性期主要是教育患儿及其家长掌握哮喘的基本防治知识，提高用药的依从性，避免各种诱发因素，巩固治疗效果。

6. 指导患儿加强营养，增强体质，增强患儿机体对气候变化的适应能力。

7. 讲解疾病相关的治疗、护理、康复知识，帮助患儿正确面对疾病。

8. 指导家长加强陪护，避免意外发生。

（十）清理呼吸道无效：急性支气管炎、肺炎、支气管哮喘、新生儿感染性肺炎、急性呼吸衰竭

【目标】

1. 患儿呼吸道保持通畅。

2. 患儿能有效咳嗽，排出痰液。

【护理措施】

1. 保持室内空气新鲜，温、湿度适宜。

2. 观察咳嗽、咳痰、呼吸音等，帮助患儿有效咳嗽。

3. 对咳嗽无力的患儿，经常更换体位，拍背，促使呼吸道分泌物的排出及炎症消散。

4. 痰液黏稠者可适当提高室内湿度，以湿化空气，湿润呼吸道。

5. 给予雾化吸入，稀释痰液，以利排出。

6. 如果分泌物多，影响呼吸时，可用吸引器吸痰，及时清除痰液，保持呼吸道通畅。

7. 协助患儿多饮水，使痰液稀释易于咳出。

8. 给予营养丰富、易消化的饮食，少食多餐。

（十一）气体交换受损：肺炎、新生儿感染性肺炎、急性呼吸衰竭

【目标】

患儿气促、发绀症状逐渐改善以至消失，呼吸平稳。

【护理措施】

1. 保持室内空气清新，病房温、湿度适宜。

2. 协助患儿卧床休息，减少活动。

3. 被褥要轻暖，穿衣不要过多，内衣应宽松。

4. 保持皮肤清洁，使患儿感觉舒适，以利于休息。

5. 治疗护理集中进行，尽量使患儿安静，以减少机体的耗氧量。

6. 患儿烦躁、口唇发绀时及早给氧，以改善低氧血症。

7. 帮助清除呼吸道分泌物，保持呼吸道通畅。

8. 遵医嘱给予抗生素治疗，促进气体交换。

（十二）营养失调：低于机体需要量

【目标】

患儿能得到充足营养，体重、身高发育正常。

【护理措施】

1. 指导家长采取正确的喂养方法，给予患儿高蛋白、高维生素、富含钙及铁剂的

易消化食物。

2.服用甲状腺激素时，不能同时服用含有大豆蛋白或铁元素的食物。

3.对吸吮困难、吞咽缓慢者要耐心喂养，提供充足的进餐时间，必要时用滴管喂或鼻饲，以保证生长发育所需。

（十三）生长发育迟缓：先天性甲状腺功能减退症

【目标】

患儿能得到充足营养，体重、身高发育正常。

【护理措施】

1.指导家长加强训练的方法，并使其充分认识到早期训练的重要性。

2.加强患儿日常生活护理，防止意外伤害发生。

3.通过各种方法加强智力、体力、行为训练，以促进生长发育，训练患儿抓、握、爬、立、行等，使其掌握基本生活技能。

（十四）知识缺乏：先天性甲状腺功能减退症

【目标】

患儿家长能了解疾病的病因、治疗方案及预后，积极配合治疗及护理。

【护理措施】

1.使家长和较大的患儿充分了解疾病的病因、表现、治疗、预后及护理方法，坚持遵医嘱服药的重要性和服药方法，重要体征的监测方法，以及喂养和早期训练方法，帮助家长和患儿树立战胜疾病的信心。

2.做好饮食喂养宣教，进食高蛋白、高维生素、富含钙及铁剂的易消化食物，并营造良好的进餐环境。

3.宣传新生儿筛查的重要性，一经诊断，在出生后的 1～2 个月即开始治疗，可避免严重神经系统功能损害。

（十五）便秘：先天性甲状腺功能减退症

【目标】

1.患儿排便正常。

2. 便秘不舒服的感觉得到缓解。

3. 患儿或家长能说出预防便秘的措施。

【护理措施】

1. 每日早餐前喝一杯温开水，刺激肠道蠕动。

2. 为患儿提供足够液体量。

3. 每日顺肠蠕动方向按摩腹部数次。

4. 养成定时排便的习惯。

5. 给患儿多吃水果、蔬菜等富含粗纤维的食物。

6. 适当增加运动量，促进肠蠕动。

7. 必要时采用大便缓泻剂、软化剂或灌肠。

（十六）有体液不足的危险：中枢性尿崩症

【目标】

患儿体液恢复平衡，生命体征平稳，无脱水症状和体征。

【护理措施】

1. 为患儿提供充足的水分，渴感正常的患儿应充分饮水，保持床旁有饮料可供随时饮用。

2. 给予患儿营养丰富的低盐饮食，饭前少饮水，以营养丰富的菜汤或饮料代替饮水，但要注意避免少饮水引起的脱水。

3. 观察病情、准确记录出入液量，注意水的总入量应与尿量相等。

4. 监测尿相对密度比重变化、血清钠与钾的水平。

5. 观察患儿口渴情况、神志是否清醒，并每天测量体重，以便发现有无体液丢失。

6. 如患儿出现意识障碍等高渗脱水表现时，遵医嘱及时给予胃肠外补液或抗利尿激素和相应的护理。

7. 有脱水、高钠血症时应缓慢给水，以免造成脑水肿。

（十七）自我概念：紊乱性早熟

【目标】

1. 患儿能接受自己的形象。

2. 患儿外形改变逐渐减轻或恢复正常。

【护理措施】

1. 告诫家长避免给患儿购买含有激素的各种保健药和补药，如花粉、蜂王浆、人参、鸡粉等。

2. 注意营养均衡，减少反季节蔬菜和水果、人工养殖虾的过多摄入。尽量避免油炸类食品，特别是炸鸡、炸薯条和炸薯片等食物。

3. 随着性发育征象的出现，患儿的身心将有许多变化，根据患儿的年龄及所处的文化背景，进行适时、适量、适度的性教育，包括生理特点和性卫生保健知识的宣教，使他们能正确对待自身变化，了解月经期的保健知识。

4. 由于性早熟的发生，患儿容易早恋，提早教育孩子正确处理和应对早恋，恰当进行性教育。

（十八）心排血量减少：风湿热

【目标】

患儿保持充足的心排血量，表现为生命体征在正常范围。

【护理措施】

1. 限制活动：发热、关节炎肿痛者，卧床休息至急性症状消失，无心脏炎者1个月左右，合并心脏炎者需至少2～3个月。心脏炎伴心力衰竭者应绝对卧床至少6个月后逐渐恢复正常活动。

2. 注意患儿面色、呼吸、心率、心律及心音的变化。

3. 加强饮食管理：给予易消化、富有蛋白质、糖类及维生素C的饮食，有充血性心力衰竭患儿适当地限制盐和水，宜少量多餐，并详细记录出入液量，以及保持大便通畅。

4. 按医嘱抗风湿治疗，有心力衰竭者加用洋地黄制剂，同时配合吸氧、利尿、维持水和电解质平衡等治疗。

（十九）疼痛：风湿热、过敏性紫癜

【目标】

患儿主诉疼痛减轻并能进行自理活动。

【护理措施】

1. 患儿保持舒适的体位，避免患肢受压，移动肢体时动作要轻柔。

2. 可用热水袋热敷局部关节止痛。

3. 注意患肢保暖，避免寒冷潮湿，并做好皮肤护理。

（二十）皮肤完整性受损：过敏性紫癜

【目标】

患儿皮疹消退，受损皮肤恢复正常。

【护理措施】

1. 观察皮疹的形态、颜、数量、分布，是否反复出现，可绘成人体图形，每日详细记录皮疹变化情况。

2. 保持皮肤清洁，防擦伤和患儿抓伤，如有破溃及时处理，防止出血和感染。

3. 患儿衣着应宽松、柔软，保持清洁、干燥。

4. 避免接触可能的各种致敏原，同时按医嘱使用止血药、脱敏药等。

（二十一）皮肤黏膜完整性受损：手足口病、水痘

【目标】

患儿皮疹消退，受损皮肤黏膜恢复正常，未继发感染。

【护理措施】

1. 保持室内空气清新，温、湿度适宜。衣被清洁、舒适，及时更换汗湿衣被，保持平整、干燥、柔软。

2. 避免用肥皂清洁皮肤，以免刺激皮肤。

3. 剪短指甲，婴幼儿可用连指手套，避免抓伤皮肤引起继发感染。

4. 皮疹破溃、有继发感染时，局部用抗生素软膏。

5. 患儿臀部有皮疹，保持臀部清洁干燥。

6. 保持口腔清洁，嘱进食前后用温水或生理盐水漱口。

7. 协助卧床休息，帮助患儿翻身时动作轻柔，避免拖、拉、扯、拽等动作。

8. 观察皮疹的消长变化，注意皮疹的进展和消退情况。

（二十二）有感染传播的危险：手足口病

【目标】

未发生感染传播，或发生传播得到有效控制。

【护理措施】

1. 床边隔离，隔离至体温正常、皮疹消退。一般 2 周左右。

2. 房间每天开窗通风 2 次，并定时空气消毒。

3. 接触患儿前后均要消毒双手。

4. 用具消毒、暴晒处理，呕吐物及粪便用含氯消毒液处理 2h 后倾倒。

5. 尽量减少陪护及探视人员，并做好陪护宣教，要求勤洗手、戴口罩等。

（二十三）组织灌注量不足：细菌感染

【目标】

患儿有效循环血量恢复，组织灌注不足得到有效改善。

【护理措施】

1. 密切监测生命体征、神志、面色、肢端温度、尿量等变化，有条件者监测中心静脉压。

2. 迅速建立并维持静脉通道，扩容同时遵医嘱使用改善微循环及血管活性药物等。

3. 患儿取平卧位或头高足低位，适当保暖，积极配合进行抗休克治疗。

4. 记录每日出入量。

（二十四）有窒息的危险：癫痫、癫痫发作

【目标】

1. 患儿未发生窒息或发生时及时发现或处理。

2. 患儿或家属掌握疾病发生诱因及预防措施。

【护理措施】

1. 发作时应立即使患儿平卧，头偏向一侧，松解衣领，有舌后坠者可用舌钳将舌拉出，防止窒息。

2. 在患儿上、下臼齿之间放置牙垫或厚纱布包裹的压舌板，防止舌被咬伤及舌后坠阻塞呼吸道。

3. 保持呼吸道通畅，必要时用吸引器吸出痰液，准备好开口器和气管插管物品，给予低流量持续吸氧。

（二十五）颅内适应能力降低：急性颅内压增高、化脓性脑膜炎、病毒性脑炎

【目标】

患儿能维持正常颅内压。

【护理措施】

1. 观察患儿生命体征和神经系统的症状及体征。

2. 保持静卧，减少环境不良刺激。

3. 避免躁动、疼痛、情绪激动、咳嗽痰堵、用力排便等引起颅内压升高的因素。

4. 抬高床头 30°，有利于控制颅内压又能维持良好的灌注。疑有脑疝时平卧为宜。

5. 保持头部正中位，以利静脉回流及避免颈静脉受压。

6. 观察患儿是否出现表情淡漠、反应迟钝、嗜睡或躁动，及时控制脑水肿。

7. 遵医嘱应用脱水剂、利尿剂等，观察药物疗效及不良反应。

8. 操作时勿猛力转动患儿头部或按压其腹部和肝脏。

（二十六）有受伤的危险：化脓性脑膜炎、病毒性脑炎、癫痫发作与癫痫、惊厥、急性颅内压增高、急性细菌性脑膜炎

【目标】

1. 患儿住院期间未受伤。

2. 一旦发生受伤，能及时发现并能得到有效的救治。

【护理措施】

1. 保持环境安全、舒适，避免强光、强音等刺激性因素，观察患儿生命体征、意识、行为、瞳孔、面色等。

2. 惊厥或癫痫发作时将患儿平卧（呕吐者侧卧），就地抢救。

3. 观察患儿惊厥或抽搐发作的类型及持续时间等。不可将物品塞入患儿口中或强力撬开紧闭的牙关。

4. 指导患儿家长专人加强守护，使用床档。护理操作时勿强行按压肢体，以免引起骨折或脱臼。

5. 移开床单元周围可能伤害患儿的物品。

6. 患儿惊厥、抽搐发作超过 5 min，遵医嘱给予止惊、镇静药物。

7. 指导患儿及家长避免诱发惊厥、癫痫发作的因素。

8. 意识恢复后仍要加强保护措施，以防因身体衰弱或精神恍惚发生意外事故。

（二十七）营养失调：低于机体需要量　急性肾小球肾炎、肾病综合征

【目标】

患儿住院期间肾功能得到改善，病情稳定，营养基本能达到平衡。

【护理措施】

1. 评估患儿的营养状况，耐心向患儿家长讲解病情，并解答患儿及其家长的疑问。

2. 消化道黏膜水肿使消化能力减弱，应注意减轻消化道负担，给予易消化的饮食。

3. 患儿在激素治疗过程中食欲增加，应适当控制食量。

4. 热量：总热量依年龄不同而不同，可增加富含可溶性纤维的饮食。

5. 脂肪：为减轻高脂血症，应少食动物脂肪，以植物性脂肪为宜。

6. 蛋白质：三餐中蛋白质的分配宜重点放在晚餐。尿蛋白消失后长期用糖皮质激素治疗期间，应多补充蛋白。

7. 水和盐：水肿时应限制钠的摄入，一般为 $1 \sim 2$ g/d，严重水肿时则应 <1 g/d，待水肿明显好转应逐渐增加食盐摄入量。

8. 维生素 D 和钙：足量激素治疗时应每天给予维生素 D 400 U 及钙 $800 \sim 1\,200$ mg。

（二十八）体液过多：急性肾小球肾炎、肾病综合征、急性肾衰竭

【目标】

出院时患儿尿量增加、水肿消退。

【护理措施】

1. 肾病患儿起病 2 周内，应卧床休息；病情稳定后，可下床在室内轻微活动。

2. 患儿水肿、尿少时，适当限制盐和水的摄入。

3. 出现氮质血症，适当限制蛋白质的摄入。

4. 经控制水和盐摄入后仍有水肿、少尿者，遵医嘱给予利尿药。

5. 应用利尿剂前后，要注意尿量、水肿及体重的变化并随时记录。

6. 观察尿量、尿色，准确记录 24 h 出入量，

7. 尿量持续减少，出现头痛、恶心、呕吐等，及时纠正水、电解质和酸碱平衡紊乱。

8. 及时发现感染灶，发生感染者给予抗感染治疗。

（二十九）潜在并发症：感染

【目标】

患儿未发生感染，或者发生感染后能得到及时适当的控制。

【护理措施】

1. 保持室内空气清新，温、湿度适宜。

2. 由于患儿免疫力低下易继发感染，应向患儿及其家长解释预防感染的重要性。

3. 做好保护性隔离，肾病患儿与感染性疾病患儿应分病室收治。

4. 病房每日进行空气消毒，减少探视人数，防止交叉感染。

5. 高度水肿使皮肤张力增加，皮下血循环不良的患儿，加之营养不良及使用激素等，应避免皮肤受损或继发感染。

6. 保持床铺清洁、整齐，被褥松软，帮助患儿经常翻身。

7. 保持皮肤清洁、干燥，及时更换内衣。

8. 水肿严重时，臀部和四肢受压部位垫棉圈或用气垫床，皮肤破损可涂碘伏预防感染。

9. 做好会阴部清洁，每日 1～2 次，以预防尿路感染。

10. 严重水肿者应尽量避免肌内注射，以防药液外渗而导致感染。

11. 注意监测体温、血常规等，及时发现感染灶。

12. 发生感染者给予抗生素治疗。

（三十）悲伤：急性白血病、淋巴瘤

【目标】

患儿及其家长能说出自己的感受，恐惧心理逐渐减轻。

【护理措施】

1. 评估患儿及其家长的心理状况，并给予正确引导，使患儿在接受治疗的同时，心理、社会及智力也得以正常发展。

2. 重视心理护理与人文关怀，热情帮助、关心患儿，指导年长儿和家长了解本病国内外治疗进展，增强他们战胜疾病的信心。

3. 教会家长及患儿如何预防感染和观察感染及出血征象。

4. 解释化疗是治疗的重要手段，讲解定期化疗的必要性及患儿所处的治疗阶段。

5. 告知家长及年长患儿各项诊疗、护理操作的意义、过程、如何配合及可能出现的不适，以减轻或消除其恐惧心理。

6. 讲解如何采取积极的应对措施度过难关等，进而减缓年长患儿及其家长的心理压力。

7. 进行健康宣教，讲解疾病的有关知识。指导家长及年长患儿理解定期化疗的重要性。

8. 搭建相互交流平台，提供必要的社会支持，建立多学科联合团队。

（三十一）有感染的危险：急性白血病、淋巴瘤

【目标】

1. 患儿在治疗过程中无感染。

2. 患儿感染后能得到及时发现和救治。

【护理措施】

1. 保护性隔离

（1）与其他病种患儿分室居住，防止交叉感染。

（2）粒细胞数极低和免疫功能明显低下者应住单间，有条件者住层流室或无菌单人层流床。

（3）房间每日消毒。

（4）限制探视者人数和次数，感染者禁止探视。接触患儿前认真洗手，必要时进行手消毒。

2. 注意患儿个人卫生

（1）教会家长及年长患儿正确的洗手方法。

（2）保持口腔清洁，进食前后用温开水或漱口液漱口。

（3）宜用软毛牙刷或海绵，以免损伤口腔黏膜及牙龈，导致出血和继发感染；有黏膜真菌感染者，可用氟康唑或依曲康唑涂擦患处。

（4）勤换衣裤，每日沐浴，以利于汗液排泄，减少皮肤感染。

（5）保持大便通畅，便后用温开水或盐水清洁肛周，保持会阴部清洁；预防和治疗肛周脓肿。

3. 严格执行无菌技术操作，遵守操作规程。

4. 避免预防接种：免疫功能低下者，暂时避免减毒活疫苗预防接种，以防发病。

5.观察感染早期征象

（1）监测生命体征，观察有无牙龈肿痛、咽红、咽痛；皮肤有无破损、红肿；肛周、外阴有无异常等。

（2）发现感染先兆，应协助医生做血液、尿液、粪便和 / 或分泌物的培养，并遵医嘱应用抗生素。

（3）监测血常规变化，中性粒细胞数很低者，遵医嘱皮下注射集落刺激因子，使中性粒细胞合成增加，增强机体抵抗力。

（三十二）潜在并发症：皮肤黏膜完整性受损

【目标】

血小板升至正常范围，皮肤黏膜逐渐恢复正常。

【护理措施】

1.评估患儿意识变化，如有异常及时通知医师。

2.观察皮肤黏膜出血部位及范围，并监测有无其他部位的出血。

3.监测生命体征，观察患儿神志、面色，记录出血量，如有异常通知医生。

4.给予心理支持，减轻精神上的不安、焦虑及恐惧。

5.遵医嘱给予药物治疗，并观察药物疗效及副作用。

6.遵医嘱给予止血药，输同型血小板。

7.急性期应减少活动，避免受伤；为患儿提供安全环境，限制剧烈运动，有明显出血时应卧床休息。

8.禁食坚硬、过热、油炸、多刺及刺激性食物，刷牙用软毛牙刷。

9.天气干燥注意湿润鼻腔，告知患儿和家属不可手挖鼻孔，保持大便通畅。

10.保持出血部位清洁，注意个人卫生，严格无菌技术操作。

11.尽量减少肌内注射或深静脉穿刺，穿刺部位应延长压迫时间。

（三十三）心排血减少：充血性心力衰竭

【目标】

患儿能维持足够心排血量。

【护理措施】

1.保持环境安静，集中护理操作，避免患儿烦躁、哭闹。

2. 抬高床头 30°～45°，呼吸困难和发绀时给予氧气吸入。

3. 心衰严重时绝对卧床休息，心力衰竭控制后根据病情逐渐增加活动量，制订个性化康复方案。

4. 评估患儿呼吸、心律、心率、心音、皮肤颜色、氧饱和度等。

5. 控制水、钠摄入量，给予低盐或无盐饮食。

6. 严格控制输液速度，每小时不超过 5 ml/kg。

7. 遵医嘱使用利尿剂，观察疗效及副作用。准确记录 24 h 出入量。

8. 遵医嘱使用洋地黄等药物，观察药物疗效及副作用。

9. 观察患儿有无四肢软弱无力、腹胀、心音低钝、心律失常等低血钾表现，一经发现应及时处理。

10. 给予高热量、高维生素、易消化饮食，少食多餐，避免过饱。

11. 婴幼儿喂奶时，所用奶嘴孔宜稍大，吸吮困难者采用滴管或鼻饲。

12. 向患儿及其家长介绍心力衰喝的病因、诱因及防治措施。

13. 稳定患儿情绪，与患儿家长经常交流，增强患儿治疗依从性。

（三十四）潜在并发症：心律失常、心力衰竭

【目标】

1. 患儿未发生心律失常。

2. 一旦发生心律失常，能得到及时有效救治。

【护理措施】

1. 急性期卧床休息，至体温稳定后 3～4 周，病情基本恢复正常时逐渐增加活动量。

2. 恢复期继续限制活动量，一般总休息时间不少于 6 个月。

3. 重症患儿有心脏扩大、心力衰竭时，应延长卧床时间，待心脏情况好转后逐渐活动。

4. 密切观察和记录患儿精神状态、面色、心率、心律、呼吸、体温和血压变化。

5. 有明显心律失常时持续心电监护，发现异常及时报告医师，及时处理。

6. 胸闷、气促、心悸时注意休息，必要时给予吸氧。烦躁不安者遵医嘱给予镇静剂。

7. 有心力衰竭时取半卧位，静脉滴注速度不宜过快，以免加重心脏负担。

8. 使用洋地黄时剂量应偏小，注意观察药物作用及副作用，避免洋地黄中毒。

9. 心源性休克患儿使用血管活性药物及扩张血管药物时，用输液泵准确控制滴速。

10. 对患儿及其家长介绍本病的治疗过程和预后，减少患儿和家长的焦虑和恐惧

心理。

11. 让患儿和家长了解抗心律失常药物的名称、剂量、用药方法及其副作用。

（三十五）活动无耐力：病毒性心肌炎、充血性心力衰竭、先天性心脏病

【目标】

1. 患儿家长能说出限制最大活动量的指征。

2. 患儿活动量得到适当的限制，能满足基本生活所需。

【护理措施】

1. 告知患儿和家长卧床休息及限制活动量的指征及重要性。

2. 安排好患儿的作息时间，根据病情适当安排活动量。

3. 指导家长给患儿加强营养，注意营养搭配合理，少食多餐。

4. 对喂养困难的患儿要耐心喂养，少量多餐，避免呛咳。

5. 严格控制输液速度和量，必要时用输液泵控制滴速。

6. 明显心律失常者，遵医嘱给予心电监护。

7. 胸闷、气促、心悸时卧床休息，必要时给予吸氧。

8. 密切观察和记录患者生命体征的变化。

9. 心力衰竭时，帮助患儿取半卧位，尽量使患儿保持安静。

（三十六）组织灌注量改变：脓毒性休克

【目标】

患儿有效循环血量恢复，组织灌注不足得到改善。

【护理措施】

1. 给予休克卧位。

2. 建立静脉双通道，条件允许应放置中心静脉导管。

3. 根据患儿心肺功能及血压等情况调整输液速度。

4. 遵医嘱应用血管活性药物，注意观察及更换输液部位，防止局部组织坏死。

5. 液体复苏期间，严密监测患儿对容量的反应性，观察有无容量负荷过度。

6. 准确记录出入量。

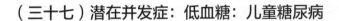

（三十七）潜在并发症：低血糖：儿童糖尿病

【目标】

1. 患儿住院期间未发生低血糖。

2. 患儿一旦发生低血糖时能被及时发现和救治。

【护理措施】

1. 护士充分了解患儿使用的降糖药物，告知患儿家长不能随意更改降糖药物及剂量。

2. 应教会患儿及其家长识别低血糖反应，表现为突发饥饿感、心慌、软弱、脉速、多汗。

3. 一旦发现低血糖，立即平卧、进食糖水或糖块，必要时静脉注射 50% 葡萄糖注射液。

4. 教会患儿及其家长了解低血糖诱因，注射胰岛素过量或注射后进食过少可引起低血糖。

5. 患儿活动量增加时，要根据血糖结果减少胰岛素的用量，并及时加餐。

6. 观察患儿有无低血糖的临床表现，尤其是服用胰岛素促泌剂和注射胰岛素的患儿。

7. 做好血糖监测及记录，以便及时调整胰岛素或降糖药用量。

8. 低血糖多发生于胰岛素作用最强时，有时出现 Somogyi 现象（即午夜至凌晨出现低血糖而清晨血糖又增高）。

9. 容易在后半夜及清晨发生低血糖的患儿，晚餐适当增加主食或含蛋白质较高的食物。

10. 注射速效或短效胰岛素后，应按时进餐。

（三十八）潜在并发症：酮症酸中毒：儿童糖尿病

【目标】

1. 患儿未发生酮症酸中毒。

2. 一旦发生酮症酸中毒能得到及时有效救治。

【护理措施】

1. 密切观察病情变化，监测血气、电解质及血和尿液中糖和酮体的变化。

2. 一旦发现酮症酸中毒，应立即采取抢救措施。

3. 迅速建立 2 条静脉通道，快速输液纠正脱水及酸中毒，同时输入小剂量胰岛素降血糖。

4.密切观察并详细记录体温、脉搏、呼吸、血压、神志、瞳孔、脱水体征、尿量等。

5.遵医嘱抽血，化验血糖、尿素氮、血钠、血钾、血气分析。

6.每次排尿均应查尿糖及尿酮体。

（三十九）知识缺乏：缺乏糖尿病控制的有关知识和技能

【目标】

患儿及家长掌握疾病治疗和护理的知识。

【护理措施】

1.指导家长及患儿严格控制饮食的方法及每天活动锻炼的重要性。

2.教会患儿及家长正确抽吸和注射胰岛素的方法，严格无菌操作。

3.指导患儿及家长独立进行血糖和尿糖的检测，以便调整胰岛素用量。

4.教育患儿随身携带糖块及卡片，写上姓名、住址、病名、膳食治疗量、胰岛素注射量、医院名称及负责医师，以便任何时候发生并发症时立即救治。

（吴云梅）

三、新生儿疾病

（一）有窒息的危险：新生儿肺透明膜病、早产儿、新生儿、新生儿胎粪吸入综合征

【目标】

1.住院期间患儿未发生窒息。

2.一旦发生窒息能及时发现并能得到有效的救治。

【护理措施】

1.保持新生儿舒适体位，仰卧时头偏向一侧。

2.专人看护，经常检查鼻孔是否通畅，及时清理呼吸道吸入物、呕吐物和分泌物

等，保持呼吸道通畅。

3. 密切观察生命体征、血氧饱和度，发现异常及时处理。

4. 向家长宣教新生儿发生窒息的表现，如有呕吐、呛咳及面色青紫等情况。

5. 加强对新生儿的巡视，特别是早产儿，指导喂养方法。

6. 备齐新生儿窒息抢救用物，时刻处于备用状态。

（二）体温过低：新生儿寒冷损伤综合征

【目标】

出院时患儿体温能恢复正常。

【护理措施】

1. 轻、中度寒冷损伤综合征，肛温 >30 ℃，TA-R ≥ 0，将患儿置于已预热至中性温度的暖箱中复温。

2. 肛温 <30 ℃时，多数患儿 TA-R<0，将患儿置于箱温比肛温高 1～2 ℃的暖箱中进行外加热复温。

3. 每小时提高箱温 1～1.5 ℃，箱温不超过 34 ℃，根据患儿体温调整暖箱温度。

4. 在肛温 >30 ℃，TA-RT<0 时，仍提示棕色脂肪不产热，故此时也应采用外加温使体温回升。

5. 鼓励母乳喂养，吸吮无力者用滴管、鼻饲或静脉营养保证能量供给。

6. 严格控制补液速度，用输液泵根据病情调节滴速，每小时记录输入量及速度。

7. 做好消毒隔离，加强皮肤护理，减少肌内注射，防止皮肤破损引起感染。

8. 观察体温、脉搏、呼吸、硬肿范围及程度、尿量、有无出血症状等，详细记录。

9. 备好抢救药物和设备，一旦发生病情突变及时救治。

10. 向患儿家长介绍有关硬肿症的疾病知识，指导加强护理，注意保暖。

（三）有体温异常的危险：新生儿肺透明膜肺病、早产儿、新生儿

【目标】

出院时患儿能维持正常体温。

【护理措施】

1. 新生儿出生后立即擦干身体，用温暖的毛巾包裹，以减少辐射，使新生儿处于"适中温度"。

2. 保暖方法有戴帽、母体胸前怀抱、母亲"袋鼠"式怀抱，应用婴儿暖箱和远红外辐射床等。

3. 接触新生儿的手、仪器、物品等均应保持温暖。

4. 新生儿室应安置在阳光充足、空气流通的朝南区域。室内备有空调和空气净化设备，保持室温在 22～24 ℃、相对湿度在 55%～65%。

（四）有感染的危险：新生儿肺透明膜肺病、早产儿、新生儿

【目标】

未发生感染。

【护理措施】

1. 严格执行消毒隔离制度：强化洗手意识，避免交叉感染。

2. 各类医疗器械定期消毒，每季度对工作人员做 1 次咽拭子培养，对患病或带菌者暂调离新生儿室。

3. 保持脐部清洁干燥，脐带脱落前应注意脐部有无渗血，保持脐部不被污染。脐带脱落后应注意脐窝有无分泌物及肉芽。

4. 做好皮肤护理：足月儿体温稳定后可每天沐浴 1 次，检查脐带、皮肤完整性及有无肛旁脓肿等情况，每次大便后用温水清洗会阴及臀部，以防尿布性皮炎。

（五）营养失调：低于机体需要量

【目标】

患儿能得到充足营养，体重、身高正常增长。

【护理措施】

1. 合理喂养尽早开奶，以防止低血糖。

2. 提倡母乳喂养，无法母乳喂养者以早产儿配方乳为宜。

3. 喂乳量根据早产儿耐受力而定，以不发生胃潴留及呕吐为原则。

4. 结合患儿临床生理特点、病理情况及喂养耐受情况制订个体化加量方案。

5. 吸吮能力差和吞咽不协调者可用间歇管饲喂养、持续管饲喂养，能量不足者以静脉高营养补充并合理安排。

6. 每天详细记录出入量、准确测量体重，以便分析、调整喂养方案，满足能量需求。

7. 在输液过程中，最好使用输液泵，严格控制补液速度，定时巡回记录，防止高

血糖、低血糖的发生。

（六）自主呼吸受损：早产儿、新生儿窒息

【目标】

1. 患儿能够维持自主呼吸。

2. 患儿的呼吸窘迫症状得到缓解，能够维持自主呼吸。

【护理措施】

1. 保持呼吸道通畅，早产儿仰卧时可在肩下放置小的软枕，避免颈部弯曲、呼吸道梗阻。

2. 出现发绀时应查明原因，同时给予吸氧，吸入氧浓度以维持血氧饱和度在88%～93%为宜。一旦症状改善立即停用，预防氧疗并发症。

3. 呼吸暂停者给予拍打足底、托背、刺激皮肤等处理，条件允许放置水囊床垫，利用水振动减少呼吸暂停的发生。反复发作者可遵嘱给予枸橼酸咖啡因静脉输注。

4. 密切观察病情变化，监测体温、脉搏、呼吸，注意观察患儿的进食情况、精神反应、哭声、反射、面色、皮肤颜色、肢体末梢的温度等情况。

5. 新生儿窒息的复苏由产科及新生儿科医生、护士共同合作进行。

（七）自主呼吸受损：新生儿肺透明膜病

【目标】

1. 患儿能够维持自主呼吸。

2. 患儿的呼吸窘迫症状得到缓解，能够维持自主呼吸。

【护理措施】

1. 严密监测患儿血氧饱和度、心率、呼吸和血压变化。

2. 根据患儿情况选择合适给氧方式（头罩或气管插管）。

3. 将肺表面活性物质先溶于生理盐水中，从气管中滴入，滴入前要充分吸痰，滴入之后6h内尽量避免吸痰。

4. 保证液体和营养供给，但补液量不宜过多，并维持酸碱平衡。

5. 将患儿头稍后仰，保持呼吸道通畅。

6. 及时清除呼吸道分泌物，分泌物黏稠时可给予雾化吸入后吸痰。

7. 吸痰前评估患儿的肺部痰鸣音、氧合变差的表现、气管插管的管壁分泌物、烦躁等。

8. 监测血氧饱和度，至少每小时测量记录 1 次。

9. 妥善固定气管插管，以避免脱管。

10. 根据血氧饱和度、动脉血氧分压调整呼吸机参数。

（八）低效性呼吸型态：新生儿窒息、早产儿、新生儿缺氧缺血性脑病、新生儿颅内出血

【目标】

1. 患儿呼吸困难症状能缓解。

2. 维持患儿动脉血气分析值在正常范围。

3. 患儿家属能了解及运用呼吸训练或放松技巧。

【护理措施】

1. 监测呼吸、血压、心率、血氧饱和度等，观察患儿神志、瞳孔、前囟张力、抽搐、呼吸困难的表现等病情变化。

2. 出现意识障碍、呼吸衰竭等，及时给予机械通气。

3. 发现患儿出现发绀、大汗、心率快、血压下降、呼吸衰弱表现，及时报告医师处理。

4. 及时清除呼吸道分泌物，选择合适给氧方式，根据血气分析结果调节氧流量。

5. 护理操作应尽可能集中进行。

6. 遵医嘱给予支气管扩张剂和糖皮质激素，观察其效果和副作用。

7. 给予雾化吸入，以促进分泌物的排出；对痰液多而无力咳出者，及时吸痰。

8. 若有感染，遵医嘱给予抗生素。

（九）有失用综合征的危险：新生儿缺氧缺血性脑病

【目标】

1. 患儿住院期间未发生失用综合征

2. 患儿家属能掌握康复干预的相关知识。

【护理措施】

1. 对疑有功能障碍者，将其肢体固定于功能位。

2. 早期给予患儿动作训练和感知刺激的干预措施促进脑功能恢复。

3. 耐心细致地解答病情，以取得理解。

4. 恢复期指导家长掌握康复干预的措施，以得到家长最佳的配合并坚持定期随访。

（十）潜在并发症：颅内压升高

【目标】

出院时患儿颅内压能维持正常。

【护理措施】

1. 严密观察病情，注意生命体征、神态、瞳孔变化。

2. 密切观察呼吸型态，及时清除呼吸道分泌物。

3. 仔细耐心观察惊厥发生的时间、性质，及时记录。

4. 保持绝对静卧，抬高头部，减少噪声。

5. 一切治疗、护理操作要稳、准、轻，尽量减少对患儿移动和刺激、减少反复穿刺。

6. 根据缺氧程度用氧，注意用氧的方式和浓度，呼吸衰竭或严重的呼吸暂停时需气管插管、机械通气，并做好相关护理。

7. 体温过高时给予物理降温，体温过低时用暖箱保暖。

8. 出血早期禁止直接哺乳，防止因吸奶用力或呕吐而加重出血。

9. 当患儿出现恶心、呕吐则提示颅内压增高。

10. 注意观察患儿的吃奶情况、热量及液体摄入情况，以保证机体生理需要。

11. 住院期间向患儿家长讲解颅内出血的严重性以及可能会出现的后遗症。

（十一）潜在并发症：胆红素脑病

【目标】

患儿胆红素脑病早期征象得到及时发现、及时处理。

【护理措施】

1. 观察患儿皮肤黏膜、巩膜的色泽，评价进展情况。

2. 注意神经系统表现，观察患儿拒食、嗜睡、肌张力减退等胆红素脑病的早期表现。

3.观察患儿大小便次数、量及性质。

4.黄疸期间，耐心喂养。按需调整喂养方式。

5.实施光照疗法和换血疗法，并做好相应护理。

6.合理安排补液计划，根据不同补液内容调节相应的速度。

7.遵医嘱给予白蛋白和酶诱导剂，纠正酸中毒。

（十二）营养失调：低于机体需要量

【目标】

1.患儿血糖维持正常。

2.患儿体重正常速度增长。

【护理措施】

1.出生后能进食者尽早喂养，根据病情给予 10% 葡萄糖或吸吮母乳。早产儿或窒息儿尽快建立静脉通道。

2.定期监测血糖，静脉输注葡萄糖时及时调整输注量及速度，用输液泵控制并每小时观察记录 1 次。

3.观察病情变化，注意有无震颤、多汗、呼吸暂停等，有呼吸暂停者及时处理。

（十三）清理呼吸道无效：新生儿胎粪吸入综合征

【目标】

1.患儿呼吸道胎粪、羊水和黏液得到及时清除。

2.患儿能维持自主呼吸。

【护理措施】

1.患儿入院后必须首先彻底清理呼吸道。先吸尽口鼻腔的污染羊水和黏液，然后经口气管插管，吸出气管内的污染羊水，再通过气管插管从气管内注入 37 ℃无菌生理盐水 0.5 ~ 1 ml 加压给氧 30 s，变换体位进行背部叩击振动肺部，用吸引器吸出冲洗液，如此反复至冲洗干净。

2.如果尚未清除呼吸道，尽量不予气道加压通气，如果先予正压通气，胎粪会进入小气道，引起气道阻塞及肺内化学性炎症。

（十四）气体交换受损：新生儿胎粪吸入综合征

【目标】

患儿呼吸困难缓解，能进行有效的呼吸。

【护理措施】

1. 掌握正确的翻身、叩背、吸痰方法。翻身时动作轻柔，保持头、颈和肩在一条直线上活动，使气道通畅。

2. 吸痰前先叩背 $2 \sim 5 \, min$，对于早产儿尽量避免叩背，防止颅内出血等发生。

3. 吸痰可采用密闭式吸痰法，有效地稳定患儿的血氧饱和度，改善缺氧状态，增加患儿对吸痰的耐受性，吸痰后安抚患儿至安静。

4. 监测患儿心率、呼吸、血压、sPO_2 变化。密切观察患儿呼吸频率、节律、深浅度、胸廓起伏状态，自主呼吸与呼吸机是否同步。

5. 密切观察足背动脉搏动、四肢末梢灌注、尿量等循环系统症状。

6. 注意保暖，使体温稳定于 $36.5 \sim 37.5 \, ℃$，防止体温波动过大，加重心血管功能紊乱。

7. 遵医嘱给予强心、利尿药物，控制补液量和补液速度。

8. 如患儿突然出现气促、呼吸困难、青紫加重时，做好胸腔穿刺及胸腔闭式引流准备。

（吴云梅）

四、儿外科疾病

（一）知识缺乏：缺乏疾病的治疗方案、预后及护理相关知识

【目标】

患儿及其家长能了解疾病的治疗方案及预后，积极配合治疗及护理。

【护理措施】

1. 评估患儿及其家长的心理状况。

2. 向家长说明选择治疗方法的目的。

3. 介绍手术的必要性及预后，使其积极配合疾病的治疗和病情的观察。

4. 给家长以心理上支持，鼓励家长参与护理过程。

5. 治疗和护理按计划按时集中进行，保证患儿充分的睡眠。

（二）疼痛：肠套叠

【目标】

出院时患儿排气、排便正常，疼痛减轻或消失。

【护理措施】

1. 密切观察健康婴幼儿突然发生阵发性腹痛、呕吐、便血和腹部扪及腊肠样肿块。

2. 密切观察腹痛的特点及部位。

3. 根据患儿腹痛、呕吐、腹部包块情况，给予灌肠复位。

4. 如患儿仍然烦躁不安，阵发性哭闹，腹部包块仍存在，应立即通知医师做手术处理。

5. 术前密切观察患儿生命体征、意识状态、有无水电解质紊乱、出血及腹膜炎等征象，做好术前准备。

6. 向患儿家长说明选择治疗方法的目的，消除其心理负担。

7. 对于术后患儿，注意维持胃肠减压功能，保持胃肠道通畅。

8. 患儿排气、排便后可拔除胃肠引流管，逐渐恢复经口进食。

（三）便秘：先天性巨结肠

【目标】

出院时患儿排便正常。

【护理措施】

1. 术前清洁肠道、解除便秘、口服缓泻剂、润滑剂，帮助排便。

2. 用生理盐水进行清洁灌肠，每日 1 次，肛管插入深度要超过狭窄段肠。

3. 营养不良、低蛋白血症时加强支持疗法。

4. 观察有无高热、腹泻、排出奇臭粪液，伴腹胀、电解质紊乱等小肠、结肠炎的征象，及时通知医师，并做好术前准备。

5. 向家长说明选择治疗方法的目的，争取对治疗和护理的支持与配合。

6. 术后禁食至肠蠕动功能恢复，并给予胃肠减压防止腹胀，记尿量。

7. 遵医嘱应用抗生素。

8. 指导家长术后 2 周左右开始每天扩肛 1 次，坚持 3～6 个月，训练排便功能。

（四）营养失调：低于机体需要量

【目标】

出院时患儿能得到充足的营养，基本能满足机体的需要量。

【护理措施】

1. 评估患儿营养状况。

2. 术前应积极纠正贫血、低蛋白血症、电解质及酸碱平衡紊乱。

3. 按医嘱静脉输注白蛋白、全血、血浆、脂肪乳或氨基酸以改善患儿营养状况及贫血。

4. 术后应尽早恢复母乳喂养。

5. 指导产妇定时哺乳或挤出奶汁喂养婴儿，是保证妇婴健康的最佳选择。

6. 患儿贫血、低蛋白血症或术后并发胆瘘、肠瘘等，给予静脉补液，或短期实施胃肠外营养支持。

（五）躯体活动障碍：发育性髋关节发育不良

【目标】

患儿能够得到治疗所允许的最大活动，不产生因制动所导致的并发症。

【护理措施】

1. 有效固定

（1）髋关节复位后，需要采用外器具进行维持固定，应注意保持髋关节屈曲 >90°、外展外旋位。

（2）对行牵引复位的患儿要维持牵引体位正确，不允许随意去除固定装置。

（3）佩戴 Panlik 挽具患儿进行清洁护理时，以勿去掉挽具为宜，但应注意勿使挽具浸湿，保证持续穿戴并定期随访。

（4）用石膏或支具固定时，应注意保持髋关节稳定，变换固定体位时应防止髋关节移动而发生再脱位。

2. 促进患儿活动

（1）在外固定时，指导患儿主动或被动活动未受影响的肢体或关节，进行呼吸运动，石膏固定患儿每 2 小时变换体位 1 次。

（2）指导患儿主动进行外固定限制范围内的肌肉进行等长收缩运动。

（3）应尽可能保证每天户外活动 2h，冬季要注意肢体保暖。

（六）有皮肤完整性受损：危险发育性髋关节发育不良

【目标】

患儿皮肤能够保持完整。

【护理措施】

1. 对使用各种外固定器具患儿，必须给予合适的衬垫，避免皮肤直接接触外固定器具。

2. 每天至少检查患儿皮肤 2～3 次，观察肢体有无摩擦、卡压等现象，有无皮肤破损或局部肿胀，发现异常，应及时通知医师予以调整。

3. 注意倾听患儿啼哭或主诉，发现异常时，应注意观察肢端血液循环情况，并检查外固定装置，以便及时发现有无异常发生。

4. 保持患儿皮肤清洁，轻柔按摩局部皮肤，避免使用对皮肤有刺激性的清洗剂或扑粉。

（七）舒适度减弱：发育性髋关节发育不良

【目标】

患儿能获得最大限度的舒适感

【护理措施】

1. 评估手术患儿伤口疼痛情况，给予相应的镇痛措施等，保障营养供给，及时观察并处理手术及制动所致的相关并发症，促进患儿康复。

2. 保证营养及水分的摄入，预防便秘，注意大小便护理，勤换尿布，保持会阴部清洁，防止大小便污染石膏或支具。

3. 评估患儿的心理社会需求，鼓励患儿父母的陪伴，保证患儿得到年龄相应的娱乐和刺激。

4.观察患儿一般情况、生命体征及肢端感觉运动情况等，及时观察并处理手术及制动所致的相关并发症，促进患儿康复。

（李明明）

参考文献

［1］尤黎明，吴瑛.内科护理学［M］.第 7 版.北京：人民卫生出版社，2022.

［2］李乐之，路潜.外科护理学［M］.第 7 版.北京：人民卫生出版社，2021.

［3］安力彬，陆虹.妇产科护理学［M］.第 7 版.北京：人民卫生出版社，2022.

［4］崔炎，张玉侠.儿科护理学［M］.第 7 版.北京：人民卫生出版社，2021.

［5］曹梅娟，王克芳.新编护理学基础［M］.第 4 版.北京：人民卫生出版社，2022.